尿酸代谢与疾病

主 编 韦铁民 吕玲春

U0273428

科 学 出 版 社

北 京

内 容 简 介

研究发现高尿酸血症不仅与痛风相关，还与神经系统、心血管系统、呼吸系统、消化系统、泌尿生殖系统、运动系统、内分泌系统和肿瘤等各系统疾病的发生、发展密切相关，然而低尿酸血症也可引起肾功能异常、恶性肿瘤和老年性痴呆等的发病率增高。本书以全新的视野，较为完整地阐述了目前尿酸代谢与相关疾病的最新研究成果，并较为全面地介绍了最新预防和治疗策略，以提高大家对尿酸这一人体代谢指标的正确认识。

本书适用于心血管科、神经科、内分泌科、泌尿生殖科、消化科、肿瘤科、运动医学科等相关临床专业医师阅读和学习。

图书在版编目（CIP）数据

尿酸代谢与疾病 / 韦铁民，吕玲春主编 . —北京：科学出版社，2022.10
ISBN 978-7-03-070381-1

Ⅰ . ①尿… Ⅱ . ①韦… Ⅲ . ①代谢病－防治 Ⅳ . ① R589.7

中国版本图书馆 CIP 数据核字（2021）第 227664 号

责任编辑：高玉婷 / 责任校对：郭瑞芝
责任印制：苏铁锁 / 封面设计：龙 岩

科学出版社 出版
北京东黄城根北街 16 号
邮政编码：100717
http://www.sciencep.com

北京凌奇印刷有限责任公司 印刷
科学出版社发行 各地新华书店经销

*

2022 年 10 月第 一 版 开本：850×1168 1/32
2022 年 10 月第一次印刷 印张：8 3/4 彩插：1
字数：235 000
POD定价： 88.00元
（如有印装质量问题，我社负责调换）

编委名单

主　编　韦铁民　吕玲春

副主编　刘　翀　曾春来

编　委（按姓氏笔画排序）

秘　书　沈珈谊

序

一年前，一次与韦铁民教授交流过程中得知他和他的团队正在编撰《尿酸代谢与疾病》一书，当时我十分认同韦铁民教授关于"高尿酸血症是人群中常见的机体代谢异常，但是公众的认识甚至许多非专科医务人员也仅仅是把尿酸与痛风关联在一起"的观点。

随着现代医学的快速发展，众多的基础及临床研究证实尿酸代谢异常是人体的代谢性疾病，与人们的不良饮食习惯、酒精摄入、高血压、高血糖、高血脂、肥胖甚至与肿瘤等相关，相关的危险因素与尿酸之间又相互作用，相互影响，互为因果。

尿酸对机体作用是一个复杂的过程，现今大家对尿酸的代谢，尿酸对机体正向、反向作用及与心脑血管疾病危险因素对机体协同作用的认识仍然是碎片化，不系统、不全面。而且国内目前也没有涉及尿酸代谢与相关疾病内容且涵盖较全面的书籍。欣喜的是韦铁民教授与他的团队们查阅了大量国内外相关文献，以全新的视野，较为系统的归纳了目前尿酸代谢与相关疾病最新的研究进展。这是目前国内最全面、最系统、最细致的关于尿酸代谢与相关疾病的专著。

此书对于医学生、临床医师有很好的学习参考价值，对于公众来说也是一本内容丰富的科普书籍。

在本书付梓之际，谨以此为序。

中国科学院院士

前　言

千百年来人类对痛风束手无策，认为是"魔鬼啃咬脚趾"，直到19世纪发现了尿酸与痛风的关系。

尿酸是人体嘌呤核苷酸分解代谢的最终产物，嘌呤代谢紊乱可引起血尿酸升高或降低，临床上通常以高尿酸血症多见，已成为继糖尿病之后又一常见代谢性疾病。随着国内外学者对尿酸研究的不断深入，发现高尿酸血症不仅与痛风相关，还与神经系统、心血管系统、呼吸系统、消化系统、泌尿生殖系统、运动系统、内分泌系统和肿瘤等疾病的发生、发展也密切相关，是过早死亡的独立预测因子。另外研究证实尿酸是一把双刃剑，既有促氧化和促炎等病理作用，又具有抗氧化生理功能，因此低尿酸血症也是一种病理状态，血尿酸水平与心血管事件存在J形关联，流行病学研究发现低尿酸血症可引起肾功能异常、机体发生恶性肿瘤的风险增加、老年性痴呆等的发病率增高。临床中很多患者在早期除了表现为尿酸水平异常外，并未表现出临床症状，以致目前人们包括广大医务工作者对尿酸仍缺乏足够的重视，对尿酸的认知存在许多盲区和误区，对尿酸的慢性隐匿性危害缺乏必要的认识，因此提高大家对尿酸代谢的认识尤为重要。

《尿酸代谢与疾病》汇集了心血管内科、神经内科、消化内科、内分泌科、肾内科、肿瘤内科、血液内科、骨科、营养科和药剂科的临床一线骨干医务工作者共同编撰，详细介绍了尿酸代谢的生理与病理特点、尿酸与神经系统、心血管系统、呼吸系统、消化系统、泌尿生殖系统、运动系统、内分泌系统和肿瘤等疾病的最新的国内外相关研究成果，高尿酸血症和痛风的非药物治疗和药物治疗的最新研究进展，以及高尿酸血症合并各系统疾病时的防治方法和注意事项，同时也介绍了低尿酸血症的危害和防治，以提高公众对尿酸代谢的全面认识。高尿酸血症是多系统受累的全身性疾病，诊治也需要多学科共同参与，本书涉及的编写人员较多，书中难免存在疏漏和不足之处，望广大读者不吝指正。

本书编写工作得到了业内专家的关注和支持，葛均波院士在百忙之中为本书专门作序，在此，表示衷心的感谢。

韦铁民

2022年8月

目　　录

第 一 章

人类对尿酸的认识历史

尿酸（uric acid，UA）是一种含有氧、氢、碳、氮的杂环化合物，微溶于水，易形成晶体，其分子式为$C_5H_4N_4O_3$，分子量为168.1103g/mol。它是人体嘌呤核苷酸分解代谢的最终产物，约80%来自体内嘌呤核苷酸的分解代谢，另外20%来源于食物摄入。鸟类、爬行类和不包括人在内的灵长类动物体内含有尿酸氧化酶，能催化尿酸氧化，生成尿囊素和过氧化氢，因此它们体内尿酸含量很低，如牛的血尿酸浓度仅为20μmol/L。而人类没有尿酸氧化酶，故嘌呤代谢至尿酸即终止，无法进一步转化为溶解度更高的、更易经尿液排出体外的尿囊素。与动物相比，人体内血尿酸水平高出动物15倍之多，所以人的血尿酸浓度平均为300μmol/L左右。

人类对尿酸的认识经历了漫长的历程，追溯古今可以发现痛风让人类发现了尿酸，因此认识尿酸，必须先从痛风的历史说起。

一、"帝王之病和病中之王"

痛风像幽灵一样折磨了人类上千年。在埃及木乃伊体内发现有痛风石的存在，证实了早在公元前2640年古埃及人就已盛行痛风病。据历史记载，痛风偏爱皇室贵族。《圣经》中提到亚撒皇帝在晚年患了痛风；圣罗马皇帝查尔斯五世28岁时即患有痛风，此后受尽痛风的折磨，最终死于痛风性肾病；其子菲利普二世在30岁之前也患有痛风，65岁时被痛风致残，连日常生活都不能自理。13世纪上半叶的法国有十几位国王罹患痛风，著名的路易十四，这位让法兰西成为欧洲当时最强国家的国王，多

1

年被痛风困扰。英格兰王朝的詹姆斯一世、乔治四世以及安妮王后也患有痛风。痛风在欧洲皇室中的盛行与他们极尽奢侈的贵族生活方式，如饮食无拘、嗜酒无度等有关。正因为如此，盎格鲁·撒克逊人的一句双关语："The king of diseases and the disease of king"被广泛流传用于形容痛风，意思是"帝王之病和病中之王"。即使只有200多年历史的美国，也有国家首脑罹患痛风，如总统本杰明·富兰克林晚年就深受痛风的折磨。

在我国，早在公元前200年的汉朝就有关于痛风的记载，当时的士族们酒池肉林、生活奢侈，丰厚的物质生活虽然带来了极端的享受，也带来了无尽的痛苦。史料中记载："足卒不能行"，这正是痛风的症状。"初唐四杰"之一的卢照邻、唐太宗时期的太子少师李纲、中唐时期的著名诗人白居易和文学家刘禹锡等，也都饱受痛风带来的诸多痛苦，其中卢照邻竟因受不住疾病的折磨，辞官归隐，最后投河而死。而元世祖忽必烈晚年就因饮酒过量而饱受痛风之苦，令他无法行走和骑马领兵上阵。

二、历代医家对痛风的认识

公元前5世纪希波克拉底认为痛风是有毒的体液滴入关节内及皮下组织，侵袭关节造成关节炎和痛风石，据此提出"体液学说"。由于多见于社会上层人士，与放纵的生活方式有关，也将其称为"富人的关节炎"。盖伦是继希波克拉底之后对痛风有更深研究的学者，他和希波克拉底一样把痛风与放纵的生活方式联系起来，认为"痛风是大自然对放纵者的惩罚"，并强调痛风患者应节食、戒酒并禁欲。盖伦是历史上第一个描述痛风结节的医者，"Tephus"是他用来描述痛风的拉丁文，其含义是"筋痛""结节"及"肿块"。约公元1270年，有了痛风的英文名词"gout"，一直沿用至今。该词来源于拉丁文"gutta"，意思是"点滴""凝结"或"沉积"，这也与希波克拉底的"体液学说"密切相关。

祖国医学对痛风的认识可追溯至东汉末年，《黄帝内经》把痛风列为痹证，并对其病因、病理、证候及预后等各方面做了详尽的论述。元代名医朱丹溪最先明确提出"痛风"的病名。他在《格致余论》中指出："痛风者，四肢百节走痛，方书谓之白虎历节风证是也。"金元时期的李东恒也指出："痛风者多属血虚，然后寒热得以侵之。"元代以后，已经有痛风的明确定义，提出了汗浊凝滞的痛风病理。明代以后，更是提出了肥甘过度的准确病因分析。明代李梴所著的《医学入门·痛风》中提到"形怯瘦者，多内有血虚生火，形肥勇者，多外因风湿生痰，以其循历遍身，日历节风；甚如虎咬，日日虎风；痛必夜甚者，血行于阴也。"清朝喻昌所著的《医门法律·痛风论》指出："痛风也名白虎历节风，实则痛痹也。"

三、人类从痛风认识尿酸

早在痛风盛行于古罗马时，由于痛风的病因和发病机制不清，人们认为痛风是铅中毒所致。到了13世纪，人们对痛风仍然束手无策，甚至认为是"魔鬼啃咬脚趾"所致。直到17世纪下半叶，痛风的面纱才开始逐渐揭开。1679年，荷兰生物学家Leeuwenhoek首次用显微镜观察到尿酸的棒状结晶，但当时并未能明确该结晶的化学成分。1776年瑞典化学家Karl在研究痛风患者膀胱结石时发现一种溶于碱而在酸性环境中易沉淀的物质，并给这种物质定名为"膀胱结石酸"，从此揭开了尿酸与痛风发病之间关系的序幕。当时，德国化学家Justus与Friedrich试图通过研究尿酸的降解产物来确定它的性质。他们以各种方式氧化尿酸，通过生成重金属盐的方式使其结晶并纯化，然后用燃烧分析法分析碳氢含量。遗憾的是他们得到了大量的分子碎片信息，却未能推导出尿酸的结构。

18世纪末至19世纪末，人们才开始认清尿酸与痛风的关系。1797年，英国化学家Wollaston从自己的耳郭上取下了一个痛风结节，从中分离出了此前Karl发现的"膀胱结石酸"，并尝试解释痛风与尿酸的关系。1798年法国化学家Antoine发现"膀胱结石酸"是正常尿液中的成分，并将这种物质改名为"尿酸"。1824年，英国内科医师AlfordPlea在痛风患者血液中检测出高浓度的尿酸，指出痛风发生的关键是尿酸生成过多。1899年德国的Freudweiler将尿酸钠结晶注入动物关节腔内，诱发了急性关节炎，验证了尿酸沉积可诱发急性痛风性关节炎。

四、人类研究尿酸的发展史

20世纪初期，人类对尿酸及其代谢有了进一步的深入了解。1902年诺贝尔化学奖得主——德国化学家Emil成功地合成了尿酸，并以此为基础合成出嘌呤，为"尿酸是人体中嘌呤代谢的最终产物"这一结论的形成奠定了基础，使得人们对尿酸的认识再次飞跃。1907年Emil揭示了嘌呤的完整代谢途径。1929年Thannhauser提出了尿酸的排泄理论。

20世纪中末期，尿酸形成及嘌呤代谢的过程得以明确。1949年Benedict和Sorenson用放射性物质研究体内尿酸的产生与排泄量及每日代谢量。1961年McCarty和Hollander应用偏光显微镜直接观察到痛风石中的尿酸钠盐结晶。1967年，Seegmiller和Kelley发现次黄嘌呤-鸟嘌呤磷酸核糖转移酶（hypoxanthine-guanine phosphoribosyl transferase，HGPRT），指出该酶的部分缺乏可导致尿酸过量生成。1972年，Oded发现了嘌呤代谢的关键酶之一——5-磷酸核糖-1α-焦磷酸（phosphoribosyl pyrophosphate，PRPP）合成酶在高尿酸患者体内的超活性。

21世纪初期，人类对尿酸的研究进入了基因时代。2002年，Hart发现了家族性青少年高尿酸血症肾病的主要致病原因——尿调节素突变。同年，日本学者Enomoto等发现并克隆出了负责尿酸重吸收的人尿酸盐转运蛋白基因，该基因定位于染色体11q13，含有10个外显子和9个内含子，cDNA全长2642dp，编码区1659bp，编码了含有555个氨基酸的蛋白质，Enomoto等还对该基因的突变和多态性做了相关研究。

五、人类对高尿酸血症及痛风治疗的探索

前文已提及希波克拉底时期，强调患者应节食、戒酒并禁欲。随着人类对痛风及尿酸的逐渐认识，药物治疗研究也随之得到迅猛发展。

1.秋水仙碱应用的相关探索　在痛风的治疗史中，秋水仙碱最引人瞩目，秋水仙的萃取物可用于治疗痛风的记载最早出现于古罗马时期Padanius于公元1世纪所著的 De Materia Medica。该文详细介绍了5世纪的一名痛风患者Alexander，自服秋水仙治疗关节炎发作获得了良好的效果，但明显的不良反应使他不敢再使用秋水仙。直到13世纪，萃取自百合科植物秋水仙的种子和球茎的植物碱——秋水仙碱得以提纯，从而在控制痛风急性发作时所需剂量明显减少，毒性作用显著减轻，秋水仙碱治疗痛风的独特作用才受到人类的重视。1820年，法国化学家PS.波列特与J.卡文顿从秋水仙素中成功提取到秋水仙碱。1842年，Pelletier证实秋水仙碱能治疗急性痛风性关节炎，并且具有预防痛风发作的作用。现代医学阐明了秋水仙碱主要是通过抑制巨噬细胞吞噬尿酸钠晶体，从而抑制了白介素1β的生成和释放。由于用量较大，秋水仙碱很容易引发不良反应。目前有研究表明小剂量秋水仙碱与常规剂量的治疗方案相比，2组在治疗有效率上无差异，但是小剂量组不良反应发生率明显降低，目前小剂量秋水仙碱已成为痛风急性发作的常规治疗方案。

2.降尿酸药物的相关探索　尿酸沉积诱发急性痛风性关节炎，使得人类在减少尿酸的生成和促进尿酸排泄方面进行了积极的探索。

1950年，Talbott等发现丙磺舒有促进尿酸排泄作用，并首先应用于临床，但其作用并不理想，且有一定的不良反应。

1956年Robbins等发现了第一种黄嘌呤脱氢酶/黄嘌呤氧化酶的抑制剂——别嘌醇。别嘌醇是次黄嘌呤的异构体，别嘌醇和其代谢产物氧嘌呤醇均是黄嘌呤氧化酶抑制剂，可以抑制黄

嘌呤氧化酶活性减少尿酸的生成。1963年，Hitchings和Elion研究抗癌药时发现别嘌醇具有降低血和尿中尿酸的作用。同年，Rundles等率先应用别嘌醇治疗痛风及高尿酸血症获得一定疗效。虽然别嘌醇降尿酸效果显著，但是在治疗过程中别嘌醇特别容易引发一系列不良反应，尤以严重超敏反应综合征最为严重，限制了别嘌醇在一部分人群中应用。

1967年Sternon和Vanden发现苯溴马隆具有促进尿酸排泄的作用。苯溴马隆属苯并呋喃衍生物，通过抑制肾小管对尿酸的重吸收，从而降低血中尿酸浓度，具有较好的降尿酸效果。1975年以后，该药开始广泛用于高尿酸血症和痛风治疗。

2008年日本帝人株式会社上市了新型黄嘌呤脱氢酶/黄嘌呤氧化酶的抑制剂——非布司他，使用较小的剂量就能发挥强大的黄嘌呤氧化酶抑制作用，而且不干扰嘌呤及嘧啶的代谢，不良反应比别嘌醇更小。临床研究结果表明非布司他在降低尿酸的有效性和安全性方面均明显优于其他降尿酸药物，但值得注意的是，美国食品药品监督管理局（food and drug administraton，FDA）2017年发布了非布司他心血管的风险警告，非布司他可能增加痛风患者心血管事件的风险。

由于尿酸氧化酶可将尿酸进一步分解为溶解度更强的尿囊素，2010年Savient Pharmaceuticals公司正式上市聚乙二醇尿酸氧化酶（普瑞凯希），用于治疗高尿酸血症。目前尿酸氧化酶替代疗法的研究在不断发展，rasburicase、pegloticase等尿酸制剂已开始在国外应用于临床治疗。

2013年，第三种黄嘌呤脱氢酶/黄嘌呤氧化酶抑制剂——托匹司他在日本上市，它能同时抑制黄嘌呤脱氢酶和黄嘌呤氧化酶，治疗效果优于别嘌醇，且比非布司他更适合肾功能不全的高尿酸血症患者。

随着人类对尿酸深入研究和了解，人类发现尿酸增高除了会诱发痛风性关节炎外，也可引起或加重其他器官和严重的系统疾病，比如心血管系统、神经系统、肾脏疾病等；同时也逐渐发现血清尿酸水平并非越低越好。几项流行病学研究显示血清尿酸水平与心血管事件风险之间存在 J 形关联，这表明低水平的尿酸及高水平的尿酸均与心血管事件有着高风险相关。2000年，Verdecchia 等报道了血清尿酸水平与心血管事件（OR = 1.73，95% CI：1.00 ～ 3.00）、致命心血管事件（OR = 1.96，95% CI：1.02 ～ 3.79），或全因病死率（OR = 1.63，95% CI：1.02 ～ 2.57）之间的关系呈 J 形曲线，提示血清尿酸水平＜267μmol/L 的男性和＜190μmol/L 的女性，其心血管疾病风险增加。2006 年另一项研究显示，血清尿酸水平＜290μmol/L 的受试者心血管疾病死亡风险增加，亦呈 J 形曲线。

　　尿酸浓度过高会对多个器官和系统造成损害，尿酸浓度过低同样会对人体造成伤害。因此尿酸是一把双刃剑，仍有待医学家们去进一步研究和探索。

参考文献请扫二维码

第 二 章

尿酸代谢的生理与病理

　　我们在日常的饮食中不直接摄入食物中的尿酸，尿酸是人体嘌呤降解代谢的终产物。人体内的嘌呤库按来源分为外源性嘌呤库和内源性嘌呤库。外源性嘌呤库受饮食影响，而内源性嘌呤库主要由人体内肝脏、肠道、肌肉、肾脏、血管内膜等组织代谢产生。作为核苷酸嘌呤代谢的终产物，人体内尿酸的稳态水平由尿酸的产生和排泄共同决定。本章将重点介绍尿酸的生成和排泄、尿酸的生理和病理作用、以及高尿酸血症形成的原因。

第一节　尿酸的合成和排泄

　　核酸是存在于所有生物细胞中的生物大分子，核苷酸是核酸的基本结构单位。人体内的核苷酸分布广泛，除了作为合成核酸的原料外，还有参与能量代谢、细胞信号传导等多种功能，在体内的合成和分解代谢均十分活跃。核苷酸由核苷和磷酸组成，核苷又由碱基和戊糖组成。碱基可分为嘌呤碱和嘧啶碱两大类，其中嘌呤碱分为鸟嘌呤和腺嘌呤，体内嘌呤库及嘌呤代谢途径直接影响着体内尿酸的水平。

　　纵观生物的进化历程，嘌呤代谢途径沿着2条主线演化，第一条是参与嘌呤代谢的酶基因在动物高级进化过程中逐渐变少，嘌呤代谢途径逐渐变得简化，第二条是尿素酶基因在动物从水生进化为陆生的过程中完全丢失了，因此各物种尿酸代谢的途径存在着差异。

一、尿酸的合成

在人类，尿酸是核苷酸代谢的终产物，所以尿酸的合成代谢主要是嘌呤的合成和分解代谢。

（一）嘌呤核苷酸的来源

生成尿酸的嘌呤核苷酸主要有两种来源，其中人体自身的嘌呤核苷酸分解是尿酸的最主要来源，约80%的尿酸来自体内嘌呤核苷酸的分解代谢，另外20%的嘌呤核苷酸来源于食物摄入。

食物中的嘌呤多以核蛋白形式存在，食物摄入人体后首先由胃酸将核蛋白分解为核酸和蛋白质，进入小肠后在各种水解酶的作用下分解成核苷酸和各种水解产物，小部分核苷酸被肠道细胞吸收，通过补救合成途径重新合成嘌呤核苷酸后再为人体所利用外，其余的绝大部分核苷酸都在肠黏膜细胞中进一步分解为戊糖和碱基排除体外。因此食物来源的嘌呤较少被人体利用。

（二）嘌呤的合成代谢

1.从头合成途径　人体利用磷酸核糖、氨基酸、一碳单位等原料，合成嘌呤核苷酸的过程，是人体嘌呤核苷酸的主要合成途径。5-磷酸核糖在磷酸核糖焦磷酸合成酶（phosphoribosyl pyrophosphate synthetase，PRS/PRPS）的作用下，生成磷酸核糖焦磷酸（phosphoribosyl pyrophosphate，PRPP）。PRPP在一系列酶的作用下先后与谷氨酰胺、甘氨酸、甲酰四氢叶酸等反应，最终生成次黄嘌呤核苷酸（inosine monophosphate，IMP）。IMP在酶的作用下进一步生成腺苷酸（adenylic acid，AMP）、鸟苷酸（guanylic acid，GMP）。

2.补救合成途径　人体利用嘌呤碱或嘌呤核苷重新合成核苷酸的过程。腺嘌呤碱可在腺嘌呤磷酸核糖转移酶的作用下，与PRPP反应生成AMP，腺嘌呤核苷也可在腺苷激酶的作用下磷酸化生成AMP。鸟嘌呤和次黄嘌呤则缺乏相应的核苷激酶，其核苷无法直接磷酸化生成核苷酸，只能在次黄嘌呤-鸟嘌呤磷酸核酸转移酶（hypoxanthine-guanine phosphoribosyl transferase, HPRT/HGPRT）作用下与PRPP反应生成GMP及IMP。

（三）嘌呤的分解代谢和尿酸的生成

鸟嘌呤和腺嘌呤在人体内的分解代谢稍有不同。鸟嘌呤核苷酸在细胞内经核苷酸酶的作用下，水解磷酸形成鸟嘌呤核苷，鸟嘌呤核苷在核苷磷酸化酶的作用下进一步分解为鸟嘌呤和1-磷酸戊糖。鸟嘌呤在鸟嘌呤脱氨酶作用下分解为黄嘌呤（xanthine, X）。因为人体内缺乏腺嘌呤脱氨酶，腺嘌呤无法直接脱氨成次黄嘌呤，因此腺嘌呤的脱氨发生在核苷或核苷酸水平。腺嘌呤核苷酸可在脱氨酶作用下形成IMP，IMP依次在核苷酸酶、核苷磷酸化酶的作用下形成次黄嘌呤。腺嘌呤核苷酸也可先经核苷酸酶水解成腺嘌呤核苷，再经脱氨酶作用下形成次黄嘌呤核苷，然后经核苷磷酸化酶作用下形成次黄嘌呤（图2-1）。

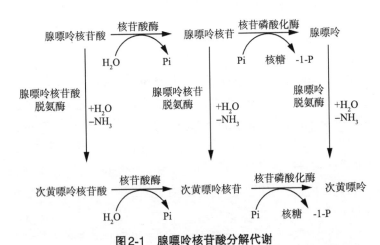

图2-1　腺嘌呤核苷酸分解代谢

引自：王镜岩，朱圣庚，徐长法. 生物化学［M］.3版.北京：高等教育出版社，2004：388.

鸟嘌呤和腺嘌呤分解代谢形成的次黄嘌呤经黄嘌呤氧化酶形成黄嘌呤，黄嘌呤可再经黄嘌呤氧化酶最终形成尿酸。黄嘌呤氧化酶是人体内尿酸形成的关键酶，目前认为该代谢过程中产生的活性氧是高尿酸血症合并其他疾病的一个重要原因。黄嘌呤氧化酶在肝脏和肠道的表达水平最高，人体内皮细胞中同样检测到了较高水平的黄嘌呤氧化酶活性，而在其他人体组织器官如血清、脑、心脏和骨骼肌中检测到的活性极低。黄嘌呤氧化酶抑制剂如别嘌醇及其他化合物通过竞争性结合该酶的钼中心而抑制尿酸的产生。除人和猿的其他哺乳动物体内，尿酸均可在尿酸氧化酶催化下进一步氧化分解成水溶性更高的尿囊素，最终分解为二氧化碳和氨；而人类缺乏尿酸氧化酶，故尿酸是人体嘌呤分解代谢的最终产物。

正常生理状态下，嘌呤合成代谢和分解代谢处于一个相对的动态平衡，因此人体内尿酸水平也相对恒定。当进食大量的高嘌呤食物、恶性肿瘤等疾病引起体内核酸大量分解，尿酸生成增多，如超出肾脏排泄能力，则血中尿酸水平升高。

二、尿酸的排泄

正常成人体内尿酸池平均为1200mg，每日生成750mg，排泄500～1000mg。其中2/3（约500mg）通过肾脏经尿液以尿酸钠的形式排泄，其余1/3由肠道排出。大多数高尿酸血症是由于排泄减少引起的，由尿酸生成途径异常引起的高尿酸血症不到10%。

（一）尿酸的肾脏排泄途径

尿酸在肾脏排泄，主要经过肾小球滤过、近曲小管重吸收、分泌、再重吸收这4个步骤。尿酸在经过肾小球时，几乎100%被肾小球滤过；随后滤过的尿酸中约98%通过近曲小管被重吸收。在近曲小管中部，肾小管细胞又主动分泌尿酸至肾小管，这些分泌出来的尿酸在近曲小管终末部又被重吸收进入小管周围血液，其余的随尿液排出体外。经过这4个步骤，最后经尿液排出的尿酸，仅为尿酸肾小球滤过量的6%～12%。

尿酸在肾脏的排泄过程主要被肾小管上皮细胞顶膜和基底外侧膜上表达的一系列尿酸转运蛋白共同协调完成，这些转运蛋白分为尿酸重吸收蛋白，包括尿酸盐阴离子转运体1（urate anion transporter，URAT1），葡萄糖转运蛋白9（glucose transporter 9，GLUT9）和尿酸盐转运体（（uric acid transporter，UAT）；尿酸分泌蛋白，包括有机阴离子转运体家族蛋白（organic anion transporter，OAT）及三磷酸腺苷结合转运蛋白G超家族成员2（ATP-binding cassette superfamily G member 2，ABCG2）。各转运蛋白的分布情况见图2-2。

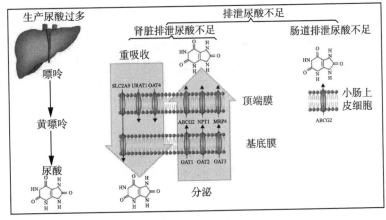

图2-2　尿酸转运蛋白

1.尿酸盐阴离子转运体1　由SLC22CA12基因编码的尿酸-阴离子交换转运蛋白，由Enomoto等在2002年首次发现。URAT1主要表达于肾脏近曲小管上皮细胞的管腔侧膜，其主要功能通过与乳酸、吡嗪甲酸和烟酸类等多种阴离子交换来完成对尿酸的重吸收，将尿酸从小管内腔转运至上皮细胞内，其转运不受膜电压和细胞内外pH的影响。在人体，URAT1失功能性突变可导致尿酸排泄率增高，血浆尿酸水平降低。URAT1同时也是多种药物的作用位点，促尿酸排泄剂苯溴马隆及氯沙坦可通过抑制URAT1减少尿酸的重吸收，而呋塞米、吡嗪酰胺及内酰胺类抗生素则可以增强URAT1的重吸收尿酸功能。

2. 葡萄糖转运蛋白9　属于葡萄糖转运蛋白家族，是由SLC2A9编码的电位依赖型转运蛋白，主要表达于肾脏近曲小管，GLUT9有两种剪接变异体GLUT9L（长型）及GLUT9S（短型），其中GLUT9S位于管腔侧膜。其主要功能是将重吸收入肾小管上皮细胞的尿酸盐离子，从肾小管上皮细胞转运进入组织间隙，与URAT1协同完成对肾小管滤过的尿酸盐的重吸收。GLUT9L是唯一位于基底膜侧的重吸收的相关蛋白，是尿酸重吸收的最后步骤。

3. 尿酸盐转运体　表达于近端小管曲段和升段上皮细胞，主要参与尿酸在近曲小管的分泌，近曲小管内的尿酸盐约有50%在UAT的介导下分泌入管腔。

4. 有机阴离子转运体家族蛋白　与尿酸转运相关的主要有OAT1、OAT3、OAT4和OAT10。近端小管细胞的基底外侧膜上大量表达OAT1和OAT3，协助将尿酸从血液转运至肾小管，尿酸的跨膜浓度梯度决定其转运速率。OAT4位于近端小管刷状缘侧和基底外侧上，是该家族中少数介导尿酸重吸收的蛋白，现已证实OAT4就是氢氯噻嗪类利尿剂导致高尿酸血症的作用位点。OAT10之前被认为类似于OAT3，OAT10能够调节交换乳酸盐等达到尿酸盐的吸收作用，与多种药物有相互作用，如利尿药氢氯噻嗪和呋塞米等。

5. 三磷酸腺苷结合转运蛋白G超家族成员2　由ABCG2基因编码，这一转运体对尿酸盐在肠道和肾脏排泄都有影响。ABCG2主要表达于肾脏近曲小管及小肠，位于上皮细胞的管腔侧膜，是重要的肾脏和肾外尿酸的排泄转运体，其主要功能是泵出尿酸盐。研究表明，在部分肾脏切除的大鼠体内，ABCG2表达上调，而肾功能的变化没有改变血尿酸的水平，说明在肾功能不全的情况下，尿酸水平可通过ABCG2肠道排泄上调来维持。需要注意的是，当肾脏ABCG2功能下降时可导致高尿酸血症，当肠道ABCG2功能下降时，肾脏尿酸负荷过重也可导致高尿酸血症。目前认为高尿酸血症及痛风最常见的机制是ABCG2转运功能障碍所导致的。

（二）尿酸的肠道排泄途径

肠道也是人体重要的尿酸排泄途径，特别是在严重肾功能不全的患者，可能是代替肾脏的主要的尿酸排泄部位。尿酸在肠上皮细胞中通过尿酸转运蛋白，从血液转运到肠腔，进而排出体外。目前发现的参与尿酸肠道排泄的尿酸转运蛋白有ABCG2转运体和GLUT9。ABCG2转运体对尿酸盐在肠道和肾脏排泄的影响如上所述，但迄今为止，对肠道尿酸转运具体机制及转运蛋白的研究仍较少，也没有促进尿酸在肠道排泄的药物应用于临床。

（三）尿酸的分解代谢途径

人体的尿酸一小部分是通过分解代谢而被破坏，包括白细胞内的过氧化酶将尿酸降解为尿囊素和二氧化碳，和分泌入肠道的尿酸被细菌分解两种情况。但对其机制不清楚。

总之，嘌呤代谢影响着尿酸生成，肾脏功能极大地影响着尿酸排泄。目前已明确尿酸在肾外通路代谢是客观存在的，但是研究尚少，机制尚不清楚，也无相关药物应用于临床，这为今后高尿酸血症治疗提供了新的研究思路。

参考文献请扫二维码

第二节　尿酸的生理和病理作用

人们熟知血中尿酸含量增高可以引起痛风、尿路结石、肾功能不全等疾病，也可引起心脑血管等系统疾病，因此长期以来尿酸被视为一种人体代谢的废物，极少会注意到尿酸还会具有对人体必不可少的有益功能。本节将阐述尿酸对机体重要的生理功能和高尿酸血症对机体的病理作用。

一、尿酸的生理作用

现代研究发现，血尿酸水平与心血管事件存在 J 形关联，即低尿酸和高尿酸水平均有较高的心血管事件风险。由此人类逐渐证实尿酸不完全是代谢废物，合适水平的尿酸具有重要的生理功能。

（一）抗氧化功能

随着灵长类的进化，人类和猿类完全丧失了尿酸氧化酶，尿酸随之明显升高。与进化过程中尿酸氧化酶缺乏导致尿酸浓度增高相关联的是，在进化过程中高等灵长类失去了合成维生素 C 的能力，由此人们推测尿酸在进化过程中很可能起到了部分替代维生素 C 的作用。之后的许多体内外实验说明，尿酸的抗氧化功效至少与维生素 C、维生素 E、谷胱甘肽、甲硫氨酸等抗氧化剂类似。一项由健康志愿者参与的给予 1000mg 尿酸的受试者与给予 1000mg 维生素 C 的对照组进行比较，令人意外地发现尿酸在增加血清自由基清除能力方面的功能强于维生素 C。此外，尿酸与维生素 C 在抗氧化方面还具备协同作用：一方面，维生素 C 可将尿酸自由基还原为尿素，而尿酸自由基则是由尿酸与多种活性氧反应生成；另一方面，尿酸又能抑制由铁离子催化的维生素 C 氧化，对维生素 C 起稳定作用。早在 20 世纪早期 Ames 等就提出尿酸的抗氧化作用是长期生物进化中的一种自然选择。

1.尿酸抗氧化功能的机制　文献报道尿酸在清除超氧阴离子、单态氧和羟自由基方面有其独特的能效，从而防止细胞外超氧化物歧化酶降解，抑制活性氧引发的一系列氧化应激损伤。

（1）尿酸可协同清除部分氧自由基。Spitsin等研究发现尿酸可与非活性状态的氧化剂形成尿酸盐自由基，这种尿酸盐自由基可被血浆中的其他抗氧化剂清除，因此认为在血浆中尿酸与其他抗氧化剂协同发挥清除自由基，保护机体重要脏器细胞功能的正常作用。

（2）尿酸可降低过氧亚硝基阴离子（peroxynitrite anion，$ONOO^-$）的氧化损伤。尿酸可与$ONOO^-$反应生成稳定的一氧化氮供体，显著降低$ONOO^-$介导的组织损伤，并能发挥非内皮依赖的血管舒张反应。但Kuzkaya等报道尿酸清除细胞间隙中$ONOO^-$是在部分抗氧化剂的协同作用的基础上才能发挥作用，另外对细胞间隙中的过氧化基团，尿酸完全没有清除能力。

（3）尿酸具有抗脂质过氧化的作用。Snatos等研究发现一定浓度的尿酸可以拮抗脂质过氧化反应。

在人类血浆中，尿酸水平明显比维生素C要高，所以尿酸作为人类主要的抗氧化剂之一而存在。但是，尿酸的抗氧化作用具有局限性，不能清除细胞内的氧自由基，只能清除细胞外的氧自由基。

2.尿酸抗氧化功能的作用

（1）保护大脑和神经系统。由于人类中枢神经系统的新陈代谢率极高，且含有较高的脂质，从而更容易发生氧化损伤，所以尿酸抗氧化功能对大脑和神经系统产生重要保护作用。相对脱氧核苷而言，尿酸更易被单线态氧（一种处于激发态的分子氧）、羟自由基等氧化，所以尿酸可以降低这些强氧化剂对脱氧核苷等重要物质的损害作用。尿酸一方面能清除脑组织在缺血缺氧时所产生的过氧化物和氧自由基，另一方面能减少细胞外超氧化物歧化酶降解，脑梗死后产生的大量兴奋性氨基酸（主要是谷氨酸和天冬氨酸）所产生的神经毒性作用可以被尿酸所中和。

尿酸还具有维持神经系统细胞膜的稳定性的作用，主要通过清除过氧化亚硝酸离子从而减少其介导的自由基引发的氧化损伤及对血脑屏障的破坏，减轻神经毒性。Scott等的动物实验研究发现，尿酸能保护变态反应性脑脊髓炎大鼠的血-脑脊液屏障的完整性，能减轻脱髓鞘病变，延缓大鼠出现临床症状，甚至可能使大鼠避免发病；同时尿酸对变态反应性脑脊髓炎还有治疗作用，能够改善变态反应性脑脊髓炎大鼠的病情，且疗效与尿酸浓度呈正相关。而且大鼠病情在停用尿酸治疗后恶化，最终病情进展至与未使用尿酸治疗组类似。

此外，尿酸还可以保护脑梗死患者的血管内皮功能，尿酸能维持内皮一氧化氮合酶的活性，减少氧化应激产生的损伤，从而起到保护缺血半暗带区的细胞，在卒中患者体内起神经保护作用。Romanos等的动物实验表明，对急性脑梗死大鼠同时给予尿酸干预和人类重组织型纤溶酶原激活物（recombinant tissue plasminogen activator，rt-PA）溶栓治疗，相比对照组有更好的溶栓效果及预后。

国内外较多研究还表明，帕金森病的发病风险可以通过增加血尿酸水平而降低。

（2）保护红细胞。尿酸是一个水溶性抗氧化剂。在人的血浆中，尿酸含量比维生素C高，是主要的单线态氧和羟自由基的清除剂。羟自由基与尿酸反应产生的自由基可迅速被氧化成氧化损伤较羟自由基明显减弱的有机过氧化物，从而实现对红细胞的保护作用。尿酸还可以降低红细胞脂质过氧化，对红细胞膜的过氧化有保护作用，避免由过氧化损伤导致的红细胞溶解，从而减少红细胞的氧化性溶血。其机制目前认为主要是降低了通过与血红蛋白反应的过氧化物氧而形成的含氧血红素的含量。Niki等研究了脂质自由基2,2′-盐酸脒基丙烷［2,2′-azobis（isobutyramidine）dihydrochloride，AAPH］诱导的红细胞溶血，证实由于尿酸的加入而起到保护红细胞的作用，而且尿酸浓度与保护作用呈正相关。

（二）维持血压功能

有研究认为，灵长类动物在进化过程中尿酸代谢相关基因发生突变，使它们在无法获取足够钠盐的环境下，由于有较高的尿酸水平，避免了低血压的发生。大鼠实验研究提示尿酸通过刺激肾素依赖性机制增加血压。高尿酸水平使得低盐饮食大鼠的血液中会产生较高盐敏感性，通过激活促分裂源激活蛋激酶和血小板生长因子来促进平滑肌细胞增殖，因而导致肾小球血管病变致使血管压力增加，来维持血压。所以在临床上高尿酸血症与高血压并存非常常见。

（三）增强机体的免疫功能

在机体受到微生物入侵时，受损的细胞被尿酸作用后释放一种内源性危险信号，从而促进机体免疫应答。高的尿酸水平还可以通过诱发免疫应答来抵抗各种传染病，如疟疾、霍乱、麻疹等。

（四）在某些物种中的其他积极作用

稻褐飞虱将摄取的过量的天冬酰胺和谷氨酰胺转化成尿酸并蓄积在体内，然后借助共生的酵母样微生物所产生的尿酸氧化酶等将尿酸分解并合成为必需氨基酸供自己利用。家蚕将部分尿酸蓄积在蚕体体壁中，起到防御紫外线等光氧化损伤的作用。吸血昆虫长红猎蝽在吸收、消化其他动物血液中的血红蛋白的过程中，大量的尿酸合成可发挥消除含氯高铁血红素产生的活性氧的作用。

二、尿酸的病理作用

尿酸的代谢受遗传和环境因素共同作用，任何原因引起尿酸生成和排泄过程异常，均可导致血尿酸水平失衡，出现高尿酸血症或血尿酸水平降低，进而可能发生相关疾病。临床上通常以高尿酸血症多见，尿酸增高与痛风的关系被人类所知，但高尿酸还可通过氧化应激、炎性反应和脂质代谢紊乱等机制损害血管内皮功能，引起心脑血管等多种器官和系统疾病的发生发展等却了解较少。

高尿酸血症病理作用

1. 尿酸的促氧化作用　物种进化使人体内尿酸具有抗氧化功能，但体内尿酸水平超出一定范围时则可发生促氧化作用，成为致病因素。

有研究表明血尿酸水平高于 $380\mu mol/L$ 时，机体氧化能力明显增强。尿酸和氧化剂作用可生成能激活下游化学链反应并引起细胞损伤的自由基，同时尿酸本身及其下游的自由基均可以作为炎性介质，激活还原型烟酰胺腺嘌呤二核苷酸磷酸（nicotinamide-adenine dinucleotide phosphate，NADPH）激酶依赖的氧化途径产生活性氧自由基从而发生氧化应激。目前研究表明，体内氧化应激的发生和活性氧自由基（reactive oxidative species，ROS）产生相关，而尿酸代谢过程的主要副产物就是 ROS，且尿酸代谢正是机体 ROS 生成的关键来源。ROS 产生增多是引起血管内皮功能障碍的主要因素，其主要机制是 ROS 诱导的氧化应激引可起一氧化氮（nitrogen monoxide，NO）生物利用度或信号的减少，影响血管张力，导致血管内皮功能障碍。多年来在细胞培养、动物研究和临床中的观察性研究中已证实，尿酸的升高降低了 NO 的生物活性。动物体外细胞研究表明尿酸能够干扰 NO 的合成，ZHarikov 等发现尿酸通过抑制牛主动脉内皮细胞 L-精氨酸—氧化氮合酶（endothelial nitric oxide synthase，eNOS）系统从而激活 L-精氨酸-精氨酸酶途径降低了 NO 合成，加快了血管内皮细胞的损伤，证明了 NO 生物活性的下降是血管内皮细胞功能障碍的表现。同时尿酸是嘌呤代谢的产物，当黄嘌呤氧化酶活性增强时生成的尿酸和氧化剂相应增加 O^{2-} 与 NO 反应生成 $ONOO^-$ 降低 NO 的水平，反过来使 eNOS 解偶联，进而使一种抗动脉粥样硬化的 NO 生成酶变成一种 ROS 生成酶，加速动脉粥样硬化，从而损伤血管内皮的舒张功能。人体细胞体外实验中，Kang等将不同水平的尿酸与人脐静脉内皮细胞作用24h后发现尿酸通过激活丝裂原活化蛋白激酶（mitogen-activated protein kinases，MAPK）信号分子、细胞外调节蛋白激酶（extracellular regulated protein kinases 44，ERKp44），和p38蛋白激酶（p38 mitogen-activated protein kinase，p38 MAPK）增加了CRP mRNA和蛋白的表达，并抑制了内皮细胞的增殖，降低了NO的生物利用度，损伤了血管内皮功能。同时尿酸对内皮祖细胞（endothelial progenitor cells，EPCs）的黏附和增殖能力也有影响。EPCs的数量与尿酸呈负相关，高浓度尿酸患者体内EPCs数量降低，而血液中EPCs的减少与NO浓度的降低呈正相关性，该现象的具体机制及是否与尿酸引起的氧化应激相关目前尚不明确。

相关基础研究发现高尿酸引起的氧化应激的增加不仅发生在内皮细胞内，还发生在平滑肌细胞及外膜内。尿酸可通过尿酸转运酶进入平滑肌细胞（smooth muscle cells，SMCs），促进SMCs内环氧化酶（cyclooxygenase-2，COX-2）、血小板源性生长因子（platelet-derived growth factor A chain，PDGF-A）、单核细胞趋化蛋白-1（monocyte chemoattractant protein-1，MCP-1）等的表达上调，促进平滑肌细胞增殖。Corry等实验证明，尿酸诱导平滑肌细胞增殖是通过激活肾素血管紧张素系统（renin-angiotensin system，RAS）实现的，血管紧张素转化酶抑制剂（angiotensin-converting enzyme inhibitor，ACEI）、血管紧张素受体拮抗剂（angiotensin receptor blocker，ARB）等药物可抑制RAS系统的激活。同时他们还推测上述过程可能涉及MAPK信号通路，其中产生的血管紧张素又是血管NADPH氧化酶的强激活剂，它可以促进活性氧的产生，从而促进氧化应激的发生。

尿酸促氧化和脂质蛋白代谢紊乱也有密切关系。氧化低密度脂蛋白（oxidized low density lipoprotein，Ox-LDL）是一种强活性的致内皮细胞损伤和促动脉粥样硬化的物质，在动脉粥样硬化发生发展过程中具有较为重要的病理和生理作用。尿酸能阻止由 Cu^{2+} 介导的天然低密度脂蛋白（low density lipoprotein，LDL）的氧化，起到抗氧化作用。但是当脂质过氧化产物在血浆中的浓度超过一定范围时，尿酸则能促进轻度氧化修饰的 LDL 转化为 Ox-LDL，从而加速内皮细胞损伤和动脉粥样硬化。

2. 尿酸的促炎性作用　痛风急性发作机制目前已较为清晰，主要机制为尿酸盐结晶（monosodium urate crystals，MUS）在关节腔内沉积后通过 Toll 样受体（toll like receptors，TLRs）途径和人源 NLR 家族 Pyrin 域蛋白 3（nucleotide oligomerization domain（NOD）-like receptor family, pyrin domain containing 3，NALP3）炎性体激活单核巨噬细胞诱导急性炎症反应。近年来大量研究表明尿酸的促炎作用不仅局限于关节，还可促进对内皮细胞血管壁的炎症反应。当血清尿酸水平过高时，MUS 也可沉积于血管壁，促进白细胞与内皮细胞的黏附，激活体内炎性细胞因子，引发血管内膜的炎性损伤。体外细胞研究表明，尿酸可能通过诱导线粒体钙稳态失衡，促进 ROS 产生，介导内皮细胞炎性反应，许多炎症因子和黏附因子的高表达是内皮功能障碍的标志，另外尿酸可以加强内毒素刺激的肿瘤坏死因子 -α（tumor necrosis factor-α，TNF-α）生成，TNF-α 通过其炎症作用损害内皮细胞，使内皮细胞功能下降。同时尿酸自身可作为炎性因子激活血管内皮的炎性反应。Zoccali 等临床研究报道，原发性高血压患者的动脉硬化指数、C 反应蛋白（C-reactive protein，CRP）与尿酸水平呈正相关，乙酰胆碱刺激的血管扩张反应与血尿酸水平呈负相关，说明尿酸可能通过激活炎性反应来促进心血管疾病的发生、发展。

随着对尿酸研究的深入，尿酸与心脑血管、呼吸消化等多种器官和系统疾病之间的关系被逐渐认识，尿酸的病理生理作用也得到深化。本节仅阐述尿酸的促氧化和促炎作用，尿酸与各器官系统疾病的病理生理作用详见各章节。

第三节 高尿酸血症形成的原因和机制

人体内尿酸按照来源分为内源性和外源性，内源性尿酸来源于体内小分子化合物的合成或核酸分解；外源性尿酸来源于人体摄入食物的分解。如前所述，在正常状态下，健康成年男性和女性的体内尿酸池分别为 $800 \sim 1500mg$ 和 $500 \sim 1000mg$，每日尿酸池的 $60\% \sim 70\%$ 经肾脏和肠道排泄。尿酸在人体内的生成和排泄是个复杂的过程，任何一个环节出现问题都可以影响血尿酸浓度。血尿酸浓度也存在晨高夜低昼夜节律变化，还受性别、年龄、种族、饮食等多方面因素影响。成年男性较女性血尿酸浓度平均高约 $56\mu mol/L$，妇女绝经期后血尿酸水平会大幅度上升，这是因为雌激素可以促进尿酸排泄，绝经后由于雌激素的下降导致血尿酸浓度增高，所以在临床可见许多男性接近成年后可发生高尿酸血症，而女性通常发生于绝经期后。

高尿酸血症的定义可分为生物化学定义及流行病学定义。其生物化学定义为不论性别、年龄，血尿酸值超过 $420\mu mol/L$。生理条件下，血液中 98% 以上的尿酸的形式存在是钠盐，游离的单钠尿酸盐的溶解度约为 $380\mu mol/L$，$4\% \sim 5\%$ 的游离单钠尿酸盐与血浆蛋白可逆性结合，血清游离单钠尿酸盐的最大饱和度约为 $420\mu mol/L$。高尿酸血症流行病学定义指血中尿酸浓度超过正常参考值的上限即为高尿酸血症。男性血尿酸参考值上限为 $420\mu mol/L$，女性为 $360\mu mol/L$。

一、原发性高尿酸血症形成原因和机制

原发性高尿酸血症的形成可由尿酸排泄减少和生成增加两大类原因引起，其中排泄减少是原发性高尿酸血症的主要原因，约占90%；尿酸生成增加仅占原发性高尿酸血症成因的10%。

（一）酸排泄减少

肾脏是尿酸代谢的重要场所，经过肾小球的滤过，肾小管的重吸收、分泌、和分泌后重吸收，最后只有6%～12%的尿酸排出体外。肾小管对尿酸的重吸收增加和（或）分泌减少是尿酸排泄减少的主要原因。大量研究表明，尿酸排泄减少与基因遗传相关，但有关的易感基因和发病机制仍不明确。

1.尿酸转运蛋白调控基因突变引起尿酸排泄异常　尿酸排泄涉及尿酸转运蛋白的基因遗传多态性，是一个复杂的多基因表型，与多种遗传多态性位点有关。全基因组关联分析（genome-wide association study，GWAS）作为研究多基因疾病与复杂表型的重要方法。通过GWAS已不断发现与尿酸水平相关的易感基因，这些基因通过调控尿酸转运蛋白的功能来影响血尿酸的水平。其中研究较多的包括SLC2A9、SLC22CA12和ABCG2为代表的尿酸转运蛋白的基因遗传多态性。

（1）GLUT9（SLC2A9）：对尿酸进行重吸收的相关蛋白GLUT9家族，主要影响尿酸重吸收的最后步骤。对SLC2A9的研究发现，SLC2A9的单核苷酸多态性（single nudeotide polymorphisms，SNP）位点与肾尿酸低排泄率相关，如错义突变的SNP位点rs16890979与美国白种人和黑种人的尿酸水平和痛风密切相关。GLUT9基因的rsl3137343多态性和我国汉族男性原发性高尿酸血症有关联。

（2）URAT1（SLC22CA12）：SLC22CA12基因编码URAT1。在人体，URAT1失功能性突变可导致肾脏尿酸排泄率增高，血浆尿酸水平降低。URAT1基因突变或SNP与肾尿酸排泄减少和高尿酸

血症显著相关，是目前研究原发性高尿酸血症的热点易感基因之一。有研究发现 URAT1 基因启动子区 454A/T、−434T/C、−382C/T、−87C/T、＋118G/A 多态性和第3内含子 11G＞A 多态性与中国汉族人群高尿酸血症密切相关。

（3）ABCG2：ABCG2 编码尿酸分泌转运蛋白 ABCG2，ABCG2分布于肾脏和肠道，其中 rs2231142（C＞A）和 rs72552713（C＞T）是2个最常见的 SNP 位点，均被证实与高尿酸血症有关，rs2231142 和 rs72552713 分别错义突变 Q141K 与 Q126x，导致蛋白功能降低 54% 和 100%，进而使肾小管排泄尿酸量减少。在人类，ABCG2 突变被认为是痛风和高尿酸血症的重要原因。有研究表明，至少 10% 的欧洲痛风患者都是由这种变异引起的。需要注意的是，当肾脏 ABCG2 功能下降时可导致高尿酸血症，当肠道 ABCG2 功能下降时，肾脏尿酸负荷过重也可导致高尿酸血症。

2.单基因遗传病对尿酸排泄的影响　多种单基因遗传病可以表现为尿酸排泄异常，其中最常见的是常染色体显性遗传的家族性青年型高尿酸血症性肾病（familial juvenile hyperuricemic nephropathy，HNFJ）。FIHN 临床表现为尿酸的排泄水平明显降低（平均为 4.4%±1.4%），青年发病的高尿酸血症和痛风，进展性间质小管病和肾功能不全，患者多在 40～70 岁进展至终末期肾病。目前已知的致病基因为尿调蛋白、肾素、肝细胞核转录因子 1B（HNF1b），分别导致对应的 HNFJ-1 型（占 HNFJ 的 40%）、HNFJ-2 型（占 HNFJ 的 2.5%）及非典型 HNFJ（占 HNFJ 的 2.5%），其余的 55% 的 FJHN 暂未能明确致病基因，称为 HNFJ-3 型。其他引起高尿酸血症的单基因遗传病还包括 Alstrom 综合征、远端小管渗透压梯度异常等疾病。

（二）尿酸生成增多

过多摄入高嘌呤食物，或者嘌呤代谢紊乱均可以引起血尿酸增高，其中内源性嘌呤代谢紊乱是尿酸合成增多的主因。临床上常以限制嘌呤饮食 5d 后，尿酸排出量超过 600mg/d，定义为尿酸生成增多。

嘌呤代谢过程中酶的缺陷是原发性高尿酸血症重要的原因。本节已详细介绍了嘌呤合成尿酸的从头合成和补救合成两种途径，均受到多种酶的影响，包括PRS、磷酸核糖焦磷酸酰基转移酶（phosphoribosyl pyrophosphate amidotransferase，PRPPAT）、HGPRT、黄嘌呤氧化酶（xanthine oxidase，XO）等。目前已知前3种酶缺陷为X伴性连锁遗传，其中PRS及HGPRT是最关键的两种酶，分别影响从头合成途径和补救合成途径，是影响嘌呤代谢的关键酶。

1.嘌呤核苷酸从头合成途径过程中，如果存在酶的缺陷，则有可能影响到嘌呤核苷酸的合成，从而影响尿酸的生成。目前比较公认的是*PRS*基因的突变，可引起PRS活性过高，加速嘌呤核苷酸的合成，从而引起尿酸生成增加，导致血尿酸升高。PRS由*PRS*基因编码，由4个催化亚单位PRS1、PRS2和2个结合亚磷糖核糖焦磷酸合成酶（PRS）由*PRS*基因编码，由4个催化亚单位PRS1、PRS2和2个结合亚单位（PAPs，包括PRS结合蛋白PAP39、PAP41）组成。PRPS1催化患者有活性PRPS1转录调节功能障碍，正常结构的PRPS1转录增加。PRPS1超活性综合征是一种X连锁隐性遗传病，PRPP与嘌呤核苷酸合成过多，进而产生过多的次黄嘌呤核苷酸，最终导致血尿酸增多。患者表现为尿酸生成增多性高尿酸血症、痛风、肾结石，主要发病者为男性儿童和青少年，部分患者可有感音神经性耳聋。该类患者占所有痛风患者的1%～2%。

2.在嘌呤核苷酸的补救合成途径过程中，如果*HGPRT*基因缺陷，IMP和GMP合成减少，可导致嘌呤碱利用减少、剩余量增加，从而引起高尿酸血症。次黄嘌呤-鸟嘌呤磷酸核糖转移酶缺乏症患者表现出具有神经系统症状的高尿酸血症，这是一种罕见的X连锁的隐性遗传疾病，致病基因为X染色体上的*HGPRT1*基因，一般只有男性儿童和成年人受影响，不同的*HGPRT1*突变导致不同程度酶活性残余以及疾病谱特征，可分为3类，最严重的表现为经典的Lesch-Nyhan综合征（Lesch-Nyhan syndrome），这类患者高尿酸血症相关的肾脏及关节症状通常在早年发病，但是症状与HGPRT1的缺乏程度无明显关系。相反，神经系统症状包括肌张力障碍、轻到中度的智力发育迟滞及自残行为，这些症状的严重程度取决于酶的缺乏程度，这类患者的血尿酸浓度及尿中的排泄都明显增加，最轻者，临床仅表现为高尿酸血症，称为Kelley-Seegmiller综合征（Kelley-Seegmiller syndrome）；介于两者之间时，临床表现为高尿酸血症和神经系统异常，但无自残行为；严重者表现为精神异常，如智力低下，攻击性和破坏性行为，常咬伤自己的嘴唇、手和足趾，并对肢体自残，也称为自毁容貌征。

另外，有研究发现，N5,N10-亚甲基四氢叶酸还原酶（5,10-methylenetetrahydrofolate reductase，MTHFR）的活性改变可以使血尿酸水平增高。近年来，通过代谢综合征相关基因多态性研究发现，*MTHFR*基因C677T突变与高尿酸血症相关。Zuo等对271例日本老年男性MTHFR基因与血尿酸的相关性研究，发现血尿酸水平高者r基因型检出率显著增高（$P=0.038$），提示*MTHFR*基因C677T可使血尿酸增高，是高尿酸血症的独立危险因素。

人类对尿酸的认识，从现象走向本质，从流行病学走向分子基因学，实现了跨越式的进展。但是影响尿酸生成和排泄的基因学研究还有待深入，针对基因的治疗也值得人类进一步去探索。

二、继发性高尿酸血症形成原因和机制

由于不良嗜好和某些疾病，或者药物导致血尿酸生成增多或者排泄减少，称为继发性高尿酸血症。常见于以下情况。

（一）大量摄入高嘌呤食物

外源性摄入的嘌呤不能被机体利用，但短时间或长期大量摄入的高嘌呤食物或果糖，经体内氧化代谢后可生成大量尿酸，当

超出了肾脏的排泄能力，就可引起体内血尿酸水平增高，最终导致高尿酸血症。

（二）饮酒

众所周知，饮酒是诱发痛风发作的重要原因，尤其是啤酒，含有较多的嘌呤，较其他酒类更易增加血尿酸水平，并诱发痛风发作。酒精诱发痛风发作机制早在1965年被报道，主要是酒精大量摄取后血乳酸浓度增高，可抑制尿酸在肾脏排泄，导致血中尿酸浓度增加。

（三）肥胖

肥胖患者饮食摄入增加，消耗减少，导致过多的脂肪在腹部、内脏器官及皮下蓄积，增加新陈代谢中核酸总量，通过嘌呤代谢致使尿酸合成增加。此外，内脏脂肪过多积累可产生大量的游离脂肪酸（free fat acid，FFA），而过多的FFA将会使机体出现高胰岛素血症和胰岛素抵抗，最后使尿酸的生成增加和肾小管对尿酸的重吸收也增加，进一步升高尿酸。

（四）运动

过度运动可引起血尿酸值增高，主要有尿酸合成增加和肾脏排泄减少双重作用。血尿酸值的升高与运动强度有关，超过60%高峰摄氧量的运动可导致一过性血尿酸增高，而运动强度在30%～40%高峰摄氧量时则没有明显影响。主要由于运动强度超过无氧阈值（anaerobic threshold，AT）时，糖原分解增加，ATP大量消耗，骨骼肌所需的ATP生成不足，导致肌源性高尿酸血症。同时，无氧运动产生大量乳酸，抑制尿酸在肾脏排泄。

（五）药物

尿酸在肾脏经过肾小球的滤过、肾小管的重吸收、分泌、和分泌后重吸收4个过程，影响上述过程的药物均可影响尿酸排泄。噻嗪类利尿剂、呋塞米、乙胺丁醇、吡嗪酰胺、小剂量阿司匹林、烟酸等药物可竞争性抑制肾小管排泄尿酸而引起高尿酸血症。

（六）细胞分解代谢加快和内源性嘌呤增多疾病

许多疾病如淋巴或骨髓增殖性疾病，红细胞增多症，溶血性疾病，银屑病，Paget病，Ⅲ、Ⅴ、Ⅶ型糖原贮积病，横纹肌溶解及肿瘤放化疗时可因细胞核大量破坏、体内核酸大量分解而引起内源性嘌呤增加。此外，甲状腺功能亢进、癫痫状态也可引起ATP大量消耗，引起腺嘌呤碱增多，从而导致继发性血尿酸增高。

（七）肾脏疾病

体内产生的尿酸大部分通过肾脏排出体外，肾功能不全时，尿酸从肾脏的排出减少，将导致尿酸在体内淤积，引起高尿酸血症。常见肾脏疾病如急、慢性肾炎、高血压肾病、糖尿病肾病、肾动脉硬化及其他肾脏疾病的晚期如肾结核、肾盂肾炎、肾盂积水等。另外，肾移植患者长期服用免疫抑制剂也常发生高尿酸血症，可能与免疫抑制剂抑制肾小管排泄尿酸有关。

（八）代谢综合征

代谢综合征患者体内的高胰岛素水平也可阻碍肾近曲小管尿酸分泌，导致高尿酸血症。

（九）其他

氯仿中毒、四氯化碳中毒、铅中毒、酸碱代谢失衡、乳酸酸中毒、糖尿病酮症或饥饿性酮症及妊娠反应等，均可导致体内尿酸的合成增加或肾脏排泄减少，引起血尿酸水平增高。

尿酸代谢受遗传因素和环境因素共同作用，虽然内源性的尿酸代谢紊乱或排泄障碍是导致高尿酸血症的主要原因，但是外源性的尿酸代谢异常却是触发痛风等疾病急性发作的重要因素，因此重视继发性高尿酸血症病因筛查，及时去除和治疗继发性病因，也是临床防治高尿酸血症的重要一环。

参考文献请扫二维码

第四节　低尿酸血症

高尿酸血症与痛风的关系已受到广泛关注，低尿酸血症长期以来被认为是一种没有临床意义的生化异常，因为其多在体检中发现，常不伴随症状。如前所述尿酸有抗氧化作用，同时也具有促氧化和促炎作用，随着近年来研究不断深入，人们发现高尿酸血症与多种心脑血管疾病和肿瘤等相关，但也逐渐发现血尿酸不是越低越好，低尿酸血症也日渐受到关注，目前国内外指南一致认为在降低尿酸治疗时血尿酸水平不能低于180mmol/L。

一、低尿酸血症概况

低尿酸血症首次报道于1950年，其诊断界值临床上无统一标准，多数研究认定为血清中尿酸水平≤120mmol/L，也有部分研究采用≤150mmol/L。目前国内外指南认定为≤180mmol/L。临床上常忽略血尿酸水平的降低，其实低尿酸血症也是一种病理状态，流行病学研究发现低尿酸血症也可引起肾功能异常、机体发生恶性肿瘤的风险增加、老年性痴呆的发生率增高，同时尿酸水平降低也可反映出原发性或继发性肾小管疾病或严重肝脏疾病等。关于低尿酸血症的研究主要集中于日本及韩国，韩国一项对某三甲医院内30 757例患者进行血清尿酸水平分析，发现住院和门诊患者中低尿酸血症患病率分别为4.14%（299/7223）和0.53%（125/23 534）。Kawasoe等纳入日本某医疗中心健康检查的246 923位受试者，发现低尿酸血症的发生率为0.46%（$n=$1135）。我国低尿酸血症患病率其实并不低，尹逸丛等纳入2015年12月—2016年4月北京协和医院患者共123 106例，发现低尿酸血症患病率为0.8%（928例），其中门诊、住院患者及健康体检者患病率依次为0.6%（499/83 176）、2.5%（390/15 849）、0.2%（39/24 082）。血清尿酸水平存在性别差异，研究中发现女性低尿酸血症患病比例高于男性，可能与雌激素促进尿酸排泄、雄激素刺激尿酸重吸收有关。

二、引起低尿酸血症的原因

尿酸排泄增加和（或）尿酸生成减少均可导致低尿酸血症，病因包含有遗传性疾病及获得性因素，详见表2-1。

表2-1　导致低尿酸血症的疾病

排泄增加导致的低尿酸血症

1.肾性低尿酸血症（RHUC）

（1）*URAT1/SLC22A12*突变

（2）*GLUT9/SLC2A9*突变

（3）未知突变类型

2.Fanconi综合征

3.Wilson病

4.抗利尿激素分泌不当综合征（SIDAH）

5.恶性肿瘤

6.药源性疾病（如使用利尿剂等药物）

生成减少导致的低尿酸血症

1.黄嘌呤尿症

（1）黄嘌呤氧化还原酶（XOR）突变

（2）钼辅因子硫化酶（MOCOS）突变

2.钼辅因子缺乏症（MOCD）

3.嘌呤核苷磷酸化酶（PNP）缺乏症

4.磷酸核糖焦磷酸（PRPP）合成酶缺乏症

5.严重肝病

6.药物（如黄嘌呤氧化酶抑制剂别嘌醇等）

7.营养不良

8.特发性低尿酸血症伴尿酸分泌不足

（一）遗传性疾病

1.肾性低尿酸血症　肾性低尿酸血症（renal hypouricemia, RHUC）是一类罕见的综合征，属于常染色体途径的家族遗传病，遗传学已确定URAT1/SLC22A12和GLUT9/SLC2A9尿酸盐转运蛋白基因缺陷，由于肾小管尿酸转运缺陷导致低尿酸血症。可分为RHUC 1型和RHUC 2型。

RHUC 1型是由功能丧失突变引起的。*SLC22A12*基因定位于染色体11q13，并编码尿酸转运蛋白URAT1。URAT1与近端肾小管尿酸的重吸收有关。URAT1、R90H的非功能性变体（rs121907896）和W258X（rs121907892）是日本人群中导致RHUC的常见突变。Sakiyama等的研究发现，R90H和W258X的URAT1非功能性等位基因可显著降低血清尿酸盐。携带一个或两个URAT1非功能性等位基因的男性，其血清尿酸水平可分别降低2.19、5.42mg/dl，携带一个或两个URAT1非功能性等位基因的女性的血清尿酸水平分别降低1.08、3.89mg/dl，提示URAT1非功能性等位基因变异造成血清尿酸改变存在性别差异。其他基因突变如*E298D*突变（rs121907894）和*T217M*突变（rs121907893）也有报道，但较少见。

RHUC 2型是由编码GLUT9的*SLC2A9*基因的失活突变引起的，该基因定位于染色体4p15.3-p16。GLUT9 位于近端肾小管基底膜，不仅是葡萄糖的转运蛋白，还是尿酸盐的转运蛋白，其表达减少导致转运功能下降，阻断细胞内底外侧膜尿酸流出，阻碍近端肾小管细胞对尿酸重吸收，从而出现排泄增加导致低尿酸血症。Matsuo等通过数据库对*GLUT9*基因的所有编码区域进行突变分析，发现两种不同的杂合错义突变，即GLUT9L中的R380W和R198C，对应于GLUT9S中的R351W和R169C。由于部分RHUC患者未发现*URAT1/SLC22A12*或*GLUT9/SLC2A9*突变，因此还需要进一步鉴定包括尿酸转运基因在内的致病基因。

2. 遗传性Fanconi综合征 Fanconi综合征是由于各种因素导致的近曲小管转运功能障碍，造成氨基酸、葡萄糖、磷酸盐、碳酸氢盐、尿酸和其他溶质的过量排泄，造成氨基酸尿、肾性糖尿、低磷血症、代谢性酸中毒、低尿酸血症、蛋白尿和低钙血症性骨病（骨质疏松、骨畸形）的一组综合征，目前其发病机制尚不清楚。在儿童，遗传性代谢异常（如胱氨酸病）引起Fanconi综合征最常见，成人中以多发性骨髓瘤和淋巴瘤等疾病引起最常见。

3. 肝豆状核变性（Wilson病） Wilson病是一种少见的常染色体隐性遗传病，致病基因*ATP7B*导致ATP酶的功能缺陷或丧失，造成胆道排铜障碍，大量铜蓄积于肾脏可能导致继发的肾小管损伤。目前缺少肝豆状核变性与低尿酸血症的研究。

4. 黄嘌呤尿 黄嘌呤尿最早于1954年报道，是一种由黄嘌呤脱氢酶/黄嘌呤氧化还原酶（xanthine dehydrogenase, XDH/xanthine oxidoreductase, XOR）缺失引起的罕见常染色体隐性遗传病。XDH/XOR在嘌呤降解的代谢途径中催化次黄嘌呤转化为黄嘌呤，再催化黄嘌呤转化为尿酸，XDH/XOR缺失导致黄嘌呤无法转化为尿酸，引起尿酸排泄明显减少（3～30mg/d）和尿黄嘌呤排泄增加。

黄嘌呤尿分为Ⅰ型和Ⅱ型两种亚型。典型的Ⅰ型黄嘌呤尿与

XDH/XOR缺乏症相关。而Ⅱ型黄嘌呤尿涉及XDH/XOR和乙醛氧化酶1（aldehyde oxidase 1，AOX1）双重缺乏引起，这两种酶的活性取决于钼辅因子硫化酶（molybdenum cofactor sulfurase，MOCOS）的存在，钼辅因子硫化酶蛋白向XDH/XOR和AOX1的钼辅因子提供硫原子。Sedda D等研究发现MOCOS基因缺陷小鼠在4周龄时死于梗阻性肾病的肾衰竭，并合并有黄嘌呤尿、黄嘌呤沉积、黄嘌呤沉积、霍糖蛋白（tamm-horsfall-protein，THP）沉积、肾小管细胞坏死伴中性粒细胞；相反，MOCOS蛋白表达减少的杂合子小鼠没有明显的病理改变。典型的黄嘌呤尿可以很容易地通过别嘌醇负荷试验来识别。由于别嘌醇通过XDH/XOR和醛氧化酶转化为氧嘌醇，Ⅰ型黄嘌呤尿患者在别嘌醇给药后可在尿和血清中检测到氧嘌醇，但在Ⅱ型黄嘌呤尿患者中检测不到。

5.钼辅因子缺乏症　钼辅因子缺乏症（molybdenum cofactor deficiency，MOCD）最早于1978年报道，包括MoCD-A、MoCD-B和MoCD-C三种超罕见的常染色体隐性疾病，它们可导致亚硫酸盐中毒疾病，同时导致钼辅因子依赖性酶黄嘌呤脱氢酶、醛氧化酶的缺乏，可引起低尿酸血症。一项回顾性分析58例MOCD存活或死亡患者的资料的研究发现尿尿酸水平、血清尿酸水平均低于95%可信区间的正常下限，符合低尿酸血症诊断。

6.嘌呤核苷磷酸化酶缺乏症　嘌呤核苷磷酸化酶（purine nucleoside phosphorylase，PNP）缺乏症是一种罕见的常染色体隐性免疫缺陷疾病，典型临床表现是神经功能障碍。PNP对于去除DNA分解的代谢物和诱导嘌呤再循环至关重要。Kütükçüler等报道了4名受试者，均提示合并低尿酸血症（＜120μmol/L），指出在低尿酸水平、淋巴细胞减少和神经学表现相关的频繁严重感染患者中需强调PNP缺乏引起的联合免疫缺陷早期诊断的重要性。

7.磷酸核糖焦磷酸合成酶缺乏症　PRPP合成酶和腺苷转移酶是嘌呤合成限速酶，而脯氨酸多肽PRPS在PRPP合成过程中起主要作用。目前主要包括DFN2综合征、腓骨肌萎缩症及阿斯综合征，其中阿斯综合征患者PRPS活性降低最严重，这类患者血尿酸水平较健康个体明显降低。

（二）获得性因素

1.抗利尿激素分泌不当综合征　抗利尿激素分泌不当综合征（syndrome of inappropriate secretion of antidiuretic hormone，SIADH）是由于抗利尿激素分泌异常增多或其活性作用超常所致，是低钠血症的常见原因之一。恶性肿瘤（尤其是肺部及纵隔肿瘤）、神经系统疾病、肺部疾病、药物（吗啡、氯丙嗪、卡马西平等）等因素均可诱发。Taniguchi等用特利加压素（又称三甘氨酰赖氨酸加压素）处理的大鼠模型中发现刺激精氨酸加压素v1受体（vasopressin receptor polyclonal antibody 1a，V1a）可诱导GLUT9水平下调，以及ABCG2和分泌磷酸盐转运蛋白（Na＋ dependent phosphate transporter 1，NPT1）水平上调，所有这些变化都明显引起肾尿酸清除率的增加导致低尿酸血症，故而推测低尿酸血症与V1a受体刺激相关。

2.药物　由RHUC或黄嘌呤尿引起的低尿酸血症是罕见的，但药物诱发的低尿酸血症相对常见，尤其是合并用药较多的住院患者，在我国及韩国研究中都可以观察到住院患者低尿酸血症比例高于门诊患者。主要是因为药物影响URAT1、GLUT9这两种蛋白从而诱导出低尿酸血症。URAT1是许多排尿酸药物的目标，如丙磺舒、苯溴马隆和氯沙坦，但临床上比较少出现低于正常水平血尿酸。与低尿酸血症相关的药物主要分为5类：抗抑郁药、抗惊厥药、抗精神病药、细胞毒性药物和镇痛药。另外近年药物所致Fanconi综合征报导越来越多见，应在临床工作中引起足够的重视。

3.其他　严重的肝病患者，例如胆管癌、病毒性肝炎和原发性胆汁性肝硬化，黄嘌呤氧化酶的合成会明显减少而导致低尿酸血症；营养不良患者尿酸合成原料不足及尿酸分泌增加会导致尿酸水平偏低；细胞外液容量增加，如大量补液，导致近端小管对尿酸和钠重吸收减少，也会诱发低尿酸血症。

三、低尿酸血症的危害和治疗

单纯低尿酸血症多数没有明显的临床症状，但是尿酸作为机体最丰富的抗氧化剂，具有保护血管内皮作用，若长期偏低可能增加运动诱发的急性肾衰竭（exerciseinduced aute renal injury，EIARI）及泌尿系结石风险，也可能对心脑血管等系统造成损伤。

（一）低尿酸血症的危害

1.急性肾损伤　低尿酸血症引起急性肾损伤常见与幼儿及青年，多发生于剧烈运动，尤其是短跑后，可出现腰痛、腹痛、腹股沟区疼痛，伴随恶心、呕吐、疲乏，甚至出现神经症状，在肾衰竭急性期，血尿酸水平可在正常范围内，而肾功能改善后都出现明显的低尿酸血症。Ichida等研究遗传性低尿酸血症患者中EIARI患病率约为6.5%。其发病具有突然性，容易误诊、漏诊。

肾性低尿酸血症者运动后为何容易诱发肾损伤目前尚无明确机制，主要考虑与尿酸抗氧化活性相关。因为尿酸是人体内最丰富的保护内皮细胞的抗氧化剂，运动时氧自由基显著增加，加剧机体氧化应激发生，此时正常尿酸水平能维持血管内皮扩张，而在遗传性低尿酸血症患者中，过低的尿酸水平无法清除增加的氧自由基，最终导致肾动脉剧烈收缩，进而引起缺血性肾损伤。也有学者认为尿酸沉积也是引起EIARI的原因，因为运动后尿酸生成及分泌增加，同时伴有血容量下降易使肾小管中尿酸沉积，尿酸的溶解度下降而形成尿酸结晶，当尿酸结晶阻塞肾小管时出现肾功能损伤，但目前尚缺乏远端肾小管和集合管内尿酸结晶形成引起急性肾小管阻塞而致肾衰竭的证据。一项日本研究显示，所有EIARI患者后续肾功能均能恢复，但有24%的患者出现复发性急性肾损伤。虽然复发性急性肾损伤的患者中肌酐清除率正常，但病理学显示肾小管基底膜增厚和间质纤维化等慢性病理改变，所以在未来发展为慢性肾脏病也是有可能的。

2.泌尿系统结石 尿液中尿酸盐的过度排泄经常导致尿酸晶体的形成，导致低尿酸血症患者的泌尿系结石。Ichida等研究遗传性低尿酸血症患者中泌尿系结石患病率约为8.5%，但由于其样本量较小（71例），还可能包含了无症状结石。Kuwabara等的一项横断面研究却发现低尿酸血症本身不会增加男性或女性的尿石症，这与已知的研究相悖。

3.低尿酸血症与心血管疾病 一直以来我们都认为血清尿酸水平与心血管疾病风险呈线性关系，但Cang等研究发现动脉粥样硬化风险高的患者血清尿酸水平与全因死亡率和心血管死亡率之间呈U形关系，长期低尿酸水平（男性≤180μmol/L或≤女性165μmol/L）是全因死亡和心血管疾病死亡的独立危险因素。一项日本研究也发现血清尿酸水平与心血管死亡率之间存在J形或U形关系，这些都提示我们合适的血清尿酸水平可能在一定程度上对心血管疾病有益，但具体水平尚未可知。低尿酸血症引起心血管风险增加原因未知，可能与尿酸作为机体内分布最广泛的抗氧化剂相关，它与过氧化氢和羟基自由基相互作用，可以有效清除体内的自由基，从而保护血管内皮细胞。另外低尿酸血症增加全因死亡的原因还可能与合并恶性肿瘤、糖尿病及药物等因素有关。Kuwabara等研究发现血清尿酸水平<120μmol/L且不合并心脏疾病的女性更容易发生慢性肾脏疾病和高血压，但在其研究中低尿酸血症患者较少（女性15例），后续需要大样本研究进一步明确。

4.低尿酸血症与神经系统疾病 一项研究证实加入尿酸培养的大鼠海马神经元免受谷氨酸和氰化钠损伤诱导的细胞死亡。Chamorroa等研究显示外源性给予尿酸对脑卒中溶栓治疗的患者具有潜在神经保护作用。这些研究都表明，一定浓度的血清尿酸水平可以在一定程度上对神经系统起保护作用。但多数临床研究显示缺血性脑卒中的发生率、复发率和病死率随着血尿酸水平的升高而升高，所以目前低尿酸水平对脑卒中的影响仍不明确。

Euser等研究显示调整部分心血管危险因素后，血清尿酸水平升高与痴呆风险降低相关。多个荟萃分析也显示，痴呆和阿尔茨海默病患者的血清尿酸水平比健康患者低，合适的尿酸水平可以降低阿尔茨海默病和帕金森病等神经退行性疾病风险。然而上述几个研究虽然包含低尿酸血症患者，但未将其独立分析，故而仅能说明较低的尿酸水平对阿尔茨海默病和帕金森病存在影响，并可能与病死率相关，但低尿酸血症对这些疾病的影响依据仍不足。

5.低尿酸血症与肿瘤　尿酸过高或过低都可能导致癌症的发生。多项研究发现低血尿酸人群癌症发生率和病死率增加；同时多项小样本观察发现血尿酸升高也可提高抗癌药物治疗疗效。因此尿酸对癌症来说也是一把双刃剑。

（二）治疗

低尿酸血症通常不引起临床症状，多数情况下无须治疗。但对于低尿酸血症引起的复发EIARI患者，有建议同时使用别嘌醇和口服抗氧化补充剂来预防EIARI发作。在低尿酸血症患者中使用别嘌醇的目的是减少尿酸的产生和沉淀肾小管中的风险。对于低尿酸血症引起的泌尿系统结石，用柠檬酸盐化合物碱化尿液是一种有效的治疗方法，同时建议饮用大量液体进行预防。

高尿酸血症作为多种心脑血管疾病的危险因素已受到人们关注，但低尿酸血症因没有明显症状容易受到忽视，希望通过本文能在临床工作中识别出低尿酸血症的病因，减少因低尿酸血症引起肾衰竭和对心脑血管等疾病可能带来的损害。未来希望有更多的基础研究与临床试验来探索尿酸对心脑血管疾病有益的血尿酸水平，指导临床工作。

参考文献请扫二维码

第 三 章

尿酸与相关疾病

尿酸代谢异常是全身性代谢性疾病，可累及多系统多器官。高尿酸血症或低尿酸血症临床上可以没有任何表现，常和其他疾病相伴相生，或者触发和加重其他系统疾病，比如神经系统、心血管系统、泌尿系统等。本章将从相关研究来阐述尿酸与全身各系统相关疾病之间的关系，并探讨机制和防治措施。

第一节　尿酸与神经系统疾病

在人体中，尿酸是一种天然的、独特的水溶性抗氧化物，它能提高细胞膜的脂质抗氧化，清理活性自由基，减少细胞的凋亡，抑制自由基导致的器官退变，维持机体的免疫防御能力，对人类大脑和神经系统具有重要的保护作用。同时尿酸又有氧化应激和促炎作用，能使脂质过氧化，可损伤血管并加速斑块形成，加快动脉粥样硬化，促进血栓形成。本节根据目前有限的研究来阐述尿酸在脑动脉粥样硬化（cerebral atherosclerosis，CAS）、脑卒中、认知功能和多发性硬化之间的关系。

一、尿酸与脑动脉粥样硬化

众多的流行病学研究结果显示血尿酸增高和心脑血管疾病相关联。研究发现血尿酸增高，动脉粥样硬化（atherosclerosis，AS）的发病率也上升。尿酸能促使动脉粥样硬化的发生发展；另外动脉粥样硬化也会间接导致血尿酸增高，两者相互作用，恶性循环。

（一）高尿酸血症与脑动脉粥样硬化的关系和相关研究

许多研究认为高尿酸血症是脑动脉粥样硬化的危险因素。Leary 等大型的前瞻性研究表明，血尿酸水平与 CAS 的严重程度密切相关，高尿酸血症可以作为预测 CAS 严重程度的重要因素。国内于峰等发现高尿酸脑梗死组的动脉粥样硬化斑块发生率显著高于正常尿酸脑梗死组，而且动脉粥样硬化程度随血尿酸水平的升高呈加重趋势。王婷等研究了血尿酸水平、糖尿病、超重、脂蛋白a升高与急性脑梗死患者颈动脉粥样硬化斑块的关系，发现年龄、高脂血症和高尿酸血症可评估 CAS 的严重程度。Kawamoto 等通过超声检查老年高尿酸血症患者颈动脉内-中膜的厚度，发现血尿酸与颈动脉内-中膜厚度呈正相关；阙永康等通过对中青年急性脑梗死患者的研究，发现与无脑动脉粥样硬化斑块组比较，有斑块组和不稳定斑块组的血尿酸均明显升高；Maliavskaia 等一项针对慢性无症状高尿酸血症儿童进行了前瞻性观察，发现合并高血尿酸儿童比正常血尿酸儿童AS发生率增高，认为儿童慢性无症状高尿酸血症是AS的危险标志物。

Neogi 等一项纳入4866例患者的研究发现，高尿酸血症与男性颈动脉斑块的发生率呈正相关，而与女性颈动脉斑块的发生率无关，提出性别会影响尿酸和颈动脉斑块之间的相关性；Kawamoto 等研究也同样得出高尿酸血症与男性颈动脉斑块之间的关系，而在女性群体却未发现尿酸与颈动脉斑块之间的相关性；国内何源等的研究也得出了相似的结论。但是李岩等研究认为女性的高尿酸血症可以预测5年内颈动脉分叉处新斑块的形成，而男性则不能预测。Takayama等研究认为高尿酸血症作为 CAS 的独立危险因素，与性别无关。直到目前，高尿酸血症与 CAS 的关系基本确立，但是否与性别有关仍存在争议。

（二）高尿酸血症促进脑动脉粥样硬化的可能机制

1. 尿酸的直接作用　尿酸直接作用于血管，导致动脉粥样硬化，综合相关研究有以下几种机制。基于体外培养人血管内皮细胞及单核细胞，吴振等研究了尿酸对人血管内皮细胞的损伤作用。结果表明高尿酸不仅可以直接损害血管内皮细胞，还可以通过单核细胞间接造成血管内皮细胞破坏，促使其释放炎症因子，单核巨噬细胞黏附，引起炎性反应，导致 AS 发生发展。高血尿酸也能促进单核细胞合成白介素 -1（IL-1）、白介素 -6（IL-6）和肿瘤坏死因子 -α（TNF-α）等炎症因子，增强巨噬细胞的吞噬作用，促进巨噬细胞对 AS 血管的浸润，发挥致炎作用。在尿酸代谢过程中，黄嘌呤氧化酶可以促进活性氧自由基的产生，活性氧会抑制内皮细胞增殖，引起内皮功能障碍，促进 LDL 氧化，在 AS 的形成中起重要作用。血尿酸也会诱导中性粒细胞产生相关介质，激活血小板释放更多血管活性物质，如 5-羟色胺等，损伤血管内皮细胞，加速脂质沉淀，诱导 LDL 的氧化，破坏内皮功能并诱导炎性反应，促进 AS 的发生，并引起血栓形成；还有研究显示，当血尿酸水平过高时，尿酸可以通过活化肾素－血管紧张素系统，引起血管内皮细胞及平滑肌细胞的炎症，促进 AS 的发生、发展。

2.尿酸结晶诱导的炎性反应　尿酸难溶于血，因此尿酸在血液中容易过饱和而析出，可与 IgG、IgM、IgA 等抗体结合形成尿酸盐结晶（MSU）。MSU 在血管内皮细胞内的沉积可促进白细胞与内皮细胞的黏附，刺激体内的炎症因子，引发血管内膜的炎性损害。有研究证明，高于一定浓度的尿酸会引起 MSU 沉积在血管壁上，诱发局部的炎症，引起内皮细胞损伤和形态学改变，并刺激内皮细胞产生与 AS 密切相关的炎症介质，促进 AS 的发生；MSU 使内皮细胞引发炎症的最佳浓度是 1184μmol/L，尿酸盐浓度越高，内皮细胞产生的炎症介质就越多。表明高水平的 MSU 具有较高的细胞毒性，并导致细胞凋亡；MSU 还可以作为内源性的危险信号，诱导自身免疫反应，引发非感染状态下的炎性反应。MSU 还可活化嗜中性白细胞碱性磷酸 -3（NALP3）来诱导蛋白酶 -1，增加 IL-18 和 IL-1 的分泌，造成全身炎症反应；另外，

MSV还可以通过经典和替代的通路活化机体的补体系统，而引起炎症，促发和促进AS的发生和发展。

3.高脂血症促进HUA与AS的关系　血脂异常是AS和心血管事件的危险因素。然而，这两个因素是相互联系的，即脂代谢紊乱，特别是三酰甘油的增加可导致血尿酸的上调。孙丽英等调查了1215例男性的尿酸、血脂及痛风的相关性，发现血尿酸与血三酰甘油呈明显正相关。血脂异常引起高尿酸血症的可能机制是血脂的上调会导致脂质的堆积，LDL减少 HUAT 基因的表达，抑制肾清除尿酸；同时，脂蛋白中的胆固醇、三酰甘油能抑制肾小管细胞的HUAT的RNA表达，损伤肾脏功能，导致尿酸升高。此外，体内血脂和酸性代谢产物的增加可以竞争性地抑制尿酸分泌，抑制尿酸排泄；血脂异常的人常同时有血管病变，破坏肾脏血管，干扰尿酸的代谢，从而增加血尿酸水平；血脂异常的人也常合并嘌呤的高代谢，引起尿酸生成增多，随着血尿酸水平的升高，MSU会在胰岛细胞内析出，引发高胰岛素血症、胰岛素抵抗，载脂蛋白的代谢异常，抑制脂蛋白酶的活性，抑制三酰甘油分解代谢，升高血脂水平，呈现恶性循环。总之，高脂血症不仅易引起动脉壁的脂质积聚和浸润，而且也可增加血尿酸水平，而高尿酸会协调高血脂使动脉内膜进一步损伤，引起动脉壁厚度增加，加重氧化应激、炎性反应，进一步促进脂质浸润，两者共同作用，加速和加剧AS的进程。

（三）高尿酸血症合并CAS治疗研究

从尿酸形成的两大机制来看，高尿酸血症治疗主要考虑两个因素，一是促进肾脏清除尿酸能力而不加重肾脏的负担；二是抑制尿酸的生成。尿酸产生的关键酶是黄嘌呤氧化酶，在人体中，别嘌醇是次黄嘌呤的异构体，可抑制黄嘌呤氧化酶，其活性代谢物也是一种黄嘌呤氧化酶抑制物。别嘌醇可抑制次黄嘌呤代谢产物尿酸的产生而降低尿酸，同时可抑制氧化反应，下调血管炎性介质，阻止补体和血小板活化，启动凝血过程，维持内皮功能，起到防治AS的作用。Meléndez-Ramírez等应用别嘌醇治疗高尿酸血症合并AS的患者后，发现血尿酸显著下降，同时能扩张肱动脉的管腔。当然，长时间应用大量的别嘌醇可能会导致肾小管间质的损伤，因此应用别嘌醇的合适剂量和时间有待进一步验证。另外Tanaka等的研究发现，血尿酸水平的降低并不能延缓无症状高尿酸血症患者颈动脉内膜的增厚，提示降低血尿酸浓度可能无法减缓颈动脉粥样硬化的进展，也无法对脑血管疾病起保护作用。

目前，大多数研究认为尿酸和CAS的多种危险因素都有很强的相关性，但是，由于各研究的主要方法不同，研究的结果也有较大差异。多数学者认为高尿酸血症在CAS过程中起着直接和（或）间接的作用，高尿酸血症是CAS的独立危险因素。但是，也有研究认为高尿酸血症只是代谢异常的一种现象，与CAS无明显相关性，CAS只是多种危险因素长期作用于血管壁并使其受损的病变。目前，对CAS的预测缺乏典型、大规模的临床研究和动物模型，常见的CAS危险因素不能完美解读CAS的发生机制和成因，血尿酸与CAS的相关性还没有一个明确的结论，争议较多，因此，需要进行更多大规模的前瞻性研究。

二、尿酸与缺血性脑卒中

脑血管疾病发生率逐年增高，威胁人类健康。在美国，脑卒中是第三大死因，每18例死亡患者中就有1例死于脑卒中。脑血管病在我国也已经成为死亡的主要原因。许多流行病学调查显示，高尿酸血症作为脑血管病的一个新的危险因子，与缺血性脑卒中（ischemic stroke，IS）发生增多、不良后果和猝死相关。但另有一些研究表示由于血尿酸是一种具有清除自由基和抗氧化功能的抗氧化剂，急性IS血尿酸升高可能起到了保护神经细胞的作用，改善脑卒中预后，降低脑卒中复发。

（一）尿酸与缺血性卒中的关系和研究现状

1.高尿酸血症是IS危险因素的相关研究 大量的国内外研究表明，高尿酸血症可增加IS的风险，血尿酸＞416.5μmol/L是IS的独立危险因素，高尿酸血症与缺血性脑血管病呈正相关，尿酸水平越高，脑梗死发生率越高，脑梗死范围越大。Bos等的鹿特丹研究纳入了4385例55岁以上无心肌梗死及脑血管病的健康志愿者，随访8.4年，探讨基线血尿酸与IS和心肌梗死的关系，结果发现分组中血尿酸最高的志愿者比血尿酸水平最低的志愿者出现IS的风险增加了1.77倍；Hozawa等纳入13 413例没有心脑缺血事件的健康志愿者，随访12.6年，观察基线血尿酸及有无使用利尿剂对IS风险的影响，结果发现高尿酸血症是未应用利尿剂者发生IS的预测因素，但在应用利尿剂的人中则没有预测价值；我国台湾一项前瞻性研究，纳入年龄在35岁以上的90 393例成年人，随访了8.2年，并在校正了性别、年龄、体重指数、高血压、血脂、饮酒、糖尿病和吸烟等混杂因素后，发现血尿酸是人群中发生IS的独立预测因子（$P=0.02$）；Holme等在AMORIS研究中发现，血尿酸是心肌梗死、心力衰竭和IS的危险因素，认为血尿酸升高会增加出血性卒中、IS的发生风险；Freedman等和Lehto等研究发现2型糖尿病患者血尿酸＞295μmol/L可使脑梗死风险增加2倍；Kivity等研究认为血尿酸可以作为筛查健康人群的心脑血管危险标志物，以评估心脑血管事件发生的风险。然而，Kim等对16项前瞻性研究（大于23万受试者）进行系统回顾和荟萃分析，结果发现对于卒中的发病率，高尿酸血症患者比正常尿酸患者明显升高（$OR=1.41$），校正高血压、血脂异常、糖尿病等已知危险因素后，高尿酸血症患者的IS发生率仍稍偏高，但无显著性差异，该研究进一步分析发现，只有当高尿酸血症合并肥胖、高血压和糖尿病等心血管高危因素时，尿酸对IS和心血管病发生风险的评估才具有价值。

2.高尿酸血症与IS的预后和死亡相关的研究　多数临床研究表明血尿酸与IS的预后相关，更多研究显示血尿酸与IS预后不良呈正相关。Weir等临床研究发现，随着脑卒中住院患者的基线血尿酸升高，发病后90d的预后变差，且缺血性血管事件的复发率随着血尿酸的升高而上升。Heo等临床研究认为，当尿酸浓度＞470 mmol/L时，早期死亡的风险为87%。较多临床研究发现，高尿酸血症可独立预测急性卒中后早期死亡的风险，其与早期死亡的风险呈正相关，女性患者这种相关性尤为明显。

3.高尿酸血症在IS急性期神经保护作用的相关研究　大部分研究支持高尿酸血症是IS的危险因素，并增加卒中发生、发展及猝死的风险。然而，有少量研究则认为尿酸是一种良好的抗氧化剂，在急性IS具有神经保护作用，脑卒中急性期血尿酸升高是脑卒中患者取得良好预后的因素，而且这种关系与年龄、心血管危险因素、利尿剂使用及肾损害无关。Chamorro等纳入881例急性IS患者的前瞻性研究，结果显示卒中后血尿酸与良好临床转归的概率呈正相关，而血尿酸与脑卒中患者入院时的神经功能缺失和脑梗死面积呈负相关。Brouns等研究了199例卒中患者，在其发病第1天、第3天、1个月、3个月后分别检测血尿酸水平，将测定的血尿酸与入院时的美国国立卫生院卒中量表评分（NIHSS）、发病后3d脑梗死面积、发病后3个月的改良预后量表评分及死亡等进行相应的研究，结果发现血尿酸下降幅度与神经功能缺失程度、脑梗死面积及不良后果呈正相关，提示急性期高血尿酸水平可保护脑梗死周围的缺血组织，抑制脑梗死面积扩大，使其有较好的预后。

Romanos等动物研究发现，IS早期的大鼠给予尿酸（16mg/kg）可缩小脑梗死面积，改善神经功能。因此，有学者推测给予外源性的尿酸可能会增强人体抗氧化功能，减轻缺血再灌注损伤进程中黄嘌呤氧化酶的负反馈效应，增强神经保护作用，减轻脑卒中急性缺血损伤。Amaro等一个小样本研究发现应用了外源性尿酸（肉食、海鲜）加上rt-PA治疗的急性IS患者脂质过氧化水平较低，使用外源性尿酸可能会延长溶栓治疗的时间窗，而不会出现任何严重的不良事件。之后Amaro等设计了URICO-ICTUS Ⅲ期试验，采用安慰剂对照、随机、双盲、多中心，观察了421例发病后4.5h内的卒中患者，在静脉注射rt-PA溶栓治疗的基础上，结合外源性尿酸治疗，对照组仅静滴等量的溶栓剂，并随访卒中患者的预后，结果发现在标准溶栓治疗的基础上加用外源性尿酸，或可降低残余风险，但未获得统计学差异。

（二）高尿酸血症影响IS的机制

根据现有的研究，高尿酸血症影响IS发生的机制归纳如下。

1.尿酸的神经毒性机制　高浓度的尿酸作为氧化剂，与高血压、高血糖、血脂异常等许多心脑血管病的高危因素有关，可能通过以下途径导致脑缺血事件。

（1）促进脂质过氧化：尿酸可介导氧自由基的形成，诱导低密度脂蛋白的氧化，氧化LDL-C在促进AS和IS的发生发展中起重要作用。

（2）造成血管内皮功能障碍：高浓度的尿酸可导致内皮素分泌增多，一氧化氮合成减少，或促进一氧化氮向谷胱甘肽等分子的转化，减少一氧化氮生成。而一氧化氮是一种能扩张血管的化学分子，一氧化氮的减少会引起血管收缩，血流速度改变，造成血管内皮紊乱，加重血管的病变。同时，尿酸可增加血管内皮局部氧化剂的产生，对血管内皮造成损伤。

（3）促炎效应：尿酸激活平滑肌细胞的核因子κB（nuclear factor kappa-B，NF-κB）、丝裂原活化蛋白激酶及环氧化酶引起MCP-1等多种炎性介质和促进细胞因子的生成。尿酸还可引起血管平滑肌细胞、内皮细胞的炎症介质升高，促进CRP释放，炎症反应贯穿AS和IS的全过程。同时尿酸微结晶析出并沉积在血管壁上，加重局部炎症反应和相关免疫反应，造成血管内膜损伤。

（4）促进血管平滑肌增殖：研究表明可溶性尿酸可通过MAPKs途径促进血管平滑肌增殖，在多种因素刺激下，尿酸能激活MAPKs，诱导血管平滑肌增殖，增加血管阻力，造成血压升高、AS发生，促发IS。

（5）引起血栓形成：尿酸和MSU能减弱红细胞形态变化，血液黏稠度提高；另外，尿酸可激活血小板，诱导其黏附、聚集，引发凝血反应，促进血栓的形成；尿酸还可以刺激中性粒细胞产生氧化物、蛋白酶，进一步上调血栓事件的风险。

（6）降低清除自由基能力：尿酸容易堆积在小动脉壁上，损伤小动脉内膜。它能通过氧化反应增加自由基的产生，下调血抗氧化剂的水平，削弱清理自由基的作用。

（7）活化肾素-血管紧张素系统：前面已多次提到尿酸可增加血管紧张素Ⅱ的产生，血管紧张素Ⅱ可引起水钠潴留，增加血管阻力，血压升高，造成缺血事件。

（8）细胞毒性：血液中的尿酸可以凭借肾脏尿酸-阴离子运送体进入血管平滑肌细胞、内皮细胞，直接发挥尿酸的细胞毒性。

总之，尿酸是通过多种方式来影响AS和脑缺血事件，它不仅加速脂质过氧化，诱导血管内皮炎症因子的产生和血管平滑肌细胞的增殖，参与AS和IS的发生和发展，而且对细胞有直接毒性作用，并通过凝血反应和肾素-血管紧张素系统等，增加血管阻力，促进血栓形成，促发和加重IS。

2.尿酸的神经保护机制　　如前所述，尿酸具有双面性，正常浓度的尿酸是天然的抗氧化剂，具有很强的抗氧化性。在人体内，血尿酸的含量不但远高于其他内源性抗氧化剂，如维生素E、维生素C等，而且其抗氧化能力也明显比其他抗氧化剂强。细胞研究观察到尿酸主要通过内源性抗氧化剂的自动调节机制来抑制ROS的生成，且依靠维持细胞内钙离子的浓度和协调线粒体的跨膜电位等方式来避免神经细胞受损。较多研究显示，氧化应激涉及脑缺血再灌注损伤的过程。在这个进程中，血液中抗氧化剂的含量迅速下降，并促进脑内氧化物的产生，从而加重局部脑损伤，扩大梗死范围。尿酸可能通过抑制过氧亚硝基阴离子、羟基、超氧阴离子等活性自由基的释放，稳定钙离子水平，保护线粒体功能，阻断脂质过氧化等途径而发挥神经保护功能。正常浓度的尿酸能清除血液的大部分自由基。而当脑组织缺血时，黄嘌呤脱氢酶会转化为黄嘌呤氧化酶，产生更多的尿酸。此时尿酸是一种可再生的抗氧化物，能促进自由基的排出，降低氧化反应，保护缺血半暗带脑组织，缩小梗死面积。有研究者认为，应激状况下高尿酸血症的出现和尿酸整体抗氧化作用的增强或许是人体的一种代偿的保护反应。

在 IS 急性期，尿酸低预后差同样可能是由于尿酸具有抗氧化能力，能防止血管内皮细胞一氧化氮合酶灭活，避免血管内皮受损。IS 的急性期触发了一系列繁杂的代谢活动，生成了很多氧自由基，破坏了中枢神经系统，尿酸除了具有很强的抗氧化作用外，还能防止超氧化物歧化酶被氧化而失活，正因如此，尿酸可以在急性 IS 时起到保护神经细胞的作用。

尿酸对 IS 的双重作用机制，与尿酸在一定条件下起促氧化或是抗氧化的作用相关。当人体内总抗氧化作用偏低时，尿酸作为抗氧化剂的神经保护功能就凸显出来。高尿酸血症患者发生急性 IS 时，机体的氧化反应导致血液中的抗氧化剂明显下降，体内抗氧化作用显著下调，此时合适浓度的尿酸水平将显示出神经保护作用，但较高及较低的尿酸水平均显现出神经损害作用。较高水平的尿酸进一步促进氧化剂的产生，从而加重卒中患者的神经损伤。IS 后较低浓度的尿酸抗氧化能力偏低，不能提供足够的抗氧化能力，IS 预后不良的风险提高。这些机制可能解释了尿酸在 IS 中即可作为促发因素，又可发挥保护作用的研究现状。

（三）降尿酸治疗对 IS 的影响

Singh 等发现高尿酸血症患者使用别嘌醇治疗后罹患脑梗死的风险显著降低，对脑卒中类型进行亚组分析后提示接受别嘌醇治疗时间越长的患者罹患脑梗死的风险亦越低。但是也有研究提示，别嘌醇治疗与罹患脑卒中风险的关系无统计学意义，Zhang等研究了不同降尿酸药物对痛风患者脑梗死发病率的影响，结果显示接受别嘌醇治疗与接受非布司他治疗发生脑卒中的风险无显著性差异。

总之，现有的大多数研究显示了尿酸参与了IS发生、发展和预后的全过程，高尿酸血症对IS急性期起着损伤性作用或起着神经保护作用，其机制和影响需要进一步探索和研究。鉴于卒中急性期高尿酸血症与IS的关系，有必要进一步研究外源性尿酸干预治疗与卒中预后的关系，以期进一步确定IS急性期尿酸水平的干预界值。

三、尿酸与出血性脑卒中

出血性脑卒中（intracerebral hemorrhage，ICH）是指非创伤性脑实质内血管破裂引起的出血，占全部脑卒中的20%～30%，急性期病死率为30%～40%。其发生的原因主要与脑血管的病变有关，与高血压、高血脂、糖尿病、吸烟等密切相关。脑出血患者常因情绪激动、过度用力等而突然发病，早期病死率很高。大多数幸存者有运动障碍、认知障碍、言语障碍、吞咽困难等后遗症。脑出血是临床常见急症，致残率和病死率均高，是危害人类健康的主要疾病之一。

脑微出血（cerebral microbleeds，CMBs）是颅内的微小血管损伤后导致的微量出血，部位多在大脑的皮质、皮质下白质、基底节、丘脑、小脑及脑干等。随着近年来影像学技术的发展，CMBs的检出率逐渐提高，大量研究发现CMBs不仅是缺血性脑卒中、ICH等疾病的危险因素，还可以直接导致认知功能障碍的发生。高血压、年龄、动脉硬化、脑白质疏松、腔隙性脑梗死等因素与CMBs的发生密切相关。目前认为，CMBs病理是脑小血管病变，包括小动脉硬化、管壁脂肪玻璃样变（又称脂透明膜病）和淀粉样变性等。52%首次脑出血及83%复发脑出血患者颅内存在脑微出血灶。因此，CMBs被认为是原发性ICH复发的危险因素。

血清尿酸水平的升高与冠心病、高血压、外周血管疾病和出血性脑卒中的发生及预后有关。近年来，人们认为高尿酸水平是脑卒中发生和预后不良的独立预测因素，但是目前的研究大多关注在脑梗死方面，对血尿酸与ICH和CMBs的关系研究较少，两者之间的相关性也有争议。

（一）尿酸与脑出血的关系和研究现状

1.尿酸对ICH的影响和相关研究 目前国内外针对尿酸与ICH的研究多为横断面研究和回顾性研究，血清尿酸水平与ICH风险、预后之间的关系仍存在争议，结论不统一。Lan等研究报道，与健康对照组相比，ICH患者的血尿酸水平更高。Asterios等在一项纳入了55例急性ICH患者的研究中，经多因素回归分析发现入院时高尿酸水平是ICH的独立危险因素；Karagiannis等纳入497例ICH患者进行常规生化结果分析也发现高尿酸是ICH患者早期死亡的危险因素。张军艳等研究显示，大面积ICH组的尿酸水平显著升高，与小面积ICH组相比具有统计学意义，不同出血量组间随着出血量的升高，与血尿酸水平成直线相关关系；国内有几项小样本研究提示ICH急性发作期血尿酸水平和ICH严重程度相关，急性期尿酸水平较高的ICH患者，预后较差，并将高尿酸血症作为预后转归的评价标准之一。Wu等研究显示尿酸水平降低与急性缺血性卒中患者的预后不良相关，但与ICH患者无关。Zhike等一项荟萃分析将345例ICH患者和535例健康对照者进行研究，结果显示总体ICH与健康对照组尿酸比较无统计学差异，但65岁以上的ICH患者的尿酸水平高于健康对照组；另设亚组分析了种族（亚洲人和白种人）、性别（男性和女性）在ICH与健康对照组间的尿酸水平也没有发现有统计学意义。该荟萃分析显示血清尿酸水平没有增加总体ICH的风险，但血清尿酸水平升高可能是老年人ICH的潜在危险因素。总之目前关于尿酸水平与ICH发病、预后及年龄，性别差异的研究不多，尚需大样本观察结果来证实。

2.尿酸对CMBs的影响和相关研究　目前针对尿酸与CMBs的研究开展的不多，在合并CMBs的缺血性脑卒中领域可见一些报道。周志明等研究发现，合并CMBs的急性脑梗死患者的尿酸水平显著高于无CMBs的急性脑梗死患者；Ryu等也报道了类似的研究结果。Karagiannis分析了724例缺血性脑卒中患者的血压和血尿酸水平，并用磁共振梯度回波T_2加权成像检查了CMBs情况，结果发现CMBs与高血压、高尿酸血症呈正相关，提示血尿酸升高可能是CMBs的独立危险因素；时建铨等研究发现急性脑梗死患者CMBs严重程度与血尿酸水平呈正相关，提示高尿酸血症可能是CMBs发生及严重程度的影响因素；Chi等一项横断面研究纳入了2686例健康体检人群，其中男性1403例和女性1283例，所有受试者均进行磁共振检查CMBs情况，发现血清尿酸值与男性CMBs患病率较高有关，但与女性患者无关。

（二）尿酸和脑出血相互影响及可能机制

Karagiannis等研究提示急性脑出血量越大，神经功能缺损评分越严重，血尿酸水平就越高。脑出血后血尿酸水平升高机制可能是血肿直接机械压迫周围脑组织，导致周围脑组织缺血性坏死，脑细胞释放多种生物活性物质，引起继发性病理损伤。此外，血肿形成后，血脑屏障受损，周围脑组织水肿，并加重周围脑组织缺血、坏死。缺血是脑水肿的重要原因之一，而脑水肿是脑出血预后不良的因素之一。局部组织缺氧，乳酸的产生增加，抑制尿酸排泄，导致体内尿酸增高。另外脑出血量越大，脑水肿越严重，血压升高越显著，肾血流量越低，则尿酸排泄量越少，尿酸盐重吸收增加，也可导致血尿酸增高；再者，尿酸可趋化粒细胞，使其黏附于内皮细胞，通过细胞色素系统和黄嘌呤氧化酶系统，促进氧自由基和过氧化氢的产生，加重脑出血病变的氧化损伤。体外实验表明，高浓度尿酸能促进内皮细胞释放TNF-α，

TNF-α作为一种炎症因子，可诱导白细胞介素的释放，导致并参与体内多种炎症反应。这些炎症因子及其引起的炎症反应会进一步加重血肿周围组织的缺血性损伤，加重脑水肿，导致ICH预后不良，增加病死率。

HUA与CMB相互影响。尿酸及尿酸盐可刺激肥大细胞，激活血栓形成，使血管内皮功能紊乱，其沉积于血管壁，引起局部炎症反应，损伤血管内膜，阻断一氧化氮与过氧化阴离子反应，诱发和加重动脉粥样硬化，进一步引起CMB。随着CMB的病情加重及预后效果的恶化，机体处于缺血缺氧状态下，黄嘌呤-腺嘌呤氧化酶的活性被激活，上调尿酸的合成量，另外脑内微出血患者处于应激状态，激活机体的肾素-血管紧张素-醛固酮系统，减少肾血流量和尿酸的排泄量，从而增加血清尿酸水平。

（三）降低尿酸治疗对脑出血的影响

Karagiannsi和Newman等认为尿酸超过420μmol/L可增加严重事件的发生率，包括二次脑卒中、心肌梗死和血管性死亡。急性脑出血患者处于应激状态可促进肾上腺素分泌，促使机体血压升高、血糖升高以维持新陈代谢；而脑出血过程中继发的缺血缺氧又会升高血尿酸浓度，引发氧自由基增高，从而加重脑出血及并发症的发生。因此，降低血尿酸水平可能会减少脑出血的再发生率，改善脑出血患者的预后。

虽然高尿酸血症导致脑出血的机制尚未十分明确，脑出血急性期血尿酸水平与预后的关系研究也较少，但可以明确高尿酸血症与脑出血之间存在一定的关系，多数高尿酸血症患者终身无症状，因此我们需要重视高尿酸患者的干预，尤其是无症状高尿酸血症患者，以减少出血性脑卒中事件发生。

四、尿酸与认知功能障碍

尿酸（uric acid，UA）是嘌呤代谢的终产物，主要是由细胞代谢分解的核酸和其他嘌呤类物质经酶的作用分解而来，大部分经尿液排泄。体内嘌呤代谢异常，UA产生过多或排出过少等都将导致UA水平增高。正常血清UA浓度男性为150～380μmol/L，女性为100～300μmol/L，绝经后接近男性。按照《中国高尿酸血症与痛风诊疗指南》（2019版）：非同日2次血尿酸＞420μmol/L（不论男女）可诊断为高尿酸血症（hyperuricemia，HUA）。

认知是指人脑接收外界信息，经过加工处理，转换成内在的心理活动，从而获取知识及应用知识的过程。认知包括感觉、知觉、记忆、思维、想象、语言、视空间、执行、计算和理解判断等方面。认知功能障碍是指上述几项认知功能中的一项或多项受损，当上述认知域有2项或以上受累，并影响个体的日常或社会能力时，可诊断为痴呆。

最近，尿酸与认知障碍关系的研究逐渐成为热点，不同的研究和学说站在两个对立面。尿酸对认知既有保护作用又有损害作用。如前所述，尿酸是一种活性氧清除剂，可能在对抗痴呆中发挥保护作用。Euser等研究数据显示，在纠正几个心血管病危险因素后，血清尿酸水平增高与痴呆风险降低相关（调整年龄、性别和心血管病危险因素后，HR为0.89）；Houlihan等也认为，较高的血尿酸水平可能对记忆相关行为有促进作用，且与尿酸的转运基因（*SLC2A9*）、记忆相关基因（*LBC1936*）有关。但另有学者认为高尿酸血症是大脑认知功能障碍的重要危险因素之一，并且提出尿酸和脑白质的萎缩相关，高尿酸血症对于脑白质萎缩和记忆缺陷可能是一个独立的危险因素。Schretlen等研究表明老年人血清高尿酸水平表现出认知功能和工作记忆的受损。合并认知功能障碍的老年患者中，其血尿酸水平显著高于认知功能正常的老年患者，高尿酸是老年认知障碍的危险因素，是导致老年认知功能减退的重要因素。

很多神经系统疾病都可以导致认知功能障碍，目前研究比较多的是阿尔茨海默性痴呆、帕金森病导致的认知功能障碍，以及脑血管疾病所导致的认知功能障碍，即血管性痴呆。

（一）尿酸与认知功能障碍的关系

1.尿酸与阿尔茨海默病 阿尔茨海默病（alzheimerdisease，AD）是以日常生活能力下降、行为异常及认知功能障碍为特征的中枢神经系统变性疾病，是痴呆最常见的一种类型。Kim等研究发现，氧化损伤可能与AD的发病机制有关，即AD患者产生大量的自由基，而人体无法及时清除，导致疾病的发生，而尿酸作为一种抗氧化剂，可能与AD的认知功能障碍呈负相关。Ye等对271例健康人群、596例轻度认知功能障碍（mild cognitive impairment，MCI）患者及197例AD患者的研究显示，高水平的尿酸对MCI有保护作用；另有多项研究也证实了尿酸作为一种重要的非酶抗氧化剂，可能对MCI的发展起保护作用；2009年Irizarry等研究认为，MCI不是一个单一的疾病过程，这种异质性可能与尿酸水相关，高尿酸水平可能会减慢MCI认知功能下降的速度从而延缓其向痴呆的发展。Euser等一项基于人群的前瞻性观察，发现11年随访期间，随着血清尿酸水平升高，罹患痴呆的风险降低。最近Lu等的研究也证实人群的痛风与发展AD的风险成反比关系，支持了所谓潜在的尿酸神经保护作用。此外，Wang等研究认为，肥胖与尿酸及MCI相关，在肥胖人群中，低尿酸水平与高MCI风险之间有重要联系。这些研究，虽然具体机制尚不明确，但均提示了尿酸对痴呆可能有保护性作用。因此使用尿酸前体药物治疗或延缓AD等痴呆疾病的发展，然而目前仅在动物实验方面有一些基因及蛋白表达方面的研究，大规模临床试验尚未开展。

当然，也存在结果相反的研究。周霞等发现，在校正性别、年龄及体重指数等因素后，不论是对于皮质下血管性轻度认知损害还是皮质下血管性痴呆的患者，其血尿酸水平均高于对照组，通过提高尿酸水平使痴呆风险降低的做法，显然缺乏进一步的证据支持。

2.尿酸与帕金森病　帕金森病（Parkinson's disease，PD）是好发于中老年人的一种常见中枢神经系统变性疾病，调查研究显示，PD患者中有17%～57%会伴发认知功能障碍。在PD动物模型中，尿酸显示出对氧化应激诱导的神经保护作用，类似的神经保护作用已在其他神经系统疾病如多发性硬化和脊髓损伤的动物模型中被观察到。Schwarzschild等对804例初期PD患者进行前瞻性研究，对其血尿酸水平由低到高分为5个水平，平均随访时间为21.4个月，在对性别、年龄进行校正之后发现，血尿酸处于最高水平（≥400μmol/L）的PD患者在随访时间内到达终点事件的比例是最低水平（＜255 μmol/L）患者的一半，说明高尿酸水平患者在临床症状和体征进展相对较慢，推测较高水平的血尿酸可能延缓PD的病程进展。Wang等将PD患者分为认知功能障碍患者及无认知功能障碍患者两组，然后对两组患者的血清尿酸水平进行分析，并对相关因素进行多重线性分析，结果显示血清尿酸与认知障碍之间存在相关性，低血清尿酸水平预示更严重的认知功能障碍；相反，另有一项对343例PD患者的研究数据认为，血清尿酸水平对PD痴呆风险没有明显影响。

3.尿酸与血管性痴呆　脑血管病是神经内科最常见的疾病，发病率、致残率及病死率都很高，脑血管疾病导致的认知损害非常常见。前面已阐述了，尿酸和卒中的发生率和病死率的关系。目前尿酸对脑血管病所至的认知损害也有两种不同的观点。有学者认为尿酸作为一种抗氧化剂，它通过维持内皮一氧化氮合酶的活性来保护内皮功能。一项前瞻性研究纳入317例溶栓治疗的脑卒中患者，结果显示，较高尿酸水平的患者接受再灌注治疗后预后较好，证明尿酸的抗氧化功能在rT-PA溶栓治疗过程中起到潜在的神经保护作用。动物实验也证实，血栓栓塞后的尿酸在大鼠大脑中具有神经保护作用，可以降低梗死面积，改善神经功能，减弱炎症反应，延长rT-PA的疗效。但也有学者认为尿酸在脑血管病所致认知功能障碍中起负面作用。动脉粥样硬化是脑血管病最常见的致病因素，高尿酸血症和高血压、高血脂、高血糖等同于脑血管病危险因素，动脉粥样硬化的大脑血管会引起相应的脑组织缺血缺氧、酸中毒、氧自由基生成，而海马对缺血缺氧最为敏感，因此最终将导致大脑认知功能的损害。

在上述的研究中，尿酸水平与AD、帕金森病和脑血管病所致的认知功能障碍的关系中，均表现出"双面效应"，提示了尿酸水平对于认知功能的影响可能存在一个合理区间，这种"双面效应"可能与尿酸在体内"同地不同时"表现出来的氧化或抗氧化作用相关。

（二）尿酸影响认知功能障碍相关机制

Comin等研究发现，认知功能障碍与活性氧水平增加及抗氧化水平降低相关。尿酸具有抗氧化性质，具体来说，它是过氧亚硝酸盐和羟基自由基的有效清除剂，可以减少氧化应激，并且在体外具有金属螯合剂性质。因此，尿酸的神经保护作用可能是由于抑制线粒体功能的氧自由基积累，抑制过氧化物酶的细胞毒活性，并修复了自由基诱导的DNA损伤。Shao等研究显示，高嘌呤饮食触发了促炎细胞因子的表达，激活TLR4/NF-κB途径，并在Wistar大鼠的海马中增加胶质增生，导致认知功能障碍。因此，虽然血清尿酸是抗氧化剂并且可能具有神经保护性质，但尿酸升高也伴随着增加认知功能障碍风险的疾病，如脑动脉粥样硬化、脑卒中等。已经证明可溶性尿酸可以通过模仿内部"危险信号"来发挥促炎活性，从而刺激成熟树突状细胞的免疫活性，而炎症反应参与了认知功能障碍发病的过程。

尿酸对认知既有保护作用又有损害作用，尿酸是机体重要的抗氧化剂，但目前研究发现尿酸对自由基的清除能力具有局限性，在一定情况下，它通过多种途径破坏机体氧化-还原平衡系统，导致机体处于氧化应激状态。尿酸对认知功能障碍的作用机制非常复查，还等待进一步研究。

（三）尿酸与认知功能障碍治疗方面的研究

Waugh研究表明，口服维生素C联合使用尿酸代谢前体如肌酐，有可能预防或延缓AD及遗忘性MCI的进展。因此临床上给予血尿酸水平偏低的PD患者进行高尿酸早期干预可能会延缓PD患者认知功能障碍，改善患者的生活质量，然而高尿酸所带来的高痛风、高心脑血管事件的风险，使得这样的临床试验无法得到进一步的开展。

总的来说，尿酸既对神经元具有一定的保护作用，同时又对神经系统疾病的发生发展有一定的促进作用，而这些疾病的发生又可能导致认知功能障碍。这种两面性提示了至少在血尿酸和认知功能方面看来，并不像血脂一样，"越低越好"，而是存在一个界值，而进一步探索这个界值，相信会是将来研究的一个方向。当人们都认为，及早发现并采取相应的预防、治疗措施能有效阻止高尿酸血症对各系统的影响时，确定合理的尿酸控制范围可能更加有助于减少患者认知功能障碍的发生。

五、尿酸与多发性硬化

多发性硬化（multiple sclerosis，MS）是一种免疫介导的，以中枢神经系统白质的慢性炎性脱髓鞘为病理特点的脱髓鞘性疾病，病灶多在近皮质的脑室周围，主要特征为病变的时间多发性和空间多发性，20～40岁为发病高峰期，女性多于男性，其致残率较高。病因暂不明确，可能有病毒感染、自身免疫、遗传、环境等因素有关。临床分为临床孤立综合征（clinicalisolated syndrome，CIS）、复发-缓解型、原发进展型、继发进展型和其他类型。

尿酸与MS的关系开始被人类关注始于1998年，Hopper等分析了加拿大医学数据库中的总共2000多万的MS病例，发现只有4个病例同时患有痛风。由此推测高尿酸血症对MS的作用机制不同于对关节、心脑血管等疾病，尿酸可能可以预防MS发生，即 MS 与尿酸之间极有可能呈负相关。

（一）尿酸与多发性硬化的关系和相关研究

自 1998 年 Hopper 等发现 MS 患者极少合并痛风之后，又有多项研究统计分析了 MS 患者血清尿酸的水平，大部分研究报道 MS 患者血清尿酸水平较健康对照组降低。Toncev 等同时对比研究了 MS 患者血-脑屏障功能和血清尿酸水平的关系，结果发现有复发症状的 MS 患者血清尿酸水平显著低于病情处于缓解期的 MS 患者，且 MRI 上显示有活动性病灶表现的患者血清尿酸水平明显低于 MRI 无活动病灶表现者。向亚运研究发现，复发缓解型多发性硬化（relapsing-remitting multiple sclerosis，RRMS）患者处于复发期血尿酸水平低于对于缓解期。这些都说明了 MS 的病程与血清尿酸的水平呈现负相关的趋势。董艳玲等的研究发现经激素治疗后，随着血清尿酸水平的升高，MS 患者的神经功能缺损评分也随之降低，从而推导出血清尿酸水平与 MS 的活动程度有着明确的关系。另有多个研究结果显示，女性 MS 患病率高于男性，女性由于生活习惯、内分泌因素等，导致其在 20～40 岁时尿酸水平不高，直到停经后血尿酸值才开始上升，而 MS 的发病年龄在 20～40 岁，50 岁以上少见。这也一定程度上可以推测 20～40 岁时较低的尿酸水平导致了女性患者发病率比男性患者较高，间接证明血尿酸水平降低是 MS 独立的危险因素。

CIS 是指呈现单时相的中枢神经系统脱髓鞘事件，其被认为是 MS 的前期病变。Ljubisavljevic 研究发现，与对照组相比 CIS 和 MS 两组的血清尿酸水平均显著降低。这说明在患者还未诊断 MS 时，尿酸水平就已出现了降低，由此可推测尿酸的降低同时可能是 MS 的原发致病因素之一。

（二）尿酸水平影响多发性硬化的机制

近来大量的研究发现，氧化应激及硝化应激反应参与了 MS

的病程，尤其在炎性脱髓鞘反应中起重大作用。尿酸是ONOO⁻的天然清除剂和人体内的主要的抗氧化剂之一。目前认为尿酸对神经组织的保护机制主要通过以下几个途径：①尿酸清除自由基作用。血尿酸作为一种氧化剂可清除多种自由基，包括清除ONOO⁻，ONOO⁻的强氧化性可直接损害神经组织，同时破坏DNA链并使其断裂，破坏蛋白、核酸中的重要生物活性物质，促使细胞凋亡。血尿酸具有清除ONOO⁻作用，这使其可以保护受到ONOO⁻损伤的神经组织。②尿酸可保护血脑屏障的完整性。MS发病的其中一个重要病理机制就是血-脑脊液屏障的破坏，有研究表明炎性细胞在MS患者的脑病灶中主要存在于小、微静脉周围，这表明是血脑屏障的破坏导致了炎性细胞可以通过外周循环系统进入中枢神经系统，从而导致病变，这也正是MS发病的关键因素之一。而尿酸能阻止炎性细胞的迁移，防止血脑屏障的破坏，有研究发现，在MS动物模型即实验性脑脊髓炎（experimental allergic encephalomyelitis，EAE）中，在病变发生前使用尿酸治疗可阻止免疫细胞进入中枢神经系统。同时在使用尿酸治疗已发病的EAE模型中，发现尿酸可透过血脑屏障到达发生炎症反应的区域，阻止ONOO⁻对产生破坏，促进疾病的改善。虽然通常情况下尿酸不易透过血-脑屏障，但在MS及EAE发病过程中由于血脑屏障通透性增加，尿酸更加易于到达受损的部位来发挥作用。③促进星形胶质细胞发挥保护神经元作用。有研究显示，在尿酸存在的情况下，星形胶质细胞才能发挥其保护神经的作用，提示除上述的尿酸保护神经的方式外，尿酸还可以通过促进星形胶质细胞作用的机制来保护神经元，但具体作用机制仍不明确。因为这几项研究的样本较少，缺乏说服力，需要进行大规模的试验来进一步研究评估。

（三）治疗方面的研究

MS标准治疗药物，包括糖皮质激素、β-1b干扰素、醋酸格拉替雷和那他株单抗等,在治疗MS的同时,都有升高血尿酸的作用,提示通过升高尿酸来发挥作用可能是上述几项药物治疗MS的机制之一。然而,口服尿酸治疗MS的前期临床研究并没有见到预期的效果。这可能是尿酸会在肠道中氧化降解导致的。还有一项临床研究通过每日口服肌苷来升高血清尿酸水平,观察其对RRMS的疗效,结果发现口服肌苷提高血尿酸水平使MS患者有一定的受益,随着血尿酸水平升高,MRI增强扫描病灶数目减少,患者神经残疾程度得到改善。

如前所述尿酸水平过高也可能导致一系列风险,如促氧化作用、促炎作用,使机体发生痛风、心脑血管疾病等。另外,Brien等动物实验研究产前尿酸暴露对犬胎儿神经发育的影响,结果显示尿酸可导致胎盘炎症发生及免疫细胞浸润,出生后幼犬脑组织小胶质细胞数量增加、星形胶质细胞活化、神经元前体细胞数量减少,小胶质细胞活化生成多种促炎因子及单核巨噬细胞趋化因子使神经血管单元浸润于慢性炎症微环境中致病。有专家认为,尿酸发挥抗/促氧化作用取决于尿酸水平及其在细胞内还是细胞外,循环中生理水平的尿酸或外源性给予尿酸治疗可能发挥抗氧化的神经保护作用,而内源性尿酸水平升高常代表受损脑组织核酸代谢增加、自由基生成、氧化应激水平增高,从而损害神经细胞。故对于MS患者升高血尿酸水平治疗或许有受益,但是血尿酸水平并不是越高越好,MS患者升尿酸治疗时血尿酸水平应该维持在哪个界线目前还有待更多的研究。

血尿酸水平与MS之间存在着密切的关系,目前绝大多数结果是正面的积极作用。血尿酸的水平可反应MS患者的病情活动性,同时可作为一个客观指标来评价MS患者神经功能残障水平,临床上可通过动态检测尿酸水平来帮助了解疾病进展,并指导治疗。另外,性别导致的尿酸水平不同可能是影响MS患者男女发病率及复发率不同的原因之一。提高血尿酸水平有可能使MS患者受益,但是否应给予升高血尿酸水平进行治疗MS,以及对于MS患者预后最佳的血尿酸水平是多少合适还有待进一步研究。

参考文献请扫二维码

第二节　尿酸与心血管系统疾病

随着人们生活水平的提高、饮食结构及生活方式的改变，心血管疾病的发病率逐年上升，已成为威胁人类健康的首要疾病。高血压、高血脂、高血糖、吸烟、胰岛素抵抗及肥胖是一致公认的心血管疾病的主要危险因素。随着相关流行病学研究的开展，发现血尿酸水平和心血管疾病也存在明显的相关性，但两者并不是单一呈正向关系，而呈U形曲线，即高尿酸和低尿酸患者发生心血管事件的概率都会增加，而只有血尿酸水平在300～420μmol/L的人群发生心血管事件较少。本节重点阐述尿酸与高血压、冠心病、外周血管疾病、心力衰竭、代谢综合征等心血管系统疾病之间的关系。

一、尿酸与高血压

早期的研究普遍认为，高尿酸血症是高血压或其他一些疾病发展过程中的继发结果。然而，随着深入的研究，特别是细胞试验、动物实验等机制的研究，发现高尿酸血症也参与高血压的发生发展，而且血尿酸水平能有效预测高血压的发生风险及预后，是高血压的独立危险因素和预测因子，因此对高尿酸血症的干预有望成为有效降血压的一个新靶点。

（一）高尿酸血症与高血压的关系

高尿酸血症和高血压的相关性源于100多年前。1879年Frederick首次提出尿酸参与高血压发生发展的学说。1889年Haig提出高尿酸血症是高血压、糖尿病等疾病发生的根本原因，低嘌呤饮食可作为预防高血压的一项措施。1966年Cannonet等在NEJM上发表了47%的高血压患者同时患有高尿酸血症的流行病学研究结果。美国1990～2002年国家健康与营养调查发现在无高血压病的成年人群中，高尿酸血症与高血压前期呈正相关；童年时期较高的血清尿酸水平和成年后较高的血压水平相关；高尿酸血症可先于高血压发生，青少年高血压前期有明显的高尿酸血症，尤其是出现微量白蛋白尿时高尿酸血症患者高血压发生率更高。我国Zhang等一项前瞻性队列研究结果也显示血尿酸水平与高血压的发生呈正相关。可见人群中高血压与高尿酸血症常相互并存，且互为因果。

（二）尿酸影响高血压的研究及作用机制

1.尿酸对血压水平的影响　Johnson等通过在大鼠饲料中添加尿酸酶抑制剂使血尿酸水平升高，几周后发现血压也明显升高，反之，当饲料中加用降尿酸药物后，血尿酸水平降低的同时，血压也出现下降趋势，这一项动物研究让人们对尿酸在高血压中的作用有了新的理解和定位。Framingham对研究人群进行血压连续监测，发现血清尿酸水平可以独立预测高血压的发生。Chen等的社区人群前瞻性队列研究中，共入选7220人，其中男性占73.8%，平均年龄37岁，平均随访4年，结果显示血清尿酸水平与高血压的发生呈正相关。另一项基于人群的研究也发现血清尿酸水平增高能预测高血压的发生，同时还发现尿酸与新发的原发性高血压具有更强的相关性。Hungaran等纳入17 624名青少年人群的研究发现，高尿酸血症与高血压进展密切相关。波士顿队列研究发现成人高血压的发生风险与其血清尿酸水平呈线性相关。一项共入选3073例男性，年龄35～57岁，基线血尿酸水平＞420μmol/L，且不伴糖尿病、糖耐量异常或代谢综合征，平均随访6年的前瞻性队列研究发现，随访期间高尿酸血症人群较正常尿酸水平人群血压渐进增加，在研究终止时，分析显示调整血清肌酐、体重指数（Body Mass Index，BMI）、年龄、血压、吸烟、饮酒、蛋白尿等变量后，与尿酸水平正常的人群比较，没有糖耐量异常和代谢综合征的伴高尿酸血症的基线血压正常人群，其高血压发病风险增加80%（OR＝1.81，95%CI：1.59～2.07）；而且发现尿酸水平每增加一个单位，其高血压的发生率增加9%（OR＝1.09，95%CI：1.02～1.17）。The Normative Aging研究入选2280例男性，平均随访21.5年，经过调整其他变量如代谢综合征、肾功能、酗酒等因素后，发现基线尿酸水平是预测高血压发生风险的可靠指标。PAMELA研究进一步揭示了高尿酸血症与高血压的因果关系，该项研究结果显示血清尿酸水平每增加59.5 μmol/L，高血压的发病风险增加约30%；血清尿酸水平和收缩压呈线性相关，尿酸每增加59.5 μmol/L，收缩压增加27mmHg。以上这些结果提示血清尿酸水平高的个体，其高血压的发生风险是增加的，这一作用独立于其他已知的危险因素。高尿酸血症患者高比例伴发高血压，说明高尿酸血症不只是高血压的结果，而应该是高尿酸血症是高血压发生和发展的一个独立危险因素。

Grayson等荟萃分析结果同样支持高尿酸血症与高血压的发病风险相关，同时也发现这种风险在年轻人群及女性群体中更为常见，但目前不同年龄段的尿酸水平与高血压的相关性仍存在争议。Leite等和Feig等研究显示，尿酸水平与高血压的相关性在中年人群中较老年人群更显著；而Rovda等在儿童和青少年群体开展的研究发现，血尿酸水平在该类人群中与高血压存在强相关性，在正常血压、轻度高血压及中重度高血压患者中，高尿酸血症的比例分别为9.5%、49%、73%。Moscow青少年高血压研究显示血压正常的青少年中9.5%有高尿酸血症（＞

480μmol/L），临界高血压青少年中49%有高尿酸血症，中重度高血压青少年73%有高尿酸血症。一项比较了青少年（13～18岁）伴原发性高血压和血压正常两组之间血清尿酸水平的小型研究，结果发现高血压组血清尿酸水平升高且肾素活性增加。一项平均随访13年的Hungarian儿童健康研究，共入选17 624位青少年，发现进展为高血压的显著危险因素之一是高尿酸血症。综上所述，尿酸与不同性别和年龄高血压相关性值得进一步探索。

2.高尿酸血症引起高血压的机制　尿酸有维持血压的生理作用，但是尿酸过多也会通过氧化应激、炎性反应和脂质代谢紊乱等机制损害血管内皮功能，从而引起高血压等心血管疾病的发生发展。

（1）高尿酸血症导致一氧化氮合成减少：NO合成抑制时，可上调内皮细胞血管紧张素转化酶活性，增加AngⅡ和超氧阴离子的生成，引起血管收缩，导致持续且显著的高血压。NO水平减低亦影响血管平滑肌细胞的增生、细胞外基质沉积、巨噬细胞黏附和移行的调节，从而导致阻力动脉和大动脉重塑，引起血压增高。高尿酸血症引起NO合成减少主要通过以下机制：高尿酸血症可以促使机体ROS生成增多，ROS诱导的氧化应激可引起NO生物利用度或信号的减少，影响血管张力，导致血管内皮功能障碍；高尿酸血症也可使肾脏致密斑的一氧化氮合成酶表达下调，导致由其介导的NO生成减少；尿酸还可以直接作用于内皮细胞，使L-精氨酸的摄取被阻断，影响精氨酸转变成NO，导致NO水平下降。

（2）高尿酸血症导致血管平滑肌细胞增殖迁移：血管平滑肌细胞表达有机阴离子转运体URAT1摄取尿酸，尿酸进入平滑肌细胞后激活特异性细胞丝裂原活化蛋白激酶、诱导型环氧化酶2，进而刺激局部血栓素的生成，上调血小板源性生长因子的表达，引起血管平滑肌细胞增殖和迁移，最终导致血管重构。Price等及Corry等的研究表明尿酸对血管平滑肌细胞的增殖和迁移作用呈时间和浓度依赖性。

（3）高尿酸血症导致胰岛素抵抗：血尿酸浓度增高，直接损伤胰腺β细胞，导致胰岛素合成减少、受体的敏感性降低，出现胰岛素抵抗。胰岛素抵抗时，机体出现代偿性胰岛素分泌增多。胰岛素刺激主动脉内皮细胞合成和分泌内皮素，导致外周血管阻力增加，促进肾小管对水钠重吸收，引起血压增高。

（4）高尿酸血症激活RAS系统：尿酸培养血管平滑肌细胞（vascular smooth muscle cell，VSMC）发现，尿酸除了可诱导VSMC增殖，还可诱导血管紧张素和血管紧张素Ⅱ表达，兴奋局部RAS系统。尿酸还可诱导内皮功能不良和炎症反应，肾脏间质T细胞和巨噬细胞浸润引起肾脏缺血和肾血管收缩，入球小动脉和出球小动脉阻力增加，导致皮质肾血管收缩，肾素表达增加，激活RAS系统，均可促发血压增高。Feig等共将60例1级高血压且合并高尿酸血症的青少年随机分成两组，分别给予别嘌醇和安慰剂治疗，6周后发现在别嘌醇治疗组中20例血压恢复到正常水平，并且其血浆肾素活性显著降低；而在安慰剂组，只有1例患者血压恢复正常。

（5）高尿酸血症导致肾脏病变：肾脏是尿酸排泄的重要场所，尿酸增高超过肾脏排泄能力，则可形成尿酸盐结晶和尿酸结石。尿酸盐结晶可以沉积于肾小管、肾间质直接造成肾小管间质炎症、纤维化的增加，导致肾脏疾病；也可以形成尿酸结石，引起肾后性梗阻；同时高尿酸血症时多数伴有胰岛素抵抗，也会直接或间接导致肾脏损伤。另外，高尿酸还可以诱导氧化应激、NO水平下降，促使和加重肾脏小动脉病变。因此，高尿酸导致肾脏损伤是高血压发生和发展的重要的病理过程。

（三）高血压影响尿酸代谢的研究及作用机制

1.高血压对尿酸代谢的影响　　Johnson等研究发现，在青少年人群中，89%的原发性高血压患者有尿酸水平升高，30%的继发性高血压患者合并尿酸水平升高；在未治疗的高血压患者和正在使用利尿剂治疗的高血压患者中合并高尿酸血症的比例分别为25%和50%；而在急进型高血压中，高尿酸血症发病率则高达75%；在临界高血压患者中，特别是存在微量蛋白尿的患者中，也发现尿酸增高。Lee等研究表明，高血压前期〔收缩压130～140mmHg和（或）舒张压血压为80～90mmHg〕伴有微量蛋白尿的患者比无蛋白尿的患者尿酸水平更高。在成人高血压人群中，特别是已有微量蛋白尿的患者中都普遍存在高尿酸血症。

2.高血压引发高尿酸血症发生的可能机制

（1）高血压导致肾脏病变：尿酸在肾脏经历肾小球滤过、肾小管重吸收、分泌、再重吸收4个步骤，最后经尿排出的尿酸占肾小球滤过量的6%～12%。因此，高血压的肾脏损害，尿酸排泄减少是引发高尿酸血症的重要机制之一。

（2）噻嗪类利尿剂的使用：噻嗪类利尿剂可引起血尿酸水平升高，主要机制为：噻嗪类利尿剂能增加尿酸在近端小管的重吸收，一方面是缘于肾脏血管收缩，灌注阻力增加导致的肾血流量减少，另一方面也可以通过近端小管的有机阴离子转运蛋白4（organic anion transporter 4，OAT4）直接与尿酸竞争再吸收。

（3）胰岛素抵抗：高血压患者常合并血胰岛素水平升高，研究表明胰岛素能刺激尿酸在近端小管重吸收增加，这可能也是高血压患者血尿酸水平升高的另一个原因。

（4）尿酸产生增加：高血压患者周围小血管收缩，血流灌注减少导致组织缺血缺氧乳酸生成增加进而引起尿酸的产生增多。

（四）高尿酸血症合并高血压的治疗

1.降压药物的选择 多项研究显示，除氯沙坦及钙通道阻滞剂可以降低血尿酸水平外，其他降压药物包括ACE抑制剂、除氯沙坦之外的其他血管紧张素Ⅱ受体拮抗剂、利尿剂、β受体阻滞剂等都有升高血尿酸水平的副作用。

（1）钙离子通道阻滞剂：该类药物具有扩张入球小动脉和出球小动脉作用，因此可以通过增加尿酸排泄显著降低血清尿酸水平。但研究显示，并不是所有的钙离子通道阻滞剂都具有降低尿酸的作用，氨氯地平、非洛地平具有降低血清尿酸水平的功能，但是硝苯地平和维拉帕米却没有显示这方面的作用。英国一项收集了1 775 505例成人病例的相关数据，评价应用抗高血压药物使用后痛风发作风险，显示钙通道阻滞剂相对风险为0.87（95%CI：0.82 ～ 0.93）。

（2）氯沙坦：LIFE研究平均4.8年的随访结果发现，氯沙坦组与阿替洛尔组相比血清尿酸水平明显降低，而且认为氯沙坦组心血管获益29%来自于血尿酸的降低。同样来自英国的评价应用抗高血压药物使用后痛风发病风险的相关数据，氯沙坦相对风险为0.78（95%CI：0.67 ～ 0.92）。中国医学科学院阜外医院的一项研究发现氯沙坦减少健康人群、高血压患者及肾脏移植服用环孢素患者肾脏近曲小管对尿酸的重吸收，增加尿酸排泄，降低血清尿酸水平；但是长期服用氯沙坦后，氯沙坦降低血清尿酸的作用减弱。另外一项高血压研究把受试者分成三组，氯沙坦50 ～ 100mg组，氯沙坦50mg联合氢氯噻嗪12.5mg组及坎地沙坦8 ～ 16mg组，结果显示氯沙坦组血清尿酸水平下降，氯沙坦联合氢氯噻嗪组对血清尿酸水平没有影响，坎地沙坦组却明显增加了血清尿酸水平。其他的临床研究也验证了氯沙坦阻断利尿剂减少尿酸肾脏排泄率增加血清尿酸水平的作用。氯沙坦是ARB类药物中唯一一种可以降低血清尿酸水平的药物，其机制目前认为可能是通过氯沙坦本身而不是其活性代谢产物起作用，主要作用于近曲小管上皮细胞刷状缘膜的尿酸转运体，其抑制尿酸的重吸收降低尿酸的作用呈剂量依赖性。

（3）利尿剂：所有的袢利尿剂、噻嗪类利尿剂和醛固酮受体拮抗剂都可以导致血清尿酸水平增高。主要机制为利尿剂可以增加肾脏近曲小管对尿酸的重吸收；可以与尿酸竞争肾小管的分泌位点，减少尿酸排泄率；以及血容量减少，直接减少肾脏尿酸排泄。来自英国的评价使用利尿剂后痛风发病风险的相关数据，利尿剂相对风险为2.35（95%CI：2.19～2.53）。所以高血压合并高尿酸血症患者需谨慎使用利尿剂。

（4）其他降压药物：英国评价应用降压药物后痛风发病风险显示，ACEI相对风险为1.25（95%CI：1.17～1.22）；非氯沙坦ARB相对风险为1.31（95%CI：1.17～1.47）；β受体阻滞剂相对风险为1.49（95%CI：1.40～1.59）。从作用机制来看，ACEI类药物通过减少肾脏近曲小管对尿酸的重吸收，能增加肾脏尿酸排泄率，降低血清尿酸水平，但是多项研究结果却显示ACEI虽有增加肾脏清除率的作用，但即使在最高剂量组其降低血清尿酸水平也没能达到统计学意义。ACEI联合氢氯噻嗪的研究发现血清尿酸水平显著增高。在一项使用吲达帕胺与培哚普利的复方制剂和安慰剂随机双盲对照试验中，也显示吲达帕胺与培哚普利的复方制剂显著增加血清尿酸水平。也有的研究显示非氯沙坦ARB类药物如缬沙坦、坎地沙坦、替米沙坦、厄贝沙坦对血清尿酸水平影响不明显。与利尿剂相比，β受体阻滞剂在相同降压效果的剂量下对尿酸水平的影响比较小，目前β受体阻滞剂引起尿酸增高的机制仍然不明。

2. 降尿酸治疗的起始与目标值 根据2019中国高尿酸血症与痛风诊疗指南，无症状性高尿酸血症合并高血压等心血管危险因素或心血管疾病时，血尿酸＞480μmol/L应给予降尿酸药物治疗。无心血管危险因素或心血管疾病的高尿酸血症，血尿酸＞540μmol/L给予药物治疗。治疗的目标是使血尿酸＜360μmol/L。若患者有痛风且反复发作，即使尿酸正常也需要进行降尿酸治疗，目标值为血尿酸＜300μmol/L。

Feig等的小型随机临床试验显示，在新诊断的青年高血压中，别嘌醇治疗可显著降低血压水平，但缺少大型研究来证实。近年来，新的强效降尿酸药物的出现提高了高尿酸血症患者药物治疗的可能性，但对高血压及心血管疾病获益研究甚少。

血尿酸水平是高血压发生发展的一个独立危险因素，反过来高血压也增加高尿酸血症的发生率。高血压与高尿酸相互影响，早期筛查，合理使用降压药物和降尿酸药物，将有助于血压达标和血尿酸下降，减少心血管病事件的发生。

二、尿酸与冠心病

根据2021中国心血管健康与疾病报告显示我国冠心病发病率急速上升，十年来男性冠心病发病率增加了42.2%，女性增加了12.5%。冠心病防治俨然成为了一项重大的公共卫生问题。人们开始关注改变冠心病的危险因素，试图以此来扭转冠心病全球性的增长趋势。尿酸和已知冠心病危险因素之间的联系较为复杂，特别是在样本量有限的情况下，很难阐明它对冠心病的直接影响。虽然不同的研究得出的结果存在差异，但大多数研究支持尿酸是冠心病的危险因素。另外多项研究和荟萃分析也显示，合并高尿酸血症将显著增加冠心病的病死率。

（一）高尿酸血症与冠心病发病率的关系

Min等对13项研究共入选70 382例，其中冠心病患者6666例，进行18项相关数据荟萃分析，结果发现高尿酸血症与冠心病发病率之间有显著关联，随机效应模型显示为正相关，（OR = 1.13，95% CI：1.05 ～ 1.21）。但Min等荟萃分析结果还显示，血清尿酸水平每升高60μmol/L没有增加总体人群的冠心病发病率的风险，根据性别进行亚组分析后发现，在男性群体中没有统计学意义（OR = 0.93，95% CI：0.72 ～ 1.20，I2 = 34.3%），在女性群体却出现了统计学意义（OR = 1.22，95% CI：0.83 ～ 1.80，I2 = 0%），因此提出是否与性别相关还需进一步研究。但Brodov等的研究却显示，血尿酸水平每升高60 μmol/L，冠心病风险将增加1.45倍。Krishnan等对2498例受试者的血尿酸水平及冠脉CTA（CT血管造影）结果进行观察研究，发现血尿酸水平和冠状动脉钙化的程度呈正相关，校正年龄、种族、血压水平、C反应蛋白水平等因素后结果显示，血尿酸最高25%的人群（男性＞393μmol/L，女性＞274μmol/L）与最低25%的人群（男性＜291μmol/L，女性＜196μmol/L）相比，冠心病的发病率明显增高（OR＝1.87），认为高尿酸血症是亚临床冠心病的独立危险因素。Tom ás Miranda-Aquino等在对300例无症状高尿酸血症患者的观察研究中也得出类似的结论，即无症状性高尿酸血症患者冠状动脉钙化的发生率较高，并且与复杂的冠状动脉病变显著相关（OR＝3.4，$P \leqslant 0.0001$）。

（二）高尿酸血症影响冠心病的作用机制

1.促氧化作用　氧化应激与缺血再灌注损伤、心肌纤维化、左心室重构、心肌收缩力减弱及心功能受损等密切相关。氧化应激还可通过增加胰岛素抵抗、促使内皮功能紊乱等，加速血管内外环境失衡的进展，导致动脉粥样硬化、血管钙化和心脏供血受损。同时尿酸在促进脂肪氧化的同时可削弱高密度脂蛋白胆固醇（high density lipoprotein cholesterol，HDL-C）对血管壁的保护，加速动脉粥样硬化的产生。

2.影响血管内皮细胞功能　在分子水平，尿酸刺激高迁移率族蛋白1（high mobility group box 1 protein，HMGB1）/糖基化终产物受体蛋白（receptor for advanced glycation endproducts，RAGE）信号通路从而抑制eNOS表达和介导细胞内质网应激，产生炎性细胞因子，其产物可导致内皮功能受损。黄嘌呤氧化酶是生成尿酸的关键酶，该酶可以影响NO的信号通路，引起内皮功能紊乱。在人体试验中证实XO抑制剂可以改善内皮功能，可见该酶对内皮正常功能的维持发挥着重要作用，而一旦冠状动脉血管出现损伤时，内皮细胞的XOR活性可明显升高，甚至达200%以上，并影响内皮介导的血管舒张功能。eNOS是血管NO合成的关键酶，我国学者对急性冠脉综合征（Aacute coronary syndromes，ACS）患者eNOS基因多态性研究发现，汉族人群中eNOS基因多态性与ACS不相关，而与ACS组患者血清尿酸水平相关，证明尿酸在eNOS基因水平影响NO合成，引起内皮功能紊乱。

3. 炎症介质的产生和血管炎症作用 最新一项基础研究显示尿酸通过参加血管炎症及细胞增殖破坏内皮细胞功能，导致血管内皮损伤，促进血小板聚集，引起动脉粥样硬化及血栓形成，促使动脉粥样硬化的发生和发展。高尿酸血症时单尿酸盐微结晶析出沉积于血管壁，通过Toll样受体介导激活NALP3炎症小体，促进IL-1β合成从而引起血管内膜损伤及炎症反应，最终激活血小板和凝血系统，增加微血管血栓的形成。高尿酸血症常伴有CRP水平增高，CRP通过激活补体系统而导致血管内皮坏死，促使巨噬细胞等炎症细胞进入血管内皮，导致血管内皮损伤，促进血小板聚集，引起动脉粥样硬化及血栓形成。另外血管病变导致组织缺氧，乳酸生成增多，导致竞争性尿酸排泄减少，进一步促使血尿酸增高，形成恶性循环。

（三）冠心病合并高尿酸血症治疗研究

Chen等一项病例匹配队列研究发现，冠心病合并高尿酸血症患者存活率比血尿酸正常的患者低，经校正后未治疗的高尿酸血症冠心病患者全因死亡风险增加（OR = 1.24，95%CI：0.97 ～ 1.59），心血管死亡危险增加（OR = 2.13，95%CI：1.34 ～ 3.39）；经过降尿酸治疗后高尿酸血症合并冠心病患者的全因死亡风险相对于未治疗高尿酸血症合并冠心病患者减低（OR = 0.60，95%CI：0.41 ～ 0.88），提示降尿酸治疗可能会对减少冠心病合并高尿酸血症患者全因死亡风险带来积极的帮助。

降低尿酸治疗有助于降低心血管风险。一项在太平洋西北部的退伍军人事务医疗中心注册的高尿酸血症患者的队列研究报告提出，别嘌醇治疗降低了23%的全因病死率；Guan等观察到别嘌醇治疗可显著改善急性心肌梗死患者经皮冠状动脉腔内成形术（percutaneous transluminal coronary angioplasty，PTCA）后即刻和术后6 min的射血分数和心脏指数。

Athyros在2004年对GRACE的研究中发现，阿托伐他汀可以降低血尿酸水平。2007年Athyros对GRACE研究进行事后亚组分析，探讨阿托伐他汀对冠心病合并代谢综合征的影响，结果发现使用阿托伐他汀组血尿酸水平显著下降，肾小球滤过率也得到显著提高，据此认为阿托伐他汀将是冠心病、高脂血症合并血尿酸增高患者合理的选择。

总之，高尿酸血症与冠心病发病率和病死率有关，这一作用在女性中似乎更明显，目前研究认为积极降尿酸治疗可降低高尿酸血症合并冠心病患者的全因死亡风险。降尿酸药物是否可作为一种新的冠心病治疗药物，以及降尿酸治疗能否成为一个降低心血管终点事件的有效措施还缺乏高质量循证医学证据，但明确的是冠心病患者应重视血尿酸水平管理，必要时予以适当干预。

三、尿酸与心房颤动

心房颤动（atrial fibrillation，AF简称房颤）是常见的心律失常之一，通常被认为是心脏疾病的并发症，如高血压心脏病、冠心病、风湿性心脏病等，但随着其血栓栓塞、心力衰竭等不良事件逐渐增多，已被作为一个独立疾病来对待。识别心房颤动的危险因素对降低其发病率、病死率至关重要，高血压、冠心病、风湿性心脏病、甲亢、年龄、性别、糖尿病这些都已被证实是心房颤动的危险因素，近年一些研究认为尿酸与心房颤动也密切相关。

（一）尿酸与心房颤动的关系和相关研究

高尿酸血症自1951年就被Gertler等描述为心血管疾病的可

能危险因素，Letsas研究发现心房颤动患者血尿酸水平较高（$P<0.001$），尿酸在永久性心房颤动患者中可以作为独立预测因素（$OR=2.172$）。Valbusa等通过对门诊糖尿病患者进行心电图筛查随访，结果发现有10.5%出现新发心房颤动，而高尿酸血症是新发心房颤动的危险因素（$OR=2.42$，95%CI：$1.8\sim3.4$，$P<0.001$），Kawasoe等在日本人群的研究中发现心房颤动发病率随血尿酸水平升高而增高。ARIC（atherosclerosis risk in communities）研究通过对非心房颤动人群随访，结果发现血清尿酸水平高者（$>420\mu mol/L$）心房颤动发生风险明显高于正常血清尿酸水平者（$<300\mu mol/L$）（$P<0.01$），提出尿酸水平可以作为预测心房颤动发生的独立危险因素（$OR=1.16$，95% CI：$1.06\sim1.26$，$P<0.001$）；在这研究中还发现尿酸在黑种人及女性群体中预测心房颤动发生的价值更强。日本学者Suzuki等指出在高尿酸血症中男性新发心房颤动的概率为21.6%，女性为16.0%，在校正各种心血管危险因素后，发现女性高尿酸血症与心房颤动的发生更为密切（$OR=1.888$，95% CI：$1.278\sim2.790$），而男性却无此关联，因而提出在高尿酸血症人群发生，心房颤动与性别相关的假设，相反，Nyrnes等的研究却认为与性别无关，尿酸水平升高无论是男性还是女性均对心房颤动的发生有影响。

（二）尿酸与心房颤动射频消融术后复发的相关研究

尿酸水平不仅和心房颤动的发生有关，有研究提示对心房颤动射频消融后复发可能也存在影响。He等对330例阵发性心房颤动患者随访发现术前高尿酸血症是术后心房颤动复发的危险因素（$OR=2.804$，95% CI：$1.466\sim5.362$，$P=0.002$）。另一项Canpolat等的前瞻性研究，纳入363例首次行冷冻消融术的阵发性心房颤动患者随访（19.2 ± 6.1）个月，亦发现术前尿酸水平是心房颤动术后复发的独立预测因素（$OR=1.96$，95% CI：$1.49\sim2.59$，$P<0.001$），且其预测心房颤动复发的灵敏度为85.7%，特异度为83.7%，认为术前血清尿酸水平是预测心房颤

动射频消融术后复发较好的生物标志物。然而Zhao等纳入4篇队列研究的Meta分析中，却得出术前尿酸水平与心房颤动射频消融术后复发并无联系。考虑目前相关性研究较少，同时存在干扰结果的混杂因素，对血尿酸水平与心房颤动射频消融术后复发是否存在联系仍不能明确，有待大规模循证医学进行论证。

（三）高尿酸血症导致心房颤动的可能机制

尿酸影响房颤发生的机制尚未能阐明，如前所述尿酸可引起氧化应激、炎症反应和内皮功能障碍，而氧化应激、炎症反应又可改变心房肌细胞的电生理特征，促进异位兴奋灶、折返环的形成，从而导致房颤的发生与复发。

1.尿酸转运蛋白激活引起的心房重构　细胞内尿酸水平升高会激活特定途径引起细胞变性，而其中尿酸转运蛋白起关键作用。通过尿酸转运蛋白激活细胞内积累的尿酸，可以影响细胞增殖时CRP表达和减少人血管平滑肌细胞NO的产生，这些过程均可被尿酸转运蛋白抑制剂羧苯磺丙胺抑制。尿酸转运蛋白在近曲肾小管上皮细胞中起到调控尿酸水平的关键作用，它还被发现广泛表达于血管平滑肌细胞、内皮细胞、脂肪细胞和胰腺β细胞，是否表达于心房肌细胞目前尚不明了。若心房心肌细胞内发生尿酸沉积，可能导致心房电重构及结构重构，而这些重构是心房颤动发生和维持的基础。但关于尿酸激活的心房重构假说目前仍缺少相关的研究支持。

2.尿酸促炎作用促发心房肌纤维化　越来越多的研究证实心房颤动患者心房细胞内存在不同程度的炎症反应。Yamashita等发现在心房颤动患者左心耳组织中炎症因子、黏附分子、巨噬细胞迁移均升高，提出了心房颤动发生与炎症浸润相关。George等通过实验证明血清尿酸通过免疫介导心房肌内皮细胞损伤，促进炎症反应发生及进一步加重，从而造成心房肌细胞跨膜电位的不稳定性。Gicquel等首先对其炎症机制进行详细阐述，提出（IL-6），尿酸结晶通过激活巨噬细胞中NALP3的途径，促进成纤维细胞向肌成纤维细胞增殖和分化。国内Zhen等研究发现，尿酸水平升高可上调炎性细胞因子的表达，活化NF-κB激活炎性细胞因子如白介素-6（IL-6）、白介素-8（IL-8）、白介素-10（IL-10）和肿瘤坏死因子α（TNF-α），通过促进细胞外基质蛋白的积累，胶原蛋白大量产生，触发纤维化重塑，破坏纤维束连续性，从而破坏心房传导，促发心房颤动。

3. 尿酸促氧化引发心脏电活动改变 Strazzullo等研究认为血清尿酸水平升高可直接损伤内皮功能，并增加氧化应激过程。心房颤动时氧化应激主要通过线粒体途径、黄嘌呤氧化酶途径及NADPH氧化酶途径实现。在人心房细胞内超氧自由基生成时黄嘌呤氧化还原酶起关键作用，它也是尿酸代谢的关键酶。血尿酸水平升高时，会引起该酶活性增强，利于超氧自由基生成，加重心肌氧化应激程度，引起心脏电活动改变及结构改变。

4. 肾素-血管紧张素-醛固酮系统激活引发心房颤动 尿酸通过刺激细胞增殖，上调血管紧张素原、血管紧张素转化酶、血管紧张素Ⅱ受体的细胞表达，提高血管紧张素Ⅱ受体水平，促进RAAS的局部活化，而血管紧张素Ⅱ具有致心律失常作用，其不仅与由蛋白激酶C（protein kinase C，PKC）、细胞外调节蛋白激酶（extracellular regulated protein kinases 1/2，ERK1/2）和NF-κB途径增强的细胞外基质蛋白质产生引起的心房颤动相关，而且与由氧化应激和炎症引发的各种离子通道的变化有关。在临床试验中，氯沙坦联合降尿酸药可降低心房颤动的发生，其机制可能与抑制RAAS系统激活有关。

（四）降尿酸治疗对心房颤动的影响

高尿酸血症可能促进心房颤动的发生，然而使用降尿酸药物是否可以减少心房颤动发生在已有的研究中证据有限。Yang等研究发现别嘌醇可以通过降低糖尿病大鼠模型的氧化应激水平、抑制钙调蛋白质依赖的激酶（calcium/calmodulin-dependent protein kinase II，CaMKII）活性和下调钠钙交换体（Na$^+$/Ca^{2+} exchanger，NCX）蛋白表达来改善心房电重构。这研究表明，通过抑制黄嘌呤氧化酶的抗氧化治疗可能是未来改善心房电重塑重要方法，可能会减少心房颤动的发生发展。Li等研究发现，非布司他可抑制阵发性心房颤动兔模型发病过程中的黄嘌呤氧化酶的激活和氧化应激，并减弱阵发性心房颤动诱导的局部内皮功能障碍，降低凝血酶-抗凝血酶复合物水平，从而推测有减少心房颤动血栓形成风险的作用。

综上所述，现有的研究初步认为尿酸在心房颤动的发生发展和射频消融术后复发可能存在一定的关系，降低尿酸水平可能可以减少心房颤动的发生。当然，真实世界需多中心大规模临床研究来证实两者之间的关系，需要高质量的临床干预研究来证实各种降尿酸药物对减少心房颤动发生、发展的有效性和安全性。

四、尿酸与心力衰竭

心力衰竭（heart failure，HF，简称心衰）是指各种心脏结构和（或）功能疾病导致心室充盈和（或）射血功能受损，心排血量不能满足机体组织代谢需要，以肺循环和（或）体循环淤血，器官组织血液灌注不足为临床表现的一组综合征。包含神经内分泌、代谢、免疫系统变化在内的复杂病理过程，是心脏疾病发展的严重阶段或终末阶段。根据世界卫生组织公布的资料，全球心力衰竭的患者每年以200万的速度增长，具有很高的发病率和病死率。

目前基础研究、流行病学研究提示高尿酸血症是心力衰竭发病的独立危险因素，不受年龄及肾功能的影响，同时也是心力衰竭死亡的独立预测因子。因此高尿酸血症是心力衰竭发生、发展和预后不佳的重要生物标志物。临床上心力衰竭患者也常伴有高尿酸血症，可见两者互为因果，相互影响。

（一）高尿酸血症与心力衰竭的关系和相关研究

近年研究表明，高尿酸血症是慢性心力衰竭患者死亡和预后不良的独立预测因子。王传合等荟萃分析高尿酸血症与慢性心力衰竭的相关性，结果显示高尿酸血症在非心力衰竭组、HFpEF（射血分数保留的心力衰竭）组和HFrEF射血分数下降的心力衰竭组患病率分别是9%、23.5%和34%。HFpEF组及HFrEF组血尿酸浓度均高于非心力衰竭组，并且HFrEF组血尿酸浓度明显高于HFpEF组。在心力衰竭患者中，合并高尿酸血症患者与正常尿酸患者相比病死率明显增高，分别为42.2%和31.4%，在HFpEF组中，合并高尿酸血症患者病死率高达50.8%。叶丁容等临床研究结果显示，NYHA Ⅳ级、NYHA Ⅲ级和NYHA Ⅱ级心力衰竭患者高尿酸血症发生率分别为62.7%、38.5%和17.8%，NYHA Ⅳ级患者血清尿酸浓度高于NYHA Ⅲ级和NYHA Ⅱ，提示患者心功能的分级越高，高尿酸血症发生率越高、血清尿酸浓度也越高。Palazzuoli等发现，高尿酸血症在HFrEF和HFpEF中都很常见，研究中纳入对173例HFrEF和151例HFpEF的心力衰竭患者，结果显示高尿酸血症分别占43%和57%，提示HFpEF患者高尿酸血症发病率要高于HFrEF患者，而且在HFpEF患者中，单因素分析（OR＝2.25，95% CI：1.44～3.50，$P < 0.001$）和多因素分析（OR＝2.38，95%CI：1.32～4.28，$P = 0.004$）均显示高尿酸血症是心力衰竭患者住院或死亡的唯一独立预测因子，但在HFrEF患者中，未证明高尿酸血症对预后的影响。2011年，Tamariz等综合了6项临床试验，共计入组1456例心力衰竭患者，平均射血分数为32%（范围为26%～40%），荟萃分析结果显示血尿酸水平＞380μmol/L对比血尿酸水平＜380μmol/L的心力衰竭患者，其全因死亡率RR为2.13（95%CI：1.78～2.55），心力衰竭患者血尿酸水平＞420μmol/L的，血尿酸水平每增加60μmol/L，心力衰竭的发生风险增加19%，说明心力衰竭病死率与血尿酸水平之间存在线性关联（$P < 0.01$）。该临床荟萃心力

衰竭患者合并高尿酸血症时发生总死亡、心血管疾病死亡和复合终点事件（死亡和心血管事件）的风险均增加，提示血尿酸水平是心力衰竭患者全因死亡的重要预测因子。另有一些小样本研究也表明，高尿酸血症是心力衰竭患者心功能损害程度及临床转归的客观评价指标，血尿酸水平明显增高预测心功能严重受损，可作为中、重度心力衰竭患者预后不佳的一项独立预测因子。然而也有少部分研究否定血清尿酸水平对心力衰竭预后的预测作用，质疑血清尿酸本身与心力衰竭间的相关性。

（二）高尿酸血症引发和加重心力衰竭的机制

如上所述，血清尿酸水平不仅与心力衰竭的发生、发展有关，还可以预测心力衰竭患者的预后。目前尿酸与心力衰竭关系的研究多局限于临床，尿酸促发和加重心力衰竭机制的研究相对缺乏。

1.氧化应激介导心室重构　如前所述，尿酸作为机体血浆中重要的抗氧化剂，有清除氧自由基的功能，但其水平升高到一定程度时，其抗氧化能力会被氧化应激所掩盖，产生反向作用从而导致心血管事件的发生。相关临床试验及动物研究表明，心力衰竭是由于氧化应激增强和随之而来的亚细胞变化而导致氧化应激长期恶化的状态。另外，高尿酸水平可导致低密度脂蛋白氧化、脂质过氧化和氧自由基产物增加，进而介导细胞损伤及免疫激活，加重心肌细胞的凋亡、血管内皮细胞功能障碍、血管平滑肌细胞增殖和血小板的激活与黏附，从而导致心室重构，最终引起心力衰竭。

2.激活RAS系统　尿酸与肾素-血管紧张素-醛固酮系统的相关性前面章节已多次提到，而RAS系统激活是心力衰竭发生发展的重要病理生理机制，其不仅促进心脏血管重构心力衰竭发生，还使心力衰竭进行性加重，增加心血管事件的发生。

3.促炎作用　尿酸可使促炎因子激活，损害血管和心脏功能，加重心肌重构，可协同和加重心功能不全的发生和发展。

（三）心力衰竭引起尿酸增高的作用机制

临床上心力衰竭患者通常伴随着血尿酸水平的增高。发生机制可以归纳为以下几点。

1.缺血缺氧　　心力衰竭时机体缺血缺氧，无氧代谢增强，三磷酸腺苷的耗竭促使腺嘌呤降解为肌苷、黄嘌呤、次黄嘌呤和尿酸。

2.交感神经兴奋　　心力衰竭患者交感神经兴奋，儿茶酚胺类神经递质释放增多，引起肾入球小动脉收缩，肾小管滤过率下降等导致尿酸的排泄减少。

3.心排血量减少　　心力衰竭时心排血量减少，尿量减少，导致肾脏排泄尿酸减少。

4.利尿剂的使用　　心力衰竭患者常需使用利尿剂减轻容量，而利尿剂可抑制尿酸排泄增加血尿酸盐浓度。

（四）心力衰竭合并高尿酸血症的治疗

心力衰竭治疗常用利尿剂，血管紧张素转化酶抑制剂或血管紧张素受体拮抗剂，以及β受体阻滞剂，目前研究认为除氯沙坦之外均可增加血尿酸水平，所以心力衰竭合并高尿酸血症的治疗变得更为棘手。

目前的研究肯定了血清尿酸水平与心力衰竭严重程度和病死率之间的相关性，但降低血清尿酸水平是否可以改善心力衰竭患者的心血管获益及生存率，仍存在争议。尤其是最新一项研究发现口服非布司他可增加心血管总死亡风险，使国内外医学专家对非布司他干预尿酸以达到心血管获益保持一种谨慎态度。因此根据目前有限的临床资料，对心力衰竭合并高尿酸血症的患者需进行综合分析、积极寻找诱因和调整药物治疗方案，根据个体特点选择并优化治疗，且须进行饮食药物综合管理。

五、尿酸与周围动脉疾病

周围动脉疾病（peripheral artery disease，PAD）指由支配脑、内脏和肢体的血管结构和功能改变而引起的一系列非冠状动脉的动脉血管病变的总称。常被认为是下肢动脉硬化性疾病，实际上包括除冠状动脉和主动脉之外所有的动脉疾病，主要包括下肢动脉、颈动脉、椎动脉、上肢动脉、肾动脉及肠系膜动脉病变，其中以动脉粥样硬化为主。2013年Gerald等在柳叶刀发表的研究认为保守估计全球有将近2.02亿人承受动脉疾病带来的痛苦。尽管外周动脉疾病的部位不同，但具有共同的动脉粥样硬化危险因素，如年龄、吸烟、糖尿病、高血压、血脂异常等，目前很多研究及荟萃分析认为尿酸与周围动脉粥样硬化关系也非常密切。

（一）周围动脉疾病的概述

周围动脉疾病在发达国家男女患病率类似，但在不发达国家女性高于男性，尤其是45～49岁人群（女性6.31%，95% CI：4.86～8.15，男性2.89%，95% CI：2.04～4.07）。2010年，调查发现西欧、中欧和东欧下肢动脉疾病的年病死率分别为31.7/10万、15.1/10万和3.7/10万。

周围动脉疾病通常在50岁以后出现症状，超过65岁时下肢动脉疾病呈指数增长，80岁时下肢动脉疾病发病率达到20%左右。临床以肢体疼痛及间歇性跛行常见，严重时可出现肢体坏疽。体格检查可闻及颈动脉杂音、腹部血管杂音、双臂血压不对称（相差≥15mmHg）、足背动脉搏动减弱或消失。踝臂指数（ankle brachialindex，ABI）是目前诊断PAD的首选检查手段，多普勒超声、多层螺旋CT血管造影、磁共振、数字减影血管造影（digital subtraction angiography，DSA）等影像检查可定位血管损害、量化损害范围和病变严重程度。

（二）尿酸与周围动脉疾病关系的相关研究

目前较多的研究证实高尿酸血症与PAD相关，但血尿酸是不是PAD的预测因素，以及有无性别差异存在争议。Shankar等在1999—2002年对入选的3987例年龄≥40岁、无心血管病史的美国健康人群进行横断面调查研究，发现血清尿酸和PAD之间存在正相关。Tseng在2004年对台湾508例2型糖尿病患者进行横断面调查研究，发现合并PAD的患者血尿酸水平显著高于无PAD的患者［（345.0±95.2）μmol/L vs.（309.3±89.2）μmol/L；$P < 0.000\,5$］；根据受试者工作特征曲线（receiver operating characteristic curve，ROC）血尿酸浓度的最佳分界点为＞264.7μmol/L，该临界点的敏感度和特异度分别为82.6%和33.3%。Shou等在1476例老年2型糖尿病患者研究中亦发现高尿酸血症是PAD的显著危险因素（OR＝2.71，95%CI：1.66～3.87）。Bianchi等也曾对入选的1610例2型糖尿病患者进行研究，也发现有PAD的患者血清尿酸水平高于没有PAD的患者［（327.1±89.2）μmol /L vs（315.2±83.3）μmol /L；$P < 0.01$］，但在多变量分析2型糖尿病（diabetes mellitus type 2，T2DM）病程、高血压、收缩压和未校正的肾小球滤过率（glomerular filtration rate，GFR），却发现高尿酸血症不是PAD的预测因素。2012年Li等纳入1243例无症状PAD患者进行横断面调查，校正已确定的心血管危险因素后，多元回归分析显示，血尿酸浓度前四分位数与PAD独立相关（OR＝3.06，95%CI：1.26～11.83；OR＝2.33，95%CI：1.14～4.77），但对男性和女性分别进行多元回归分析时，发现男性于上述结果一致有统计学意义，而女性却无统计学意义，Li等对高尿酸血症进行了重复分析，仍然得出类似结果，即高尿酸血症患者的PAD概率明显高于尿酸水平正常的患者（OR＝2.33，95%CI：1.14～4.77）；同样对男性和女性再次分别分析时，也仅在男性中有意义。

（三）尿酸在周围动脉疾病中的作用机制

研究发现高尿酸血症患者尿酸的积累和黄嘌呤氧化还原酶的激活可以引起炎症并增加氧化，从而加速动脉粥样硬化的进展，促进PAD的发生发展。

1.氧化应激 过高浓度的尿酸在细胞内产生氧化应激作用，特别是在肥胖状态下，黄嘌呤氧化脱氢酶活性明显增强，导致尿酸进一步升高，而尿酸在促进脂肪氧化的同时可减弱高密度脂蛋白胆固醇对血管壁的保护，加速动脉粥样硬化的产生。

2.血管内皮细胞功能异常 尿酸刺激ROS产生增多，ROS导致血管内皮功能障碍，引起血管细胞增殖、迁移、产生炎症、细胞凋亡及细胞外基质的改变，与动脉粥样硬化的发生密切相关。尿酸通过刺激HMGB1 H高迁移率族蛋白1/RAGE糖基化终产物受体蛋白信号通路从而抑制内皮型一氧化氮合酶表达和介导细胞内质网应激，产生炎性细胞因子，其产物可导致内皮功能受损。XO是生成尿酸的关键酶，该酶可影响NO的信号通路，引起内皮功能紊乱。

3.炎症介质的产生和血管炎症作用 高尿酸血症患者中炎症反应明显增加。亮氨酸富集的核苷酸结合寡聚结构域（nucleotide-binding oligomerizotion domain，leucine-rich repeat and pyrin，domain containing，NLRP）是一类模式识别受体，NLRP3 炎症体目前研究最多。尿酸盐晶体作为一种内源性损伤相关分子模式信号（damage-associated molecular pattern，DAMP）可激活NLRP3炎症体，NLRP3炎症体激活并活化炎症介质IL-1、IL-6的产生，从而在血管内皮细胞中导致一系列的炎症反应。研究显示尿酸通过血管平滑肌细胞和内皮细胞中的尿酸盐转运蛋白 URAT1 和 URATv1/GLUT9进入细胞，通过氧化还原反应激活COX-2，增加 MCP-1（单核胞细趋化蛋白-1）的表达，促使炎症介质IL-1、IL-6和TNF-α的产生，参加血管炎症及细胞增殖破坏内皮细胞功能，促使动脉粥样硬化的发生和发展。最近的研究还发现，尿酸通过刺激HMGB1/RAGE信号通路抑制内皮细胞中的内皮型一氧化氮合酶表达和NO释放的同时，还可以增加一系列炎性细胞因子IL-6、TNF-α、细胞间黏附分子-1（intercellular adhesion molecule-1，ICAM-1）和血管细胞黏附分子-1（vascular cell adhesion molecule，VCAM-1）的水平，这些炎性细胞因子是导致内皮细胞功能障碍的主要原因。其中HMGB1是一种炎性细胞因子，其与晚期糖基化终产物受体相互作用，诱导氧化应激和炎症反应，最终导致内皮功能障碍，介导动脉粥样硬化病变形成。由此得出，高尿酸作为促炎因子，破坏血管平滑肌细胞及血管内皮细胞功能，从而导致动脉粥样硬化的形成。

4.血管平滑肌细胞增生　尿酸刺激ROS产生增多，促使血管细胞增殖，也可通过MAPKs途径介导VSMC的增殖过程。Mazzali等动物实验提示，高尿酸血症可导致肾素-血管紧张素系统兴奋和神经型一氧化氮合成酶表达下调，对血管内皮平滑肌产生氧化应激作用，对内皮的增殖也会产生一定影响，从而进一步引起大血管、微血管病变。血管病变导致组织缺氧，乳酸生成增多，并导致肾小管竞争性尿酸排泄减少，进一步导致血尿酸增高，形成恶性循环。

（四）降尿酸治疗对周围动脉疾病的作用

Berna等发现慢性肾脏病患者在别嘌醇治疗后，内皮功能D值从基线的5.42%±8.3%增加到11.37%±9%（P＜0.001），在停止别嘌醇治疗后第8周，内皮功能D值恢复至基线值（5.96%±8%，P＜0.001），认为别嘌醇治疗降低血尿酸水平可改善慢性肾脏病患者的内皮功能。Dilara等的研究也得出类似的结论，提示降尿酸治疗后内皮细胞功能可一定程度上恢复，进而可以改善动脉粥样硬化。

尿酸可通过单独及联合动脉粥样硬化其他危险因素共同导致周围动脉疾病的发生发展，积极控制血尿酸水平可改善内皮细胞功能，但降尿酸药物是否可以作为一种新的抗动脉粥样硬化药物，还需开展大规模临床研究。相信随着对尿酸的深入研究，将会对周围动脉疾病的治疗及预后提供更多的思考。

参考文献请扫二维码

第三节 尿酸与呼吸系统疾病

随着人口老龄化，我国慢性病的发病率呈快速上升趋势，有报告显示中国总死亡人数的87%由慢性病引起，其中呼吸系统疾病占致死总数的11%，目前位居第三，已成为我国疾病负担最大的疾病之一。呼吸系统常受烟雾、工业污染、反复感染、香烟等的影响。尿酸具有抗氧化功能，同时又具有促炎作用和氧化应激作用，对呼吸系统疾病具有双重影响。本节将讨论尿酸与慢性阻塞性肺病、支气管哮喘、肺栓塞、肺动脉高压和睡眠呼吸暂停之间的关系。

一、尿酸与慢性阻塞性肺病

慢性阻塞性肺病（chronic obstructive pulmonary disease，COPD，简称慢阻肺）是一种常见、可预防和可治疗的慢性气道疾病，也是全球三大死亡原因之一，其中90%的死亡发生在中低收入国家。我国也将COPD作为健康中国 2030 行动计划重点防治疾病。COPD以持续的呼吸道症状和气流受限为特征，其病理改变以气道和（或）肺泡异常为主，发病机制目前认为与慢性感染及有害颗粒或气体引起气道炎症、氧化应激等多种机制参与有关。尿酸既是一种促炎物质，也是一种强大的抗氧化剂和内源性自由基清除剂，目前多项研究认为尿酸与 COPD 两者之间具有一定的相关性。

（一）血尿酸对 COPD 患者的影响和相关研究

尿酸具有促氧化及抗氧化的双重属性，对于人体既有利又有害，目前两者的界点暂无定论。Zhang 等对 COPD 患者进行回顾性研究发现，合并高尿酸血症的 COPD 患者的死亡风险较正常尿酸水平患者升高，同时在多变量分析中结果显示高尿酸血症与 COPD 死亡风险独立相关，提出高尿酸血症可以作为 COPD 患者早期死亡的重要生物标志物。Kahnert 等研究也发现 COPD 患者病死率增加与尿酸水平相关，尿酸水平是 COPD 急性发作 30d 病死率的独立预测因子。但是来自英国基本健康医疗网的一项大规模的队列研究却带来一个意外的研究结果，该研究是迄今为止血尿酸水平与呼吸系统疾病关系的最大规模的研究，并首次用证据证明了血尿酸水平对吸烟患者的保护作用。该研究历时 12 年，中位随访 5 年，结果发现在吸烟人群中血尿酸水平与 COPD 的发生呈明显负相关（$P < 0.001$），血尿酸水平每增加 100μmol/L，COPD 发病率下降 2%；而在已戒烟或不吸烟人群中却未发现血尿酸水平与 COPD 患病率具有相关性。这是第一次证明在吸烟人群中血尿酸低者发生 COPD 概率增高的临床观察，提示血尿酸在吸烟人群中可能具有一定的预防慢阻肺的作用。英国的这项研究结果让人类重新评价尿酸这一特殊的化合物，提示人类不能忽略尿酸的抗氧化作用对机体带来多方面的益处，不能单纯认为尿酸是有害的。

（二）COPD 患者血尿酸变化和相关研究

Durmus 等研究发现在病情不稳定、长期家庭氧疗或无创呼吸机辅助通气的 COPD 患者中血尿酸水平较健康对照组增高，同时发现 COPD 患者即使在稳定期血尿酸水平也较健康对照组显著升高；Li 等的一项纳入 932 例稳定期 COPD 患者和 401 例健康对照组的荟萃分析研究显示，与健康对照组相比，稳定期COPD患者的血清尿酸水平显著升高（OR＝1.91，95%CI：1.55～2.28，$P<0.001$）；根据GOLD分期分析显示，GOLD3＋4亚组较GOLD1＋2亚组血清尿酸水平明显增高（OR＝1.39，95%CI：1.15～1.63）。Sarangi等研究也发现，COPD患者血尿酸水平较健康对照组明显升高，且肺功能越差，血尿酸水平越高，病程越长，血尿酸水平也呈递增趋势，10年以上COPD患者的血尿酸水平高于6～10年组和5年以下组的COPD患者。

（三）COPD患者血尿酸变化的机制

COPD患者血尿酸水平增高原因目前尚未明确，结合COPD发病过程与尿酸代谢过程，目前考虑与组织缺氧、炎症反应和氧化应激有关。

1. 气体交换异常　COPD患者存在气体交换异常，气流受限引起肺容量增加和肺泡过度充气，呼吸肌力量下降，以及气道阻力增加导致呼吸负荷增加，两者破坏了呼吸负荷与肌肉力量之间平衡，使肺泡通气量显著下降。同时肺实质的广泛破坏，肺毛细血管床减少，使通气/血流比率失衡，气体交换能力进一步下降，导致低氧血症。而组织氧供不足致使三磷酸腺苷降解增加，嘌呤产生增多导致尿酸升高。

2. 气道的炎症　COPD的发病基础是局部或广泛气道炎症，部分患者可能引起全身炎症反应，从而出现氧化负荷异常增高，循环血液中炎症细胞及细胞因子浓度异常增高。炎症细胞和细胞因子通过引起细胞凋亡或坏死导致核糖核酸和脱氧核糖核酸降解增加，继而引起尿酸升高。Lada等研究指出，与年龄和性别匹配的健康受试者相比，COPD患者炎症标志物如白细胞、CRP和细胞因子IL-1β也升高，相关分析显示它们与血尿酸水平显著相关。

3. 氧化-抗氧化失衡　COPD患者存在氧化-抗氧化的失衡，表现为肺局部或全身的氧化应激增强和抗氧化能力的相对减弱。在COPD患者的血液、痰及呼出气冷凝物中均可检测到氧化应激的标志物，如过氧化氢等。而尿酸抗氧化作用占机体总抗氧化能力的2/3，可使部分细胞免受脂质过氧化的损伤。

随着COPD病情加重、病程的延长，血尿酸水平也随之升高，血尿酸水平可能是COPD患者死亡的独立预测因子，但是在吸烟人群中低血尿酸血水平COPD发生率却增高，由此我们不得不思考COPD患者尿酸高与低的利弊，尤其是利弊之间的分界值。血清尿酸检测是一项容易操作且便宜的项目，更深入的研究若能证实尿酸对COPD的预警作用，能用来评估COPD的严重程度和预后，将有一定的临床意义。

二、尿酸与支气管哮喘

支气管哮喘（bronchial asthma，BA）是儿童和成人常见的非传染性慢性呼吸道疾病之一，其特征是喘息、呼吸困难和咳嗽，常伴有气道高反应性和可逆性的气流受限。目前哮喘的管理目标是达到疾病的总体控制，其中包括控制疾病当前症状和降低疾病的未来风险，故而预防和减少哮喘的急性发作具有重要意义。一些研究指出尿酸与哮喘发病及呼吸道合胞病毒感染存在相关。

（一）尿酸与支气管哮喘的关系和相关研究

哮喘被认为是一种辅助性T细胞2（T follicular helper cells 2，Th2）介导的呼吸道疾病，其中过敏原，尤其是半胱氨酸蛋白酶起着非常重要的作用。Hara等研究发现，半胱氨酸蛋白酶可以诱导小鼠气道发生Th2细胞反应，暴露后通过压力或损伤小鼠气道黏膜上皮细胞，促进尿酸生成，通过经鼻用外源性尿酸可以激活上皮细胞以释放胸腺基质淋巴细胞生成素和IL-33，导致小鼠肺泡灌洗液中IL-5、IL-13水平升高，而尿酸合成抑制剂可减轻小鼠肺泡灌洗液中嗜酸性粒细胞、杯状细胞数量增生等Th2细胞反应，从而减轻哮喘症状。因此尿酸被确定为调节半胱氨酸肽酶过敏原的2型免疫应答的物质。Huff等研究发现，通过尘螨刺激来自哮喘患者的原代人气道上皮细胞，在培养中可以发现细胞外尿酸水平升高。肿瘤坏死因子-α和干扰素-γ的促炎细胞因子可协同提高一种人气道上皮细胞系（human airway epithelial cell line，HBEC）细胞外尿酸水平和黄嘌呤脱氢酶基因的表达。该基础研究证明了哮喘患者气道上皮细胞会影响尿酸生成，并被促炎细胞因子所诱导。

Wang等开展的一项纳入51 389例人群的开放性队列研究，在（3.73±2.21）年随访期间，共有88名受试者发生了哮喘事件，其中包括36名女性（40.91%）和52名男性（59.09%）。哮喘状态（总体、女性、男性）的血尿酸截断值分别为376.80μmol/L，314.45μmol/L，376.80μmol/L。在调整年龄、体重指数（BMI）、吸烟习惯、饮酒习惯和哮喘样疾病等因素后，发现高尿酸水平是哮喘发生的独立危险因素，并确定了哮喘发生时血尿酸水平的理论最佳临界点（≥376.80μmol/L）。但该研究中与哮喘发生相关的临界值只能在男性中确定，提示血尿酸可能成为男性哮喘发作评估的相关生物学标志物。

Li等研究发现，与缓解期和健康对照组相比，哮喘发作期患者的血尿酸水平显著增高，同时随着哮喘病情的加重，血尿酸水平也呈升高趋势，并与肺功能呈负相关（$r = -0.507$）。Abdulnaby等临床研究急性哮喘发作的住院患者发现，哮喘患者的血尿酸水平高于非哮喘患者，重度哮喘患者的血尿酸水平高于中度哮喘患者。血尿酸水平与哮喘严重程度、哮喘发作次数和吸烟指数呈正相关；与血氧饱和度（stable arterial oxygen saturations，SaO2）、动脉氧分压（partial pressure of oxygen，PaO2）、用力肺活量百分比、用力呼气量和峰值呼气流量呈负相关。在多元线性回归模型1中发现，哮喘严重程度、哮喘加重次数和吸烟指数是高尿酸的显著预测因素（$r^2 = 0.43$）。在模型2中，SaO_2和呼气高峰流量（PEFR）%是高尿酸的显著预测因子（$R^2 = 0.50$）。血尿酸在374 μmol/L截断值时，其预测哮喘严重程度的敏感度和特异度分别为80%和90%。这些研究提示血尿酸可能是哮喘发作或严重程度的一个有价值的生物学标志物。

（二）尿酸与呼吸道合胞病毒感染的关系和相关研究

呼吸道合胞病毒（respiratory syncytial virus，RSV）可引起毛细支气管炎，严重感染者与儿童哮喘发生风险增加相关。严重的RSV感染涉及过度的Th2和Th17免疫应答，并与哮喘模型中增强的2型免疫反应有关。Schuler等研究发现在新生小鼠RSV感染期间，通过黄嘌呤氧化酶抑制剂抑制尿酸可减少黏液的产生，减少对肺的细胞浸润，使2型天然淋巴细胞（ILC2）、白细胞介素-33（interleukin 33，IL-33）生成减少，并减弱2型免疫应答。Fonseca等的研究也发现，使用黄嘌呤氧化酶抑制剂抑制气道上皮细胞RSV感染期间尿酸的生成途径，可降低IL-33、胸腺基质淋巴生成素（thymic stromal lymphopoietin，TSLP）和趋化因子（C-C motif chemokine ligand 2，CCL2）的表达。因此，不同细胞群激活生成尿酸途径可促进不同免疫介质介导的免疫发病机制。当小鼠在RSV感染期间用黄嘌呤氧化酶抑制剂或白细胞介素-1受体拮抗剂治疗时，可观察到小鼠的支气管肺泡灌洗中的IL-33减少。这些发现为RSV免疫病理学的发展提供了机制上的见解，并证明尿酸是RSV感染期间的关键免疫调节分子。此外，这些发现也提示尿酸可能是严重RSV感染的治疗靶点。

就当前研究来看，尿酸对于支气管哮喘发作以及病情评估有一定的价值，是否可以作为一个新的生物学标志物。未来如何通过控制尿酸来减少哮喘的急性发作将具有一定的研究探讨意义。

三、尿酸与肺栓塞

肺栓塞（pulmonary embolism，PE）是外源性或内源性栓子阻塞肺动脉及其分支引起肺循环、右心功能障碍的一组临床综合征，其中包括肺血栓栓塞（pulmonary thromboembolism，PTE）、空气栓塞、羊水栓塞、肿瘤栓塞和脂肪栓塞等，高危急性肺栓塞患者30d病死率可高达22%。肺血栓栓塞是静脉血栓栓塞症（venous thromboembolism，VTE）最严重的表现形式，占肺栓塞的绝大多数，是常见的致死性心血管疾病之一。高尿酸血症目前已被确定为心血管疾病的危险因素，机制与内皮功能障碍、炎症和血栓形成前状态有关。目前研究也显示高尿酸血症是VTE和PTE的危险因素，并可评估病情严重程度和预后。

（一）肺血栓栓塞与尿酸的关系和相关研究

Shimizu等研究显示，与年龄匹配的对照组相比，急性PTE患者和慢性PTE患者入院时血清尿酸水平显著升高，并且住院期间死亡的27名患者血清尿酸水平明显高于其余幸存者（$P<0.001$）；在急性PTE中，血清尿酸与心排血量呈负相关，但与平均肺动脉压却无显著相关性；在慢性PTE中，血清尿酸水平与心排血量也呈负相关，同时与平均肺动脉压呈正相关；通过抗凝等治疗后，血清尿酸水平显著降低；由此推测血清尿酸水平随PTE的严重程度成比例增加，认为尿酸可以作为PTE病情评估和治疗效果的潜在指标。陈义强等对99例急性肺栓塞患者进行分析时发现，高尿酸血症组的右心室舒张末期直径和肺动脉收缩压（systolic pulmonary artery pressure，sPAP）高于低尿酸血症组；Pearson研究显示，血尿酸水平与右心室直径、肺动脉收缩压、右心房平均压、右心房收缩压均呈正相关，认为急性肺栓塞患者血清尿酸水平与血流动力学参数呈正相关，并对病情严重程度的评估有所帮助。Lee等在一项纳入265例急性PE患者研究中发现，中、高危组患者的血尿酸水平明显高于低危组。此外，包括尿酸、血红蛋白和葡萄糖在内的生物标志物模型对不良结局的预后准确性优于肺栓塞严重程度指数（probe electrospray ionization，PESI）和简化的PESI评分。Ozsu等在另一项纳入337例确诊PTE患者的研究中，中高危患者的血尿酸值也显著高于低危患者；而且发现血尿酸水平的增加能够独立地预测PTE患者30d的病死率；同时还发现肌钙蛋白水平升高患者的血尿酸值也较高，并与肺栓塞的严重程度相关。

PTE患者尿酸的生成增多和排泄减少可能是同时存在的。血流动力学状态尚稳定的非高危患者，PTE可引起低氧血症，无氧代谢增强，三磷酸腺苷生成减少，促使腺嘌呤降解为肌苷、黄嘌呤和尿酸，致使尿酸生成增多；无氧代谢同时使乳酸的产生增多，抑制了肾小管分泌尿酸，尿酸排出减少。另外PTE患者合并氧化代谢失衡，导致黄嘌呤氧化酶活性的增加，也使血清尿酸升高。PTE可表现为循环功能下降和呼吸功能减弱，尤其对于高危患者，心排血量下降导致血流重新分配，肾脏灌注减少，肾小球滤过率下降，尿酸排泄减少。

（二）尿酸与静脉血栓栓塞的关系和相关研究

血管内皮损伤、静脉血流瘀滞以及血液高凝状态，是静脉血栓形成的重要病理生理机制。形成VTE后栓子脱落导致PTE，而且是PTE的主要病因。社区动脉粥样硬化风险研究（ARIC）第一个描述了尿酸与VTE发病率的关系，该研究总共纳入了236例原发VTE和396例继发VTE的632例VTE事件，发现血尿酸水平与VTE发生呈正相关，而且调整了混杂因素后，这种相关性仍然存在，该研究同时发现，当血尿酸值为476 μmol/L左右时，VTE风险显著升高。

痛风发作对于深静脉血栓形成有一定影响。Kubota等的研究在调整年龄、性别和种族后，显示痛风事件和VTE存在显著统计学意义关系。Chiu等的研究显示，痛风患者深静脉血栓形成（deep vein thrombosis，DVT）风险明显升高，且独立于其他DVT危险因素如大手术、妊娠期和肿瘤等。Li等曾进行痛风队列研究，总共纳入130 708例痛风患者，结果也显示痛风患者VTE事件的风险显著增高，且独立于其他危险因素。此外，在痛风诊断确定前，发生VTE、DVT的风险也增加，在诊断前的一年和诊断后的一年达到峰值，这种关联在5年的随访中仍然具有很强的相关性。因此，痛风相关的炎症可能导致静脉血栓形成的风险增加。

血尿酸水平与VTE复发的风险之间也有着显著的相关关系。

在De等的研究中，纳入了280例既往有VTE且未接受口服抗凝治疗的患者，根据血尿酸水平进行分层，结果发现血尿酸水平升高与VTE复发风险增加独立相关，与年龄、性别、BMI、VTE类型、高血压、肾功能和既往心血管事件无关。此外，血尿酸水平高于260 μmol/L时，随着血尿酸水平的增高，VTE复发风险也逐渐增加，甚至增加了3倍以上。

总之，在近年的多项研究中，提示血尿酸水平与VTE和血栓栓塞事件存在明确相关性，且被认为可以作为评估血栓形成、复发、病情严重程度及预后的生物标志物。但是这种关系需要更深层次、更大规模的实验和临床数据来说话。

四、尿酸与肺动脉高压

高尿酸血症与多种心血管系统疾病相关，但和肺动脉高压（pulmonary hypertension，PAH）相关的研究目前却不多，仅有零星研究表明高尿酸血症可能是诱发和加重肺动脉高压的危险因素之一，同时肺动脉高压反过来亦可促进高尿酸血症的发生。

（一）肺动脉高压的分类

2021年中华医学会发布《中国肺动脉高压诊断与治疗指南》，将肺动脉高压分为以下5大类：①动脉性肺动脉高压；②左心疾病所致肺动脉高压；③肺部疾病和（或）低氧所致肺动脉高压；④慢性血栓栓塞性肺动脉高压和（或）其他肺动脉阻塞性病变所致肺动脉高压；⑤未明和（或）多因素所致肺动脉高压。肺动脉高压的预后较差，尽管目前已有前列环素及其类似物、内皮素受体拮抗剂、磷酸二酯酶-5抑制剂等用于临床治疗，但肺动脉高压患者1年病死率仍高达15%，其中特发性肺动脉高压患者的3年存活率低至35%，疾病相关PAH的预后随相应疾病的不同而不同，例如先天性心脏病相关的肺动脉高压患者3年存活率为77%，硬皮病相关的肺动脉高压患者3年存活率则为34%～47%。

（二）高尿酸血症与肺动脉高压相关关系的研究

根据已有的几个国内外研究，特发性肺动脉高压、结缔组织病相关的肺动脉高压、先天性心脏病所致的肺动脉高压常可见血尿酸增高，而其他原因所致肺动脉高压则缺乏相应报道。

1.尿酸与特发性肺动脉高压　Nagaya等在1999年最先针对血尿酸与特发性肺动脉高压之间的关系进行了小型的前瞻性研究，对入选的90例特发性肺动脉高压患者行右心导管检测肺动脉压，结果显示，特发性肺动脉高压患者血尿酸水平较对照组明显升高，而且肺动脉高压的严重程度与血尿酸水平升高程度呈正相关；经过扩血管治疗后，随着总肺循环阻力下降，血尿酸水平也出现下降趋势；平均随访31个月，多因素Logistic回归分析显示高尿酸血症是特发性肺动脉高压患者长期预后不良的独立危险因素。李震南等对入选的76例特发性肺动脉高压患者的临床研究同样发现血尿酸水平与肺动脉压成正比，而且经过随访同样发现血尿酸水平正常的特发性肺动脉高压患者预后优于高尿酸血症的患者。后续也有数个小型研究证实了上述结果。

2.尿酸与结缔组织疾病相关肺动脉高压　Dimitroulas等对66例系统性硬化症合并肺动脉高压患者的研究发现血尿酸水平明显升高，而且血尿酸水平与肺动脉高压患者疾病的严重程度密切相关，即血尿酸水平较高的患者病情较重，预后也较差，是系统性硬化症合并肺动脉高压患者死亡的独立危险因素。岳露瑶等回顾性分析了62例系统性硬化症患者，结果提示血尿酸值＞374μmol/L可以作为预测系统性硬化症继发肺动脉高压的界点，其灵敏度为66.7%，特异度为84.0%。此外有关系统性红斑狼疮相关肺动脉高压、甲状腺功能亢进相关肺动脉高压等小样本临床研究也提示高尿酸血症可预测结缔组织病相关肺动脉高压的发生。

3.尿酸与先天性心脏病相关肺动脉高压　Van等首先在29例儿童先心相关肺动脉高压患者中观察到血尿酸浓度与肺动脉压

呈正相关。莫连芹等针对344例先心相关肺动脉高压患儿的研究表明肺动脉高压值和患儿血尿酸水平呈正相关，认为血尿酸水平可用于儿童肺动脉高压的病情评估，并提出我国先天性心脏病引起的肺动脉高压更为常见，儿童并发肺动脉高压后不仅手术风险大，甚至可能失去手术机会，所以对先天性心脏病儿童常规进行血尿酸检查，可能有助于肺动脉高压诊断和病情评估。

（三）高尿酸血症引起肺动脉高压的机制

引起肺动脉高压的病理因素很多，但各类肺动脉高压有着共同的病理生理特征，即肺血管收缩、原位血栓及肺血管壁重构，其中血管壁增生和重构所导致的肺动脉闭塞被认为是肺动脉高压发病主要机制。

1.内皮细胞功能障碍促进肺血管重构闭塞　前面多次提到内皮细胞对于维持血管的正常功能有着重要作用，内皮细胞代谢失常可引起血管收缩、重构和闭塞。高尿酸血症可诱发尿酸盐结晶析出，并使之附壁于血管内皮，从而诱导内皮细胞衰老和凋亡。同时尿酸可通过刺激肺血管内皮细胞产生精氨酸酶，抑制L-精氨酸的产生，导致舒血管因子NO生成减少，间接促进血管内皮细胞收缩，参与肺动脉高压的形成。尿酸是重要的生理性抗氧化剂，具有清除氧自由基的作用，但出现高尿酸血症时，尿酸反而可以诱发氧化应激反应并超过其抗氧化能力，局部氧自由基的过度生成会导致细胞膜受体和转运体的破坏，促进氧化低密度脂蛋白及脂质过氧化，也可与NO等舒血管因子减少，共同参与肺动脉高压发病或加重病情。

2.慢性炎症与平滑肌细胞增殖引起肺血管壁重构　肺血管壁重构是肺动脉高压的一个重要特点，表现为血管壁增厚。这种血管壁增厚主要与平滑肌细胞增殖有关。在血管平滑肌细胞中，尿酸可通过丝裂原活化蛋白激酶和环加氧酶2途径刺激单核细胞趋化蛋白1，诱导炎症通路，从而促进炎症反应激活。尿酸还可以激活一系列炎性介质，如中性粒细胞、CRP、IL-6、TNF-α、促分裂原激活蛋白激酶等，它们均可以引起血管平滑肌细胞肥大。最新动物实验发现，较高浓度的尿酸刺激大鼠血管平滑肌细胞48 h后即可使其增殖，并引起平滑肌细胞内血管紧张素信使RNA表达增强，引起血管紧张素Ⅱ浓度升高，说明尿酸与血管平滑肌细胞的增殖相关。

3.促发肺血管原位血栓形成　高水平的血尿酸可以通过刺激血管平滑肌细胞合成单核趋化蛋白-1，来激发巨噬细胞对动脉粥样硬化血管的浸润，激活血小板，促进血小板黏附、聚集，从而触发血栓形成。高尿酸血症可引起血液黏稠度增加，从而提高肺动脉高压患者肺血栓栓塞发生率、增加肺动脉高压的严重性和肺动脉高压患者的不良预后。

（四）肺动脉高压对尿酸的影响

引起肺动脉高压的原发疾病如心力衰竭和慢性肾脏病等可导致高尿酸血症。肺动脉高压表现为肺动脉血管压力的增高，使肺实质各部位的灌注不均一。低灌注区域的组织内含有大量由低氧激活的黄嘌呤氧化酶的细胞，使腺嘌呤核苷酸降解为次黄嘌呤、黄嘌呤和尿酸，从而可导致高尿酸血症的发生。此外，肺动脉高压患者无氧代谢增加，导致血乳酸水平增加，一方面乳酸可通过尿酸盐转运蛋白1途径使尿酸生成增多，另一方面乳酸还可通过位于近端肾小管的阴离子交换体竞争性抑制尿酸排出。因此，从病因学和生理病理学角度来看，肺动脉高压可能通过一些机制导致血尿酸水平升高。二者互为因果，谁先谁后需要进一步研究。

（五）降尿酸治疗对改善肺动脉高压的影响

高尿酸血症促进肺动脉高压的发生，恶化肺动脉高压预后，而肺动脉高压又可引起血尿酸水平升高，那么两者"治疗之间是否存在相关性"的话题也被提出，如在高尿酸血症合并肺动脉高压的患者中降低血尿酸是否能降低肺动脉高压程度、改善预后，治疗肺动脉高压能否降低尿酸水平等。早在10多年前，Cohen等一项回顾性研究提示，接受波生坦治疗的特发性肺动脉高压患者的血尿酸水平低于未接受治疗患者，提示降肺动脉高压治疗可能有降低尿酸的作用。Dhaun等曾纳入65例特发性肺动脉高压合并高尿酸血症的患者，根据病情由主诊医师决定予以降肺动脉高压药物，并行2:1配对，42例患者同时予以降尿酸药物治疗，23例患者未行降尿酸治疗，主要终点为1年后全因死亡率，次要终点为肺动脉压力，结果提示同时予以降尿酸药物治疗的患者肺动脉压力下降幅度明显大于未行降尿酸治疗患者，但患者全因病死率无明显差异，其机制尚未完全清楚。因目前此类研究报道较少，证据很有限。

有限的研究揭示了高尿酸血症与肺动脉高压相互影响，互为因果，期待有大型多中心临床研究进一步证实，同时降尿酸治疗是否能改善肺动脉高压症状、降低病死率也是值得进一步去研究的课题。

五、尿酸与睡眠呼吸暂停

睡眠呼吸暂停综合征（sleep apnea syndrome,，SAS）是一类常见病与多发病，一般分为阻塞性睡眠呼吸暂停（obstructive sleep apnea，OSA），中枢性睡眠呼吸暂停（central sleep apnea，CSA）及两者并存的混合型（mixed sleep apnea，MSA）。其中最常见的形式是OSA，占90%以上，而CSA占比不到10%。

OSA又称为阻塞性睡眠呼吸暂停低通气综合征（obstructive sleep apnea hyponea syndrome，OSAHS），是一种在睡眠期间反复出现呼吸暂停和低通气为特征的综合征，伴有血氧饱和度下降及易觉醒，而这些易导致白天过度嗜睡和生活质量下降，轻者没有症状，严重者可出现认知功能下降、行为异常。OSA的诊断主要依据临床症状及初筛便携式诊断仪、多导睡眠监测的检查结果。随着生活条件改善，超重和肥胖人群的不断增多，最新的流行病学研究结果显示30～70岁的美国成人OSA的发病率男性约14%，女性约5%，这一比例在老年人群可能会更高。OSA患病率在全球范围内逐年上升，已成为重要的公共卫生问题。

OSA是一种全身性疾病，是代谢综合征和多种心脑血管疾病的独立危险因素，OSA的发生与上气道解剖异常、肥胖、年龄、性别等多种因素相关，同时也会导致体内多项代谢紊乱。多项研究认为OSA可导致尿酸代谢异常，血尿酸水平也会对OSA产生影响。

（一）尿酸与阻塞型睡眠呼吸暂停的关系和相关研究

1.阻塞性睡眠呼吸暂停对尿酸的影响　Shi等一项纳入18个研究的荟萃分析指出OSA患者血清尿酸水平普遍升高，尤其是严重OSA患者，认为OSA可能是高尿酸血症和痛风的潜在危险因素。Hirotsu等对流行病学样本研究发现OSA人群中血清尿酸水平高于非OSA人群，其中男性OSA患者合并高尿酸血症比例更高。Hira等研究也显示OSA患者睡眠前后血尿酸水平与健康对照组相比均明显升高，尿酸升高程度与缺氧程度显著相关，与年龄、性别、肥胖无关。谢汉生等的研究在调整年龄、性别、体重指数等干扰因素后发现老年重度OSA组血尿酸水平显著高于单纯性鼾症组。Zheng等发现糖尿病合并OSA患者血尿酸水平明显高于无OSA患者，尿酸水平与OSA的严重程度显著相关。但是Ruiz等的研究却认为呼吸暂停低通气指数（apnea hypopnea index，AHI）≥30的重度OSA患者，其尿酸水平高于轻度或无OSA患者，但是在调整BMI、胆固醇和三酰甘油水平等混杂因素后，这种差异并不存在。

除了在OSA成人中观察到尿酸水平改变，在OSA儿童中也观察到类似现象。Verhulst等以超重及肥胖的儿童和青少年为研究对象，发现睡眠呼吸暂停的严重程度与血清尿酸水平升高之间存在相关性，而与肥胖无关。Kaditis等对美国及希腊儿童研究发现，中度至重度低氧血症希腊儿童的尿酸排泄高于轻度/无低氧血症的儿童，且希腊儿童夜间尿酸排泄与呼吸暂停低通气指数、低血氧饱和度相关，而在美国儿童却未发现这种现象，原因考虑存在一定的种族差异性。Huang 等对138例中国儿童研究发现伴超重和肥胖的 OSA 儿童及对照组的血尿酸水平显著高于非超重和肥胖的 OSA 儿童及对照组。大部分 OSA 患者血尿酸水平升高，但是不同程度 OSA 引起尿酸升高的幅度可能是在特定人群中才具有差异性。

2.尿酸对阻塞性睡眠呼吸暂停的影响　　尿酸是嘌呤化合物在人体内的代谢产物，OSA 出现的低氧血症容易引起血尿酸升高，同时有研究发现血尿酸水平对于 OSA 发生也存在影响。Hirotsu 等纳入1021例志愿者进行研究发现，血尿酸浓度每增加60μmol/L，OSA 患病率升高16%，同时还证实尿酸水平与常见 OSA 相关危险因素如氧饱和度、AHI、唤醒指数、总胆固醇、三酰甘油、收缩压和体重指数之间存在重要关联。在这些高尿酸血症志愿者中，无论是否诊断 OSA，在睡眠期间均呈现较低的平均和最小氧饱和度，证实了高尿酸水平确实影响 OSA。Ruiz 等的研究发现，血尿酸水平与呼吸事件的次数、睡眠时间长短或氧饱和度小于90%的累积时间百分比等一些睡眠参数之间存在显著的相关性，而这些指标与 OSA 患者的严重程度密切相关。在 Zheng 等的研究中，2型糖尿病人群血尿酸水平与 AHI 之间的相关系数为0.194，通过调整性别、年龄和体重指数等潜在的混杂因素，证实血尿酸水平与2型糖尿病患者的 OSA 风险独立相关。而在 Kanbay 等的研究中评估了以 AHI 评分区分 OSA 严重程度与怀疑有 OSA 但 AHI 评分在正常范围内的对照组尿酸与心血管事件的关系，结果显示血清尿酸对 OSA 患者心血管发病有独立预测作用，其中尿酸与 OSA 患者的心血管事件显著相关。

Hirotsu 等探讨血尿酸水平作为 OSA 严重程度评估的最佳截止值，男性354 μmol/L，女性264 μmol/L，约有60%的敏感度和60%的特异度，所以认为尿酸并不是一个很好的生物标志物，但是与其他指标组合可能成为潜在的预测因子。目前有学者发现使用尿酸和肌酐的比值比单独使用血清尿酸水平更能预测慢性阻塞性肺病患者的结局,但是对于OSA人群已有的研究却显示了不同的结论。早期Braghiroli等发现OSA患者在接受持续气道正压通气(continuous positive airway pressure,CPAP)治疗后尿酸/肌酐比值显著降低,认为尿酸/肌酐比值可能是夜间组织缺氧的重要指标。而McKeon等的研究发现通过CPAP治疗的OSAS低氧血症患者,治疗前后尿酸/肌酐比值无显著性差异。因研究例数较少且较早,期待后续有更多的研究可以证实尿酸/肌酐比值的意义。

(二)尿酸和阻塞性睡眠呼吸暂停相互影响的作用机制

OSA患者引起尿酸代谢紊乱机制不十分明确,目前考虑可能与以下机制相关:第一,OSA的上气道阻塞会导致周期性低氧,使有氧代谢减少、无氧酵解增加,加速三磷酸腺苷降解为二磷酸腺苷,进一步降解为黄嘌呤,增加体内嘌呤水平,嘌呤分解后导致血尿酸水平升高。第二,长期的低氧血症引起三磷酸腺苷合成减少,导致其对磷酸核糖酰胺转移酶的抑制作用减弱,嘌呤生成增多,从而使血尿酸水平上升。第三,无氧糖酵解增加导致肾小管细胞内乳酸生成增加,而乳酸与尿酸在肾脏代谢上存在竞争性抑制,致使肾脏对尿酸清除减少,尿酸排泄减少,血尿酸浓度升高。第四,OSAS患者多并发有糖尿病、高血压、肥胖、血脂异常等疾病,而这些疾病常伴有血尿酸升高。

然而尿酸对于OSA的影响机制尚不清楚,或许与氧化应激,促炎作用相关,或许存在我们尚未发现的机制。

(三)OSA治疗对尿酸影响的相关研究

CPAP作为成人OSA初始及首选的治疗手段能有效改善患者缺氧情况,是否可以降低尿酸并作为预防痛风发作尚有争议。Steiropoulos等发现经过6个月CPAP治疗后的OSA患者血尿酸水平显著降低,而依从性较差的OSA患者血尿酸水平基本没有变化。而在Prudon等的随机双盲实验中却显示用治疗性或安慰性CPAP治疗3个月后，OSA男性患者血尿酸水平没有明显降低。一项西班牙研究也发现151例诊断中度至重度OSA的妇女经过CPAP治疗12周血尿酸水平与对照组相比并没有下降。目前临床上尚没有降尿酸是否有利于OSA改善的相关研究。

在临床上血尿酸水平较易测定，且已逐渐成为常规检测项目，把血尿酸水平作为OSA患者缺氧及病情严重程度的评估指标有一定的可行性，在对OSA治疗中可同时兼顾血尿酸水平的监测及治疗，可以减少心血管及其他并发症的发生风险。同时一旦确定CPAP治疗后的OSA患者的血尿酸水平，可以定期重复测量以确定长期CPAP治疗的有效性或评估患者依从性，这对于不容易获得睡眠监测检查或处于偏远地区患者具有现实意义。未来需要进行长期的流行病学研究来验证OSA患者尿酸浓度降低后结果，并检测CPAP治疗后尿酸水平的变化。因此，希望有开展降尿酸治疗对OSA利弊的研究，并期待有惊喜的结果。

参考文献请扫二维码

第四节　尿酸与消化系统疾病

肝脏和肠道是尿酸产生的主要场所，同时肠道又是尿酸排泄的器官之一。肠道微生物在肠道与宿主共生，尿酸代谢异常会改变肠道菌群水平，肠道菌群也会影响尿酸代谢。前面章节阐述了血尿酸水平与心脑血管呼吸系统等多脏器疾病相关，现有研究发现血尿酸水平还与消化系统疾病相关。本节讨论尿酸与肠道菌群、消化性溃疡、炎性肠病和非酒精性脂肪性肝病的相互关系。

一、尿酸与消化性溃疡

消化性溃疡是消化系统常见疾病，消化性溃疡的病因很多，发病机制复杂，通常认为溃疡的发生是由于胃黏膜的损害因素与防御因素之间的失衡所致。早在1910年Schwartz提出"没有胃酸就没有溃疡"，自从1982年Warren和Marshall首次从慢性活动性胃炎患者的胃黏膜中分离出幽门螺杆菌（helicobacter pylori，Hp）以来，大量研究已经证明Hp与消化性溃疡有密切的关系。同时消化性溃疡也常合并其他疾病，如消化性溃疡合并痛风等。目前关于尿酸与消化性溃疡关系的研究文献相对较少，两者之间相互影响尚未有结论。

（一）尿酸与幽门螺杆菌

Hp的发现是消化性溃疡在病因学和治疗学上的一场革命，也正是由于这一伟大发现使得Warren和Marshall两位澳大利亚学者荣获了2005年诺贝尔生理学和医学奖。Hp在全世界感染率超过50%，在一些不发达地区Hp感染率可超过80%，中国的流行病学调查显示中国各地区Hp的感染率为40% ～ 90%，平均为59%。多数研究显示，80%以上甚至100%的十二指肠溃疡患者存在Hp感染，胃溃疡患者有60%以上存在Hp感染，在Hp感染率高的发展中国家，消化性溃疡患者的Hp检出率更高。

幽门螺杆菌不但会引发消化道疾病，且与心血管疾病、胰岛素抵抗、糖耐量受损、肥胖等关系密切。我国很多地区研究发现Hp感染常合并高尿酸血症。李剑等研究发现Hp感染患者血尿酸水平显著高于Hp阴性患者，并发现Hp感染与高尿酸血症呈正相关；他们的另一项研究发现Hp感染和高尿酸血症均为中老年人群代谢综合征的独立危险因素，临床上可以通过降低尿酸水平并根除Hp感染来控制病情。但德国学者Wawro等一项基于人群的KORA研究中未观察到Hp血清阳性与体重指数、2型糖尿病、高血压、血脂异常、痛风、尿酸升高、胃炎、炎性肠病和胃或十二指肠溃疡之间的关联；在纵向分析中也未观察到Hp血清阳性与所调查的五种代谢疾病/风险因素之间存在显著关联，因此他们认为Hp与尿酸升高并无关系。由于目前相关研究少，关于Hp感染和尿酸的关系，目前尚无法判定Hp感染与高尿酸血症有必然的联系。

（二）尿酸与不同病因消化性溃疡的关系

Minah等发现血液透析患者消化性溃疡的患病率高于腹膜透析患者，接受透析的终末期肾病患者中，如有消化性溃疡病的患者血清白蛋白水平较低，血尿素氮水平较高，而尿酸水平也较高。Galunska等通过动物研究发现，对乙酰氨基酚和对乙酰水杨酸会诱导胃黏膜损伤，发现血尿酸水平升高可能与胃脂质过氧化状态有关。

（三）消化性溃疡患者痛风急性发作诱发因素

冯素丽等观察消化性溃疡患者治疗期间痛风急性发作的因素，主要分析了性别、年龄、白细胞、中性粒细胞百分比、血红蛋白、血细胞比容、总胆固醇、三酰甘油、血尿素氮、血清肌酐、白蛋白等，发现痛风急性发作组与无痛风发作组差异无统计学意义（$P > 0.05$），而饮酒和血小板计数升高的消化性溃疡患者更易发生痛风急性发作，同时住院时间也会延长。因为饮酒可增加血循环中的乳酸，抑制肾小管对于尿酸的排泄，引起血尿酸水平升高而诱发痛风急性发作。高尿酸血症可激活血小板的活性，尿酸盐结晶更容易在血管壁上沉积，可直接损伤血管壁的内膜，促使血小板的黏附和聚集，导致胃黏膜血管血栓形成而致黏膜缺血引发溃疡。

（四）尿酸与消化性溃疡治疗药物的关系

质子泵抑制剂（proton pump inhibitor，PPI）是临床常用的

抑酸剂，代表药物有奥美拉唑、艾司奥美拉唑、泮托拉唑、兰索拉唑、雷贝拉唑等。早在1995年，柳叶刀杂志发表了两例患者因服用奥美拉唑致急性痛风的不良反应。近年来，何志钧等研究了质子泵抑制剂治疗上消化道出血对痛风复发的影响，结果显示痛风患者使用PPI后血尿酸较用药前明显升高。黄燕华对比研究了40例胃酸分泌相关消化系统疾病合并痛风患者与40例未合并痛风患者使用艾司奥美拉唑对其尿酸代谢功能的影响，结果发现艾司奥美拉唑可使患者血尿酸水平明显升高，存在诱发痛风急性发作的风险。郑世滩等观察76例有痛风病史的消化道出血患者，发现使用埃索美拉唑组痛风的发作比例为66.67%（32/48），高于使用泮托拉唑的38.10%（8/21），认为泮托拉唑在治疗消化性溃疡伴有痛风患者可能更适宜，因研究入组的数量不多，仍需进一步临床论证。

临床上消化性溃疡患者发生出血时会因为血容量减少致血尿酸水平增高和促进血红蛋白在胃肠道重吸收以及使用制酸药等因素，有痛风病史的患者更容易出现痛风急性发作。由于目前相关的文献较少，所以尚不了解尿酸对于消化性溃疡具体的作用机制，需要更多的临床和基础研究来进一步深入探讨。

二、尿酸与肠道菌群紊乱

黄嘌呤氧化酶是人体尿酸形成的关键酶，在肝脏和肠道的表达水平最高，所以尿酸主要在肝脏和肠道产生。在正常条件下，经肾排出的尿酸占2/3，剩余的通过粪便排出体外，极少部分则通过汗液排出。肠道微生物在肠道与宿主共生，可参与人体消化、吸收、合成等多种重要生理功能，维持人体健康。近年来多研究表明，肠道微生物与高尿酸血症有着密不可分的关系。

（一）尿酸在肠道中的代谢

体内的尿酸1/5是源于食物的摄入，摄入富含嘌呤类食物会促进高尿酸血症的产生。高嘌呤食物会引起肠道微生物结构失调，提调，提高外周血中黄嘌呤氧化酶活性，导致尿酸水平升高。肠道是尿酸产生、分布和清除的重要器官，但目前肠道菌群对尿酸的代谢研究仍处于起步阶段，其具体机制仍尚不清楚。关于尿酸在肠道中代谢的研究主要体现在尿酸转运蛋白方面。

1.尿酸转运蛋白功能障碍 肠道和肾中的ABCG2可以介导尿酸排泄，ABCG2功能障碍会导致高尿酸血症发生率增高。Hosomi等研究的氧嗪酸钾小鼠模型则进一步证实ABCG2是一种重要的尿酸转运蛋白。他们对小鼠体内的尿酸分子进行14C标记，通过观察14C分布来计算尿酸在不同部位的清除率的情况，证实了尿酸不仅通过肾脏排泄，也可在肠道内排泄。而后进一步展开大鼠肠道闭环循环研究，结果发现尿酸在肠道的清除率与ABCG2转运蛋白抑制剂依克立达的剂量相关。而*ABCG2*基因敲除小鼠实验则进一步发现基因敲除小鼠的肠道尿酸清除率明显低于氧嗪酸钾造模组，揭示了通过抑制ABCG2能够减少尿酸在肠道的排泄。

2.肠道中参与的其他尿酸转运蛋白 尿酸转运蛋白还包括溶质-载体基因（SLC）和ATP结合体转运蛋白（ABC），以及细菌转运蛋白YgfU，这些转运蛋白是一种低亲和力、高容量的尿酸转运蛋白。日本Nakayama A等观察了545例患者和1115例健康志愿者中单羧酸转运蛋白9（MCT9）变体与痛风之间的关系，结果发现MCT9的错义变体K258T、rs2242206，明显增加肾功能不全患者患痛风的风险（OR = 1.28，$P = 0.012$）。

（二）尿酸与肠道菌群的关系和相关研究

1.肠道菌群对尿酸的影响 肠道菌群分泌产生活性酶，参与嘌呤和尿酸的分解代谢。目前肠道菌群对尿酸代谢的研究分为两个部分，即动物研究和临床研究。王力等利用高酵母饲喂高尿酸模型小鼠，予以酪酸梭菌灌胃治疗，对比正常小鼠、高尿酸模型小鼠和苯溴马隆干预高尿酸模型小鼠，每4周对各组小鼠血尿酸及炎症因子TNF-α和IL-6进行检测，结果显示炎症因子与血清尿酸呈明显正相关，因此人为干预肠道菌群通过减少肠道内炎症因子分泌调节肠道免疫稳态可以降低血尿酸水平。Guo等基于细菌16SrRNA测序数据分析83例可受试者，观察在痛风组和健康组之间差异分布的细菌属的研究，研究发现共有17个菌属（$P < 0.05$，Wilcoxon秩和检验）与痛风相关，其中拟杆菌等与痛风呈正相关，而粪球菌、粪杆菌、反刍球菌等与痛风呈负相关，而血液中的尿酸、胆红素、谷氨酸-丙酮酸转氨酶和谷氨酸-草酰转氨酶的量与痛风患者拟杆菌等菌属之间存在正相关，揭示了许多肠道潜在的细菌类群，其活性与痛风的发展有关。此外，玛依娜·卡哈尔等采用病例对照结合变形梯度凝胶电泳（16SrDNA-PCR/DGGE）技术，研究汉族和新疆维吾尔族的高尿酸血症患者与正常人群肠道菌群的异同，发现正常人群大部分为不可培养细菌，如疣微菌属、直肠真杆菌属、肠道产丁酸细菌属、梭菌属、消化链球菌属等；而高尿酸血症患者则有不可培养细菌、毛螺旋菌属、乳酸杆菌属，两组肠道优势菌株差异有统计学意义。汉族人群肠道中的细菌属，除了乳酸杆菌属，其他细菌属均高于维吾尔族人群，而且消化链球菌属与嗜果胶拟杆菌属只出现在汉族人群肠道中，可见汉族和维吾尔族人群肠道菌群是有差异的。但研究发现经测序不可培养的细菌占62.5%，这对研究的结果影响很大，2个民族的高尿酸组和正常组的肠道细菌分布虽然表现出一定的差异性，但这个差异性并不是很大。参与尿酸生成与代谢的肠道菌群有大肠埃希菌属，通过黄嘌呤脱氢酶参与嘌呤氧化代谢，促进尿酸生成；乳酸菌属和假单胞菌属则通过短链脂肪酸参与肠道尿酸的分解加快尿酸排泄。上述研究可见，肠道菌群调节尿酸代谢的作用机制可能是肠道菌属产生短链脂肪酸，改变肠道内尿酸转运子的分布及数量，调节肠上皮细胞的增生和修复而实现。另有研究发现，高尿酸血症大鼠模型跟正常大鼠模型相比，肠道内黏胶球形菌属和拟杆菌属的水平较高，而柔膜菌属和厚壁菌属的水平相对较低。经使用苯溴马隆或别嘌醇后，肠道菌群发生了改变：用苯溴马隆后，放线菌属升高，黏胶球形菌属与拟杆

菌属降低，用别嘌醇后，放线菌属升高，黏胶球形菌属则降低，研究认为苯溴马隆和别嘌醇可以调节高尿酸血症患者肠道菌群结构来降低尿酸，这为以后高尿酸血症治疗提供了新的治疗思路，优化患者肠道菌群，可以辅助控制血尿酸。

2.尿酸对肠道菌群的影响　肠道有排泄尿酸功能，高尿酸血症患者肠道尿酸也相对增高，人体血尿酸的升高会导致肠道内环境改变，导致肠道内菌群分布改变。Crane等的一项研究认为，黄嘌呤氧化酶是宿主与肠致病性大肠埃希菌（EPEC）和志贺毒素大肠埃希菌（STEC）之间相互作用的重要酶。XO的许多生物效应是由XO产生的过氧化氢引起的。尿酸引发肠道炎症反应，包括黏膜下水肿加重和宿主细胞释放细胞外DNA。虽然单独的尿酸不能在肠单层中引发氯离子分泌反应，但尿酸确实增强了对环AMP激动剂的分泌反应。在体内形成的尿酸晶体在肠道内腔中可以诱发EPEC和STEC感染。EPEC和STEC感染期间形成的尿酸晶体，会嵌入由宿主细胞产生的中性粒细胞外受体（NET）中，肠道内的尿酸水平增高使外源性DNA也增加，这些是通过激活血清脱氧核糖核酸酶Ⅰ（DNase Ⅰ）达到的。而补充DNase Ⅰ可以减少感染20h后EPEC细菌的数量并防止EPEC诱导的组织学损伤，可见尿酸确实具有独立于过氧化氢的生物学效应，可能在EPEC和STEC感染的某些阶段起到保护作用。周蓓蓓等研究认为嘌呤代谢增加尿酸分泌，诱发肠道氧化应激反应，刺激产生炎性细胞，而过量尿酸的沉积在肠道中，也会诱发白细胞趋化、黏附，肠道内多种炎性因子升高，如TNF-α、IL-6、IL-1β和MCP-1等，这对肠道菌群的分布定植产生趋化影响，从而影响肠道内菌群水平。

（三）人为干预肠道慢性炎症对血尿酸及肠道菌群的影响

目前已有研究表明多种中成药，以及微生态制剂可通过改善肠道的慢性炎症，影响肠道菌群水平，调节肠道尿酸分泌，增加尿酸分解，进而达到降低尿酸的目的。

1.桑黄素、桑叶黄酮等桑叶活性成分 目前有研究认为桑黄素、桑叶黄酮等桑叶活性成分可以改善高尿酸血症患者的肾损伤，降低尿酸水平；桑叶多糖还可以改善抗菌药物诱导的肠道菌群失调，同时桑抹茶可以通过调节肠道菌群起降尿酸作用。朱发伟等研究发现模型大鼠高嘌呤饮食后，血尿酸水平出现显著的上升，血清及肝组织黄嘌呤氧化酶（Xanthine Oxidase，XOD）活性明显增加；通过模型大鼠进行桑抹茶干预后，血清和肝组织的XOD活性显著降低，血清尿酸水平也降低，表明桑抹茶可能通过抑制XOD的活性来降低尿酸水平。同时桑抹茶组大鼠肠道中普氏菌比例明显降低，乳杆菌比例增加。

2.菊苣 菊苣是维吾尔族常用的药材，具有健胃消食、清肝利胆、利尿消肿等功效，对降低尿酸也具有显著疗效。菊苣提取物也可以明显降低模型大鼠血尿酸、粪尿酸、二胺氧化酶、D-乳酸、血清内毒素及肠道β-防御素1水平，升高肠道分泌型免疫球蛋白A水平，改善模型动物肠道的组织形态，对肠道菌群比例结构也有影响，可以大幅度降低大肠埃希菌和粪肠球菌的数量，但增加了双歧杆菌的数量，因此在高尿酸状态下，肠道屏障改变后引起肠道尿酸排泄异常，而菊苣提取物通过调节肠道屏障，维护肠道内稳态，促进肠道尿酸排泄。

3.微生态制剂 微生态制剂在肠道尿酸排泄中有着重要的作用。Li等从中国酸菜中分离出55种乳酸菌，发现短乳杆菌（DM9218-A）可以降解嘌呤代谢中的2个关键中间体——肌苷和鸟苷。对高尿酸的大鼠灌胃给予DM9218-A，结果发现DM9218-A可有效降低高尿酸大鼠血清尿酸水平。该研究结果提示DM9218-A可能是一种有希望的候选药物，可作为疾病发作期间高尿酸血症患者的辅助治疗，也有望用于高尿酸血症的防治。

4.中药祛浊通痹方 有研究发现，尿酸代谢异常模型大鼠，其肠道菌群也发生了紊乱，经中药祛浊通痹方治疗后，增加了肠道菌群的多样性，肠道菌群发生了改变，且发生变化的肠道菌群可能与嘌呤代谢、尿酸降解密切相关。

目前肠道微生物代谢研究仍在摸索阶段，基础研究开展不多。双歧杆菌和乳酸菌等可以引起血尿酸下降，目前有关粪菌移植治疗高尿酸血症的研究很少。肠道菌群影响尿酸代谢，而尿酸的水平也同样会改变肠道菌群分布，具体机制需进一步研究，希望能为高尿酸血症治疗提供新的研究方向。

三、尿酸与炎症性肠病

如前所述，尿酸代谢与肠道菌群有较多关联，而炎症性肠病（inflammatory bowel disease，IBD）是遗传、环境等多种因素导致的一种非特异性慢性消化道疾病，包括克罗恩病（crohn's disease，CD）和溃疡性结肠炎（ulcerative colitis，UC）。目前尿酸对IBD影响研究较少。

（一）尿酸与抗酿酒酵母抗体的关系

抗酿酒酵母抗体（anti-saccharomces cerevisiae antibody，ASCA）会出现在55%～65%的CD患者和5%～20%的UC患者中。Chiaro等研究的无菌动物的粪便代谢组学筛选表明，酿酒酵母定植增强了宿主嘌呤代谢，导致尿酸产生增加。单独使用尿酸治疗会使疾病恶化并增加肠道通透性。别嘌醇是一种用于降低尿酸的临床药物，可改善由酿酒酵母引起的小鼠结肠炎。Chiaro等认为人血清中尿酸升高与抗酵母抗体呈正相关，肠道中的酵母可能增强嘌呤代谢物的产生，从而对炎性肠病的进程产生负面影响。

（二）尿酸与克罗恩病的关系

蒋传林等多因素回归分析表明CD的发病风险与血尿酸水平无相关性，但CD患者血浆总胆红素与血尿酸水平呈负相关，只是因为研究的样本量较少，说服力不强，同时该研究为回顾性研究，存在分析偏倚可能。Zhu等认为尿酸与肌酐比值与CD的疾病活动性有关，结肠型CD和ASCA阳性CD的尿酸与肌酐比值升高，如有效治疗CD，尿酸与肌酐比值会下降，说明尿酸代谢可能是研究IBD疾病活动的一个新方面。但Sendid等重新评估酿酒酵母的作用时，认为尿酸水平与克罗恩病中的ASCA无关。

（三）尿酸与溃疡性结肠炎的关系

Tian等通过回顾研究发现，UC患者的血清尿酸水平显著高于健康人群，多因素回归分析显示，血清尿酸的最高四分位数与UC的风险独立相关（OR = 1.20，95%CI：1.05 ~ 1.77，P = 0.045），因此认为血清尿酸是UC的独立危险因素。王春莹等也发现UC患者的血清尿酸水平会升高，且与疾病严重程度、Mayo评分和TNF-α、IL-β及IL-6水平呈正相关（$P < 0.05$）。然而也有持不同意见的研究，谭丽等分析了吉林大学中日联谊医院收集的UC患者发现，重度UC患者尿酸水平降低，但在轻中度UC患者中降低不明显，回归分析后认为尿酸对UC可能是一种保护性因素。

（四）尿酸与炎性肠病治疗药物的关系

5-氨基水杨酸是IBD轻症患者的首选药物，但长期服用对肾功能损伤较大，并影响尿酸的排泄。黄嘌呤氧化酶（XOD）是嘌呤代谢途径中的关键酶，作用是催化次黄嘌呤氧化为黄嘌呤并最终氧化为尿酸。而IBD的常用药物奥沙拉秦钠对XOD表现出极大的抑制作用（IC 50 = 3.4mg/L），酶动力学研究表明该药物是黄嘌呤氧化酶的混合型抑制剂，此外，该药物在体内以剂量依赖性方式显著降低血尿酸水平、XOD的活性。Chiaro等研究发现，尿酸水平升高可增强肠黏膜通透性，进而导致小鼠结肠炎的恶化；对结肠炎小鼠给予别嘌醇灌胃后，肠道炎症明显改善，推测尿酸可能是控制IBD活动水平的一个潜在治疗靶点。但目前大部分的研究结果都是来自于动物模型，其具体的临床结论需大量的临床研究来评估。

Sendid等认为没有任何数据支持尿酸参与IBD的病理生理学，也没有任何数据支持别嘌醇对CD患者的改善可能是由于

"预防酵母诱导的尿酸在肠道中积聚"的假设。因此目前国内外对IBD患者血尿酸水平的意义尚无统一结论，IBD患者血尿酸水平能否被认定是IBD的一种危险因素，是否对尿酸水平进行临床干预，血清尿酸指标能否可以作为评估疾病活动性、病情严重程度、预后、病情复发等的潜在标志物，还需要更进一步的临床研究去验证和揭示。

四、尿酸与非酒精性脂肪性肝病

脂肪性肝病（fatty liver disease，FLD）是消化系统常见疾病之一，它主要是由于脂肪的肝脏沉积而导致的一系列病理性肝脏损伤的总称。引起FLD的原因有多种，主要分为两大类：非酒精性脂肪性肝病（nonalcoholic fatty liver disease，NAFLD）及酒精性脂肪性肝病，其中NAFLD是指无过量饮酒史，以肝实质细胞脂肪变性和脂肪堆积为特征的临床综合征。随着生活水平的提高，NAFLD的发病率有逐年增加、渐趋于年轻化的趋势。NAFLD患者预期寿命缩短，主要死因为恶性肿瘤、动脉粥样硬化性心脏病和肝硬化，已成为21世纪全球重要的公共健康问题之一。欧美等发达国家普通成人中NAFLD患病率高达20%～30%，我国的患病率相对偏低，流行病学调查显示我国上海、广州和香港等发达地区成人NAFLD患病率在15%左右。

随着研究的不断深入，对NAFLD的认识不再局限在肝本身，认为与代谢综合征密切有关，如肥胖、脂代谢异常、胰岛素抵抗等。高尿酸血症表现为尿酸代谢紊乱，常与高血压，肥胖，糖、脂肪代谢紊乱等并存。越来越多的证据表明，高尿酸血症可以引起全身性代谢紊乱，与NAFLD密切相关。

1.血尿酸与NAFLD的关系及相关研究　Nardo等观察了健康人群和NAFLD的患者，结果发现NAFLD的患者血尿酸水平显著升高。Li等一项纳入8925例研究对象的横断面研究发现NAFLD患病率为11.78%，高尿酸血症患病率为14.71%；与非高尿酸血症人群相比，高尿酸血症人群的NAFLD患病率显著升高

（24.75% vs 9.54%，$P < 0.01$），回归分析发现血尿酸升高与发生NAFLD的风险有关联（OR = 1.29，95% CI: 1.067 ~ 1.564，$P < 0.01$）。Liu等也发现血尿酸与NAFLD的发生有关，并且伴随胰岛素、血压、三酰甘油、低密度脂蛋白胆固醇水平的升高。目前越来越多的国内外临床研究发现血尿酸与NAFLD的发生发展密切相关，也期待从分子机制方面阐明二者的因果关系。

2. 高尿酸血症与NAFLD发生、发展　NAFLD是一系列的生理和生化事件，包括基因、环境、新陈代谢和精神压力等相关因素。目前，二次打击学说普遍认为是NAFLD的发病机制。第一次打击主要表现为肝的脂肪变性，主要是胰岛素抵抗导致肝内三酰甘油的蓄积引起的。在此基础上，第二次打击表现为肝细胞内的线粒体脂肪酸通过氧化应激和炎症反应产生大量的丙二醛，该物质可破坏生物膜、蛋白质、核酸等物质，最终使肝细胞损伤和纤维化。

肝内三酰甘油沉积可导致NAFLD，体内外研究发现血尿酸可增加肝内三酰甘油的沉积。分化脂肪细胞比未分化脂肪细胞具有更高的尿酸盐摄取率、更高的尿酸盐转运蛋白的表达及更多的活性氧的产生。氧化脂质及其他氧化剂可以使血尿酸转变为促氧剂，进一步产生氧自由基，而且氧自由基作用于脂质，主要针对低密度脂蛋白与脂质膜，通过细胞内还原型烟酰胺腺嘌呤二核苷酸磷酸氧化酶过氧化物生成系统，进一步使血尿酸转变为促氧化剂。血尿酸的促氧化作用促进NAFLD等的发生和发展。

（1）高尿酸血症促进NAFLD发生的机制

1）胰岛素抵抗：高尿酸血症可促进氧化应激及激活NOD样受体热蛋白结构域相关蛋白3（NLRP3）炎症复合体，进而加重胰岛素抵抗insulin resistance，IR。由于胰岛素可以抑制细胞色素P450超家族活性，并且主要抑制细胞毒性和脂质过氧化，所以IR增加氧自由基的产生，进而促进氧化应激。IR导致脂肪在肝脏中的储积和肝脂肪变是第一次"打击"。由于IR、过度炎症反应、饮酒和肥胖等，使肝细胞对炎症反应和损伤因素的易感性增高，更易受到进一步的损害。IR促进外周脂肪组织分解，促使游离脂肪酸流入肝脏，增多的游离脂肪酸导致肝细胞线粒体氧化超载，由此增加了肝细胞内三酰甘油的储存；同时，NAFLD患者肝细胞中脂肪沉积，脂肪酸合成增加，进而葡萄糖-6-磷酸酶（glucose-6-phosphatase，G-6-Pase）活性增强，肝糖异生增强，同时胰岛素对G-6-Pase抑制减少，导致IR，如此恶性循环。

2）氧化应激：线粒体、内质网的氧化应激作用在肝脏的脂肪变性过程中起着重要的作用。三羧酸循环中顺乌头酸酶活性被线粒体氧化应激抑制，导致柠檬酸堆积，从而促进肝细胞中的脂肪沉积与合成。内质网是蛋白质合成后折叠及合成脂质类固醇的场所。当内质网功能紊乱时，蓄积在内质网网腔内的错误折叠或未折叠蛋白质会被代谢处理，进而导致正常的细胞功能被破坏。未折叠的蛋白质在内质网应激时被激活以维持内质网的稳态，但当未折叠蛋白质不足或缺乏时，可导致细胞的损伤甚至凋亡。Lanaspa等研究发现高血尿酸会促进肝细胞线粒体氧化应激及肝细胞中脂质重新合成，导致肝细胞内的脂质增加。氧化应激产生的氧自由基也会导致内质网氧化应激，进一步导致肝脂肪沉积增加。内质网氧化应激通过激活固醇调节元件结合蛋白-1c（SREBP-1c），调节脂质代谢，促进脂肪沉积。血尿酸也可以促进内源性脂质酶基因的表达增加，进而使内源性SREBP-1c的表达增加，诱导内质网氧化应激。当血尿酸水平超过360μmol/L时，人源肝癌细胞（HepG2）及肝细胞内的三酰甘油水平明显增加；血尿酸水平为720μmol/L时，肝细胞内质网的氧化应激反应进一步增强。

3）炎症反应：尿酸是促炎细胞因子之一，尿酸盐结晶可以活化体内多个炎性途径而导致NALP3炎性体形成。NLRP3炎症复合体是包括核苷酸寡聚化结构域（NOD）样受体（NOD-like Receptor，NLR）、凋亡相关微粒蛋白、效应分子胱冬肽酶-1前体的细胞内多蛋白复合物，参与固有免疫。而且NLRP3炎症复合体与肥胖、胰岛素抵抗、脂代谢及肝细胞脂肪变性有关。血尿酸可以通过激活NLRP3炎症复合体活性促进肝细胞变性、增加胰岛素信号传导障碍、直接诱导肝细胞脂肪沉积和胰岛素抵抗。

（2）NAFLD对血尿酸的影响

1）果糖代谢：NAFLD患者通常果糖摄入过多，果糖代谢可产生尿酸。在果糖代谢中，果糖激酶是第一个限速酶，并且不存在负反馈作用，可导致细胞内磷酸盐和ATP迅速减少，因为细胞内磷酸盐的减少，导致AMP脱氨酶（AMP deaminase，AMPD）降解为一磷酸肌苷，其最后代谢为尿酸，最终引起细胞内血尿酸水平升高，释放入血，导致血尿酸水平升高。

2）肝脏合成增加：肥胖患者通常表现为摄入的热量多于消耗的热量，摄入能量增加，嘌呤合成增加，导致尿酸生成增加。过多脂肪可沉积于各个脂肪组织，比如皮下、腹部或内脏器官。当饥饿时，脂肪分解增加以产生热量来供应机体活动，同时产生的酸性代谢产物会减少尿酸的排泄，间接导致血尿酸水平升高。此外，增加的内脏脂肪可释放更多的游离脂肪酸，肝脏脂肪酸合成增加可导致三酰甘油合成引发脂肪肝及尿酸产生增多。

3.高尿酸血症合并NAFLD的治疗研究　高尿酸血症合并NAFLD通常都伴有不良的生活饮食习惯，因此，对于NAFLD合并高尿酸血症人群，通常建议采用饮食控制、生活方式干预、调脂药物等综合干预措施；同时避免加重肝损害的危险因素，以延缓或消除NAFLD的发生和发展，降低或避免终末期肝病的发生。

目前尚无针对NAFLD合并高尿酸血症患者应用降尿酸治疗可逆转NAFLD病情的报道。体外研究发现，尿酸通过促进MCP-1合成及抑制脂联素合成来发挥作用，而通过抑制过氧化物酶和刺激过氧化物酶体增生物激活受体可以减少单核细胞趋化蛋白-1的合成。Distefano等研究发现，别嘌醇在降低肥胖伴代谢综合征动物模型的尿酸，进一步减少单核细胞趋化蛋白-1的合成及促进脂联素的合成，另外别嘌醇还可以通过减少脂肪组织巨噬细胞浸润来改善脂肪组织的炎性反应，有利于改善胰岛素抵抗。Nakagawa等研究发现，在接受高果糖饮食的大鼠中，无论是用别嘌醇还是苯溴马隆降低尿酸，都能预防或逆转代谢综合征的特征。特别是别嘌醇的应用预防了果糖诱导的高胰岛素血症（272.3pmol/L vs 160.8pmol/L，$P<0.05$）、收缩期高血压（142mmHg vs 133mmHg，$P<0.05$）、高三酰甘油血症（233.7mg/dl vs 65.4mg/dl，$P<0.01$）和体重增加（455g vs 425g，$P<0.05$）。由此可见，降低尿酸，可以改善肥胖、IR、高脂血症、高血压等代谢综合征的重要组成。还有动物模型证实，采用别嘌醇与苯溴马隆降低血尿酸水平，也可以改善肝脏脂肪变性。

高尿酸血症与NAFLD关系密切，两者相互影响，随着尿酸水平增高，NAFLD发生率呈增高趋势。通过药物及改善生活方式来降低血清尿酸水平，NAFLD肝脏损伤可得到减轻和缓解。

参考文献请扫二维码

第五节　尿酸与泌尿生殖系统疾病

肾脏是人体重要的排泄器官，肾脏疾病可以引起高尿酸血症，反之，尿酸增高会促发和加重肾脏病变，两者互为因果，恶性循环。阴茎勃起功能障碍（erectile dysfunction，ED）是目前关注的热点之一，肥胖、高血压、糖尿病、心血管疾病、神经系统病变、盆腔手术、尿道及骨盆外伤等都可引起ED。随着医学对尿酸的认识和研究深入，发现高尿酸血症与ED也有着密切的关系。本章节主要阐述尿酸与肾脏疾病于ED的关系。

一、尿酸与肾脏疾病

肾脏是尿酸排泄的主要场所，每天尿酸的排泄量约占尿酸总排泄量的70%。早期根据吡嗪酰胺对尿酸分泌的抑制为基础所推测出来的尿酸排泄模型，即四步代谢模型虽然有很多争议，但目前仍被广泛采用。随着现代分子生物学技术的发展，这一模型将会被完善。

前面章节已提到尿酸是一种弱酸，生理条件下（pH＝7.4，T＝37℃）在血浆中以尿酸盐的形式存在，由于血液中的主要阳离子是钠离子，所以尿酸主要以尿酸钠的形式存在。实验室测得的尿酸值，并不是尿酸（Uric acid），而是尿酸盐（Urate）。高尿酸血症是指血清尿酸盐浓度超过血清中单水尿酸盐的溶解极限即416μmol/L。理论上，尿酸盐结晶可以沉积在有血流经过的任何部位，但目前主要在关节和关节周围及肾脏中发现尿酸盐沉积的证据，前者可发生痛风性关节炎或痛风石形成，后者可发生尿酸性肾病。传统的尿酸性肾病主要分3类：急性尿酸性肾病、慢性尿酸性肾病（痛风性肾病）和尿酸结石，此外，高尿酸血症与移植肾的关系也引起人们的重视。

（一）急性尿酸性肾病

急性尿酸性肾病是指尿酸短时间内大量生成使大量尿酸结晶沉积在肾单位远端的肾小管，引起"肾内梗阻"导致急性少尿型肾损伤，多发生在恶性肿瘤放化疗时。急性尿酸性肾病的发生率各报道结果不一，Seidemann 等纳入1192例儿童白血病或淋巴瘤患者的研究，结果有5.3%患儿出现肾功能不全或肿瘤溶解综合征。Annemans 等回顾性分析722例成人/儿童白血病或淋巴瘤患者，结果显示肿瘤溶解综合征发生率为5%，其中有45%合并急性肾损伤。Coiffier 等纳入100例成人非霍奇金淋巴瘤患者，化疗的同时给予降尿酸治疗，结果无1例发生急性肾损伤。总的来说与肿瘤治疗相关的急性尿酸性肾病患者不在少数，随着放化疗时常规使用降尿酸等药物预防，急性尿酸性肾病发生率明显下降。

1.急性尿酸性肾病发病机制　急性尿酸性肾病通常发生于内源性的尿酸生成过多。这种内源性的尿酸生成过多可以是大量组织细胞被破坏所致，如急性横纹肌溶解综合征或某些恶性肿瘤放化疗后；也可以是某些酶的异常导致的嘌呤代谢紊乱，如Lesch-Nyhan综合征，体内次黄嘌呤-鸟嘌呤磷酸核糖基转移酶活力缺乏，以致于嘌呤核苷酸更新代谢过度合成，嘌呤代谢的最终产物尿酸大量堆积。此外，高尿酸血症患者若首次给予大量促进尿酸排泄的药物也可能由于尿酸在近端小管的重吸收超过了极限，导致大量尿酸在远端肾小管沉积，从而导致急性肾衰竭。

大量尿酸产生以后，经肾小球滤过在远端肾小管、集合管形成大量尿酸结晶。远端肾小管和集合管是肾脏酸化尿液最强的部位，在这种酸性环境下容易出现尿酸结晶（类似于尿酸结石的形成，详见后述）。大量的结晶沉积导致"肾内梗阻"，可发生少尿甚至无尿，这时尿中也可以出现"砂砾"或"沙子"。如果机体处于脱水和细胞外液不足的情况，随着肾小管液尿酸浓度增加会进一步加重肾脏损伤。此外，最近研究认为除了梗阻以外，这些尿酸结晶还可以启动类似痛风性关节炎的炎症反应进一步加重肾损伤。

2.急性尿酸性肾病临床表现及实验室检查　急性尿酸性肾病通常见于恶性肿瘤，特别是白血病和恶性淋巴瘤放、化疗第1～2天，由于大量的细胞被破坏导致尿酸生成迅速增加。患者早期可出现急性肾损伤，表现为少尿，甚至无尿。如果尿酸结晶导致了肾盂或输尿管梗阻时会伴有腰痛。典型的可出现肿瘤溶解综合征，即表现为高尿酸血症、高钾血症、高磷血症、乳酸酸中毒和低钙血症。

尿液检查常无特异性，尿蛋白不多，很少有尿红细胞，但可发现尿酸结晶，由于尿酸结晶可能堵塞肾小管，亦可有无尿酸结晶排出。常伴有显著的高尿酸血症，肿瘤破坏细胞导致的高尿酸血症通常会高于900μmol/L，或尿尿酸/肌酐比值＞1，而其他急性肾衰竭血尿酸浓度一般不高于720μmol/L，或尿尿酸/肌酐比值＜0.6～0.75。

3.急性尿酸性肾病病理　光镜下可见大量尿酸结晶沉积于远端小管和集合管，管腔阻塞，近端肾小管可见扩张，而肾小球结构正常，通常无间质纤维化。但是临床上很少对此类患者做肾活检，可能是因为这些患者肾功能预后相对较好的缘故。

4.急性尿酸性肾病诊断和鉴别诊断　急性尿酸性肾病明确诊断需临床结合肾脏病理。临床上，有引起高尿酸血症的诱因如放化疗史，化验示血尿酸明显升高（892～2975μmol/L），出现少尿或血肌酐升高，尿液中可见尿酸结晶，肾脏病理上可见肾小管管腔内尿酸结晶沉积，可确诊本病。

急性尿酸性肾病引起的急性肾损伤，特别是发生在恶性肿瘤患者时，由于患者病情复杂，除按照一般的肾功能不全的诊断思路鉴别肾前性、肾性及肾后性引起以外，需特别除外以下原因：①肿瘤浸润肾、输尿管或膀胱：可予以影像学检查进行排除；②骨髓瘤肾病：可查尿本周蛋白、免疫球蛋白和骨髓学检查；③造影剂肾病：根据病史进行排除；④化疗相关药物引起的肾小管坏死：通常血肌酐升高在前，血尿酸升高在后。

5.急性尿酸性肾病预防和治疗　急性尿酸性肾病以预防为主，包括水化、应用降尿酸药物等，总的治疗原则如下。①降低肿瘤负荷：如白血病时，外周血白细胞计数过高时需先"去白"，且第一次化疗方案不易太强。②合理使用降尿酸药物：首选抑制尿酸合成的药物，如别嘌醇或非布司他等，避免促进尿酸排泄的药物，如苯溴马隆，这类药物会促进肾小管内尿酸晶体形成，加重肾损伤。③水化：充分水化，适当利尿，心肾功能正常的患者每24小时给予4～5L等渗盐水，注意观察尿量和水肿情况，使每日尿量＞1500ml。④碱化尿液：给予碳酸氢钠碱化尿液，使尿维持pH在6.0～7.0。但需注意在肿瘤溶解综合征的情况下，碱化尿液会增加磷酸钙结晶的风险，加重肾损伤，因此除非患者合并酸中毒，不建议使用碳酸氢钠。⑤血透。对于持续少尿、无尿的患者，应合理安排血液透析治疗。

（二）慢性尿酸性肾病

慢性尿酸性肾病传统定义是指尿酸盐结晶在肾间质沉积，引起肾小管间质损害，由此出现一系列临床症状，如夜尿增多、少量蛋白尿及肾功能不全等，即"痛风肾"或痛风性肾病，其严重程度和血尿酸升高的持续时间和幅度有关。而之前的流行病学研究显示20%～60%的痛风患者会出现肾功能不全，75%～99%的痛风患者会出现"痛风肾"的病理改变。实际上，近10～20年人们对慢性尿酸性肾病有了更新的认识，高尿酸血症对肾脏的慢性损伤不仅仅是局部沉积引起的，其机制远较此复杂。

1.慢性尿酸性肾病发病机制　　人们对慢性尿酸性肾病是一个逐渐认识的过程。最初，大约在19世纪中叶，痛风被认为是慢性肾脏病（chronic kidney disease，CKD）的病因，因为降尿酸治疗可以降低痛风患者CKD的发生率。Talbott等对痛风患者进行尸检发现几乎100%患者都有CKD的肾脏表现即肾小动脉硬化、肾小球硬化和肾小管间质萎缩。到了20世纪后期，很多学者认为高尿酸血症并不是导致CKD的原因，甚至认为痛风性肾病是一种错误的定义，即尿酸对CKD没有什么影响，主要依据是肾脏病理中尿酸盐结晶是局限性沉积而肾间质病变却是弥漫性的，虽然结晶部位有较多的炎性细胞，但不能解释整个肾间质病变，同时这种肾脏病理变化和高血压肾病的病理表现是基本一致的，而痛风患者合并高血压非常常见；其次，高尿酸血症常同时合并有其他导致CKD的危险因素，如老年、肥胖、高血压、糖尿病等，因此很难说这种CKD是高尿酸血症引起的，所以在那个阶段人们认为并不是血尿酸升高导致了CKD，而是CKD发生后引起肾小球滤过率下降导致了高尿酸血症，这种观点到现在一直存在。

2000年以后出现许多大型流行病学研究证实了高尿酸血症是CKD的独立危险因素，多项研究发现血尿酸升高是IgA肾病患者发展为CKD的独立危险因素；Akalin 等研究认为血尿酸升高是移植肾发生慢性移植性肾病的独立危险因素；学者们的不同研究均证实血尿酸升高是1型糖尿病患者发展为CKD的危险因素，也是2型糖尿病患者发展为CKD的独立危险因素。这时候人们重新去研究高尿酸血症时CKD的机制，发现之前的假设是错误的，因为CKD的发生并不是和痛风性关节炎的发生一样是由尿酸结晶沉积引起的。现在认为高尿酸血症至少通过3条主要途径造成肾慢性损伤。

（1）血管病变：动物研究发现，尿酸是血管平滑肌细胞的有丝分裂原，可直接刺激血管平滑肌增殖，这一机制主要通过环氧化酶-2（COX-2）活化而使血栓素表达增加。除了COX-2途径，尿酸还可能通过血管紧张素Ⅱ导致血管病变，研究证实RAS阻断剂可以预防氧嗪酸（尿酸氧化酶抑制剂）诱导的高尿酸血症大鼠的肾小球前血管病变。

（2）炎症损伤：尿酸可以促使单核细胞趋化蛋白-1在血管平滑肌细胞的表达，这一作用可能是尿酸直接进入血管平滑肌细胞后，使信号转导途径有丝分裂活化蛋白激酶和核转录因子NF-κB活化。

（3）氧化应激：正常情况下，尿酸是抗氧化剂，但是在尿酸浓度增高时，尿酸成了促氧化剂。动物研究发现，血尿酸升高后可出现肾小球内高血压、肾小球血流量减少、肾小球硬化、肾小管间质纤维化等。这些包括高尿酸直接导致的氧化应激、内皮细胞功能紊乱、RAS系统激活、上皮间充质转化、血管平滑肌细胞分裂增殖等。当然，这些机制也可以解释高尿酸血症对心脏及血管的影响。

综上所述，慢性尿酸盐肾病是高尿酸对肾脏的慢性损伤，这种损伤主要是尿酸通过各种机制导致的，而不是单纯的尿酸盐沉积引起的。

2.慢性尿酸性肾病临床表现和实验室检查　慢性尿酸性肾病临床表现无特异性，可表现为夜尿增多、血尿等。实验室检查可有少量蛋白尿，血肌酐升高，血尿酸升高。对于肾功能已经减退的患者，如果血尿酸水平超过一定程度，则提示高尿酸血症不仅仅由肾功能减退引起，而是存在尿酸代谢异常，具体区别标准如下：血肌酐 $\leq 132\mu mol/L$ 时，血尿酸 $> 535\mu mol/L$；血肌酐 $132 \sim 176\mu mol/L$ 时，血尿酸 $> 595\mu mol/L$；血肌酐 $> 176\mu mol/L$ 时，血尿酸 $> 714\mu mol/L$。

3.慢性尿酸性肾病病理　肾脏的病理改变的程度与血尿酸升高的幅度和持续的时间有关。光镜下可见尿酸结晶在远端肾小管、集合管及肾间质沉积，伴有肾小球硬化、间质纤维化、肾小动脉硬化、动脉壁增厚。皮髓交界处及髓质深部有时可见"痛风石"样改变，表现为以间质尿酸结晶为中心，周围有白细胞、巨噬细胞浸润及纤维物质包绕。

4.慢性尿酸性肾病诊断和鉴别诊断　慢性尿酸性肾病一般临床症状不明显，诊断时要全面分析。首先要分析患者是何种疾病导致的血尿酸水平升高，如骨髓增生性疾病、铅中毒、维生素 B_{12} 缺乏等疾病。如果这些疾病都排除后，则要分析是否为肾异常所致高尿酸血症。对于肾功能已经有减退的患者，如果血尿酸超过一定程度，则提示高尿酸血症不仅仅是因为肾功能减退引起的。在慢性肾脏病患者中，如果存在上述不特异的临床特点，实验室检查如上所述，血尿酸水平与肾功能不全程度不成比例，除外其他导致慢性肾功能不全的病因后，方可考虑慢性尿酸性肾病可能。虽然慢性尿酸性肾病无统一的诊断标准，但通常认为患者血尿酸升高明显，反复痛风发作，有肾小管间质损害的临床证据，如夜尿增多、少量蛋白尿、肾功能不全等，肾脏病理检查是金标准，表现为肾小管间质损害，部分肾小管可见尿酸盐结晶，如果无相关症状的高尿酸血症诊断慢性尿酸盐肾病需十分谨慎。

5.慢性尿酸性肾病预防和治疗　对于尚未出现肾脏损伤的痛风患者，建议给予降尿酸治疗预防肾脏损伤，但是对于无症状的高尿酸血症患者，何时开始降尿酸，血尿酸控制在什么范围，尚无统一意见。一般认为，对于血尿酸水平 $> 780\mu mol/L$ 的男性患者和＞600μmol/L的女性患者应给予降尿酸治疗，目标至少在正常范围以内。对于已经出现肾脏损伤的患者，如慢性肾功能不全、蛋白尿、肾小管间质病变等，应严格降尿酸治疗，使血尿酸维持在正常范围。具体预防和治疗原则如下。

（1）饮食控制：低嘌呤饮食，戒烟酒，减少热量摄入，控制体重。

（2）保证每日尿量充足：鼓励患者多饮水，使每日尿量1500～2000ml，以促进尿酸排泄，减少肾小管和肾间质尿酸结晶形成。

（3）碱化尿液：可口服碳酸氢钠，使尿pH维持在6.0～7.0。当尿pH＞6时尿酸盐的溶解度提高，有利于尿酸盐结晶溶解、随尿液排出；但尿pH＞7时易形成草酸钙及其他结石，所以需避免尿液过碱。

（4）降尿酸药物：主要分为两类。①抑制尿酸生成的药物：国内上市的主要有别嘌醇和非布司他。由于慢性尿酸性肾病的存在，限制了别嘌醇的剂量，且可能增加别嘌醇过敏的风险，首先推荐使用新型抑制尿酸合成的药物非布司他。②促进尿酸排泄的药物：这类药物通过抑制肾小管对尿酸的重吸收促进尿酸从尿中排泄，从而降低血尿酸水平。在使用时需注意保持足够的尿量并使尿液碱化，以防止形成尿酸结晶和结石。这类药物目前在国内上市的主要是苯溴马隆。

（5）肾脏替代治疗：慢性尿酸性肾病进展至终末期肾衰竭时，应给予肾脏替代治疗。

（三）尿酸结石

长期高尿酸血症可引起肾脏、输尿管尿酸结石形成。尿酸结石在美国占所有泌尿系结石的10%，但在各个国家报道不一，有些国家较低，为5%左右，而澳大利亚可高达40%。尿酸结石的处理有别于一般的泌尿系尿石，体外碎石或手术后如不加强控制血尿酸水平，结石会反复，故积极降尿酸治疗非常重要。

1.尿酸结石发病机制　尿酸结石形成的3个条件是高尿酸血症、尿pH下降和尿量减少，其中尿pH下降起重要作用。尿酸在生理条件下（pH＝7.4）以尿酸盐的形式存在，尿酸盐是溶于水的。当尿酸在尿液中pH＜5.3时，以尿酸的形式存在，而尿酸可溶度远低于尿酸盐，容易结晶析出，结晶析出后如果没有得到及时清除，慢慢形成结石，这就是尿酸结石在泌尿系形成的生理基础。

2.尿酸结石临床表现及实验室、影像学检查　尿酸在尿路结晶析出可引起尿酸结石，进而引起局部损伤、梗阻及感染，患者可有疼痛、血尿、排尿困难等不适。上尿路尿酸结石梗阻严重时，可导致肾积水及输尿管扩张，如梗阻持续存在可引起肾功能不可逆损害。此外，尿路梗阻时，容易合并感染，严重时可致肾盂肾炎、肾积脓及肾周围炎。

患者尿常规可见红细胞及尿酸结晶，如并发感染可见白细胞，尿液通常呈偏酸性，pH平均低于6.0，大多数低于5.5。尿酸结石B超可见高回声区伴声影；X线检查不显影，若结石混有草酸钙、磷酸钙等成分，则表现为密度不一的结石影；CT对尿酸结石的诊断很有帮助，尿酸结石的CT值为300～400Hu，远低于胱氨酸结石，但远高于血块、肿瘤等病变。

3.尿酸结石诊断及鉴别诊断　患者有痛风或高尿酸血症病史结合影像学检查通常不难诊断，但确诊需结合结石的成分分析，结石成分分析可以确定结石的性质，是诊断尿酸结石的关键方法，也是选择碎石和预防疗法的重要依据。由于尿酸结石可透过X线，易与血块、炎性病变、肿瘤等相混淆，但结合B超、CT可鉴别。X线阴性的结石除尿酸结石外，还有黄嘌呤、次黄嘌呤等结石，而且此时尿液也呈酸性，这时需借助结石成分分析进行鉴别。

4.尿酸结石预防和治疗　尿酸结石的治疗目标是促进已形成的结石排出，预防新结石的形成，治疗的主要手段是减少尿酸的生成，同时提高尿液中尿酸的溶解度，具体处理原则如下。

（1）限制高嘌呤饮食，严格戒酒，防止过度肥胖。

（2）大量饮水、碱化尿液防止尿酸结石形成。鼓励患者多饮水，使每日尿量＞2000ml；口服碱性药物，使尿pH维持在6.0～7.0。有报道称尿液碱化剂"友来特"（枸橼酸氢钾钠颗粒）能明显提高输尿管尿酸结石的排石成功率，缩短排石时间。

（3）纠正高尿酸血症。使用降尿酸药物，使血尿酸接近正常范围。

（4）外科疗法。尿酸结石经内科治疗大多数能痊愈。体外震波碎石和各种体内碎石术均对尿酸结石有很好的碎石效果，尿酸结石一般不需要开放式手术治疗。少数巨大的或伴有尿路梗阻、感染或混有其他成分而致溶石效果差的尿酸结石需外科手术治疗。结石治疗前后要加强水化和碱化尿液，同时加强降尿酸治疗，防止尿酸结石复发。

（四）移植肾与高尿酸血症

高尿酸血症是临床常见的问题，在肾移植患者中更为常见。有研究报道肾移植术后高尿酸血症的发生率为40%～50%或更高，可高达82%，远高于普通人群。肾移植术后存在多种血尿酸升高的因素，反过来高尿酸血症又会对移植肾功能造成影响。所以，应对引起肾移植术后血尿酸升高的各项因素进行有效干预，以减少高尿酸血症的发生；同时合理使用降尿酸药物维持移植肾血尿酸正常水平以减少高尿酸血症带来的各种危害。

1.肾移植术后高尿酸血症的发病机制　肾移植术后发生高尿酸血症有3个主要因素，即肾小球滤过率降低、环孢素（Cyclosporin A CsA）及利尿剂的应用。

（1）肾小球滤过率下降。肾小球滤过率下降时会伴随血尿酸水平明显升高，这种现象在移植术后第1年尤其明显。血尿酸和肾小球滤过率水平的变化几乎是同时发生的，但在随后4年中则没有明显的变化。

（2）环孢素。环孢素的使用也是肾移植术后高尿酸血症发生的重要原因，这一副作用在其上市之后很快就被人们所发现，在心脏移植使用者和因其他疾病使用时均会明显提高高尿酸血症的发生率。Gerhardt等对接受CsA为主的免疫抑制治疗患者的5年随访发现，尿酸升高者占80%，痛风发生者占4.6%，而非CsA治疗组尿酸升高占55%，而且无痛风患者出现。Zawadzki等认为CsA引起高尿酸血症的主要机制可能是通过影响肾小管重吸收功能，造成尿酸排泄减少。

（3）利尿剂。水肿及高血压是肾移植患者较为常见的临床表现，常需使用利尿药，而髓袢类及噻嗪类利尿药均可增加近曲小管对尿酸的再吸收，特别是噻嗪类利尿药，进而引起高尿酸血症。

2.高尿酸血症对移植肾的影响　高尿酸血症可引起急慢性尿酸性肾病及尿酸结石等，但目前肾移植术后血尿酸水平是否影响移植肾功能或长期存活尚存在争论，这种争论源于研究观察时间。

Akgul等回顾性分析了133例肾移植患者，发现血尿酸正常组患者与高尿酸血症组术后3年内发生慢性移植肾肾病的风险无显著性差异。Numakura等对121例肾移植患者随访观察1年，与血尿酸正常组相比，高尿酸血症组患者术后1年的eGFR有所下降，但2组患者1年后的移植肾存活率并无显著性差异。Kriesche等对1645例肾移植患者观察3年，并未发现血尿酸水平与移植肾预后的显著相关性。但要注意的是这些研究观察时间较短，随着观察时间延长，越来越多的研究证据表明，肾移植患者血尿酸水平对移植肾存活的负性影响。Akalin等对307例肾移植患者平均随访4.3年发现，血尿酸水平与移植肾的预后呈负相关。Haririan等对212例活体肾移植患者平均随访68个月，发现血尿酸水平与移植肾失功呈负相关。另有包含12项研究的荟萃分析发现，与血尿酸正常组相比，高尿酸血症组患者平均eGFR明显降低（$P < 0.001$），而平均血清肌酐则显著升高（$P < 0.001$），高尿酸血症是慢性移植肾肾病及移植肾功能丧失的独立危险因素。这些研究

说明，高尿酸血症很可能是一个较平和的导致移植肾功能不良的独立危险因素，其对移植肾的影响是多方面的，除了通过血管病变、炎症损伤及氧化应激，还有其他机制参与，如慢性CsA肾病。

3.预防和治疗　肾移植术后高尿酸血症在较长时间内可以无任何症状，但不能忽视对慢性尿酸性肾病和尿酸结石的预防及对血尿酸的控制。

（1）注意饮食管理。戒烟酒、限制高嘌呤饮食及控制体重是有效预防高尿酸血症有效的非药物干预手段。

（2）水化和碱化尿液。是高尿酸血症、痛风或伴结石治疗的重要一环。通过水化和碱化尿液，不仅可以预防结石的形成，而且可以使已形成的尿酸结石缩小、排出。

（3）避免长期或大剂量使用利尿剂。特别是噻嗪类和袢利尿剂，必要时可以用螺内酯。

（4）CsA减量或停用。对常规方法仍不能得到安全有效治疗的高尿酸血症或复发性重症痛风患者，可考虑CsA减量或停用，但应对停药的危险性和临床效果进行充分的估计。Pilmore等报道称将CsA改为他克莫司，2个月后痛风的临床症状即可消失，而对移植肾的肾功能无明显影响。

（5）注意药物相互作用。别嘌醇与硫唑嘌呤使用时注意二者协同的骨髓抑制，需适当减量或监测血常规。以霉酚酸酯替代硫唑嘌呤是更好的选择。

（6）监测药物的副作用。如骨髓抑制、腹泻、肝功能损害等，防止治疗中合并症及并发症的发生发展。

二、尿酸与阴茎勃起功能障碍

男性性功能障碍常指阴茎勃起功能障碍（erectile dysfunction，ED），是指男性不能够持续获得和维持足够的阴茎勃起以完成满意的性生活。它是由多种因素引起的综合征，是男科的常见病也是关注的热点之一。近期的研究发现高尿酸血症与ED有着密切的关系。

（一）阴茎勃起功能障碍的流行病学和病因

根据《中国成年男性勃起功能障碍的患病率及危险因素》调查显示，我国40岁以上的男性阴茎勃起功能障碍的患病率约为40.6%。肥胖、高血压、高血脂、糖尿病、心血管疾病、神经系统病变、盆腔手术、尿道及骨盆外伤等都可引起ED。正常的阴茎勃起是海绵体平滑肌舒张、阴茎海绵体动脉充盈和海绵体静脉阻断的综合过程。任何一个环节的缺陷都有可能导致ED。ED分为以下3种类型：心理性ED、器质性ED和混合性ED。其中心理性ED指紧张、压力、焦虑、抑郁和夫妻关系不佳等不良精神心理因素造成的ED。器质性ED主要由血管性原因、神经性原因、内分泌疾病及阴茎本身疾病引起。任何可能致阴茎海绵体动脉血流下降的疾病及阴茎静脉漏等，如血管硬化、高血压、心脏病等都是器质性ED的血管性原因；中枢、外周神经疾病、损伤手术及外伤可引起与阴茎勃起有关神经血管损伤，从而造成神经性因素；糖尿病、甲状腺疾病、肾上腺及性腺疾病、阴茎海绵体硬结症、严重包茎等疾病是常见的ED内分泌及阴茎本身疾病。

（二）尿酸与阴茎勃起功能障碍关系和相关研究

中国东部的一组调查研究显示，尿酸和年龄是ED的独立影响因素，更高血的尿酸有着更高的ED发生率。Solak等研究发现，尿酸是ED的独立预测因子，尿酸每升高60μmol/L，发生ED的风险增加31%。

（三）高尿酸血症导致 ED 的可能机制

1.高尿酸血症可诱发内皮功能障碍，NO浓度下降诱发ED
在阴茎勃起组织中，血管平滑肌及内皮细胞在阴茎勃起中起关键作用。正常的阴茎勃起中，动脉血管的扩展使血流在收缩期和舒张期都增加；扩张的阴茎血窦滞留更多的血液，压迫阴茎白膜和周围海绵体窦之间的静脉丛，减少静脉血的回流；海绵体内压增大，阴茎竖立达到完全勃起状态。阴茎毛细血管的平滑肌及内皮功能障碍是ED发生的重要机制之一。

目前研究最多的信号通路是NO/cGMP通路，当阴茎海绵体收到传入信号时，神经型一氧化氮合酶（nNOS）和一氧化氮合酶（eNOS）分别使非肾上腺素能/非胆碱能（NANC）神经递质和海绵体内皮细胞产生并释放NO，可溶性鸟苷酸环化酶（sGC）将三磷酸鸟苷（GTP）转化为环磷酸鸟苷（cGMP），第二信使cGMP诱导平滑肌细胞舒张，阴茎海绵体充血勃起。因此，血液NO浓度对于阴茎的勃起功能至关重要。Long等研究表明高尿酸血症大鼠阴茎勃起功能的下降与阴茎海绵体组织中NO浓度显著降低有关。尿酸造成血管内皮细胞功能障碍的可能机制包括尿酸导致海绵体组织中eNOS、磷酸化一氧化氮合酶（p-eNOS）、nNOS蛋白表达下降及活性氧产生增加。氧自由基增加，与血管内皮产生的NO发生反应，降低NO浓度；高尿酸可抑制NO合酶，减少NO产生。血液中尿酸可以激活精氨酸酶，诱导1-精氨酸分解成尿素，并通过抑制eNOS的磷酸化来降低NO的释放。NO是阴茎海绵体勃起的关键介质，NO的减少可诱发ED。

2.高尿酸血症可引起高血压并协同诱发ED　研究表明高血压与ED密切相关，高血压不但可以改变血管的顺应性、损伤血管内皮功能和血管平滑肌功能，还可以改变海绵体平滑肌细胞连接及信号传导，导致ED。高尿酸与高血压相互并存，互为因果，两者协同诱发ED。

3.神经性病变导致ED　神经系统在阴茎勃起中发挥重要调控作用，阴茎同时具备自主神经（交感和副交感性）和体神经（感觉和运动神经）的支配。从脊髓神经元和外周神经节中发出的交感和副交感神经融合成海绵体神经，进入阴茎海绵体来调控阴茎勃起和疲软过程的神经和血管变化。体神经则支配海绵体肌和坐骨海绵体肌的感觉和运动。当支配阴茎勃起的神经系统受到损害，可造成ED。糖尿病患者的周围神经末梢发生结构和功能的损害，引起神经传导通路功能障碍，使来自阴茎刺激的传入冲动减弱或消失，阴茎海绵体勃起反射受到抑制，导致ED。

高尿酸血症可加速糖尿病神经病变的速度。余晓波研究发现，血尿酸升高可能是2型糖尿病患者出现神经系统病变的危险因素。Lin等根据血尿酸水平对200例糖尿病患者进行观察，结果显示血尿酸水平与感觉神经波幅，运动及神经传导速度呈负相关，血尿酸＞540μmol/L与神经系统病变明显相关。一项荟萃分析显示，患有糖尿病性神经病变的患者血尿酸水平明显升高，高尿酸血症与T_2DM患者糖尿病周围神经病变的风险增加有关。Abraham等将糖尿病性神经系统病变患者纳入研究，结果显示血尿酸水平与主观感觉、电生理异常和振动感觉阈值增加呈正相关。高尿酸血症与糖尿病性神经病变的临床及电生理异常严重程度相关。高尿酸血症与糖尿病相互促进，互为因果，协同诱发ED。

（四）高尿酸血症合并ED的治疗

1.患者管理及非药物治疗　患者管理及非药物治疗对高尿酸血症合并ED的防治非常重要。患者应避免高糖、高热量、高脂肪、高嘌呤等食物，禁烟禁酒，多饮水，每周进行强度适量的有氧运动，规律的性生活有利于勃起功能的改善。

2.降尿酸治疗　高尿酸血症经非药物干预疗效不佳时即可采用药物治疗，对于降尿酸药物的选择，黄嘌呤氧化酶抑制剂别嘌醇和非布司他，以及促进尿酸排泄的苯溴马隆仍然是目前国内最常用的降尿酸药物。药物均需从小剂量开始，而后根据血尿酸及肾功能进行调整。

3.ED治疗　ED患者首选药物为5-磷酸二酯酶（PDE5）抑制剂，国内常用的PDE5抑制剂包括西地那非、他达拉非和伐地那非，这3种药物的作用机制相似，可采用按需使用和规律用药两种治疗方式，对ED总体有效率为80%。

总之，高尿酸血症与ED的发生和发展相关。高尿酸血症可诱导抑制海绵体平滑肌舒张功能，导致阴茎海绵体、血管内皮细胞功能异常，另外通过诱发高血压及促进糖尿病性神经病变等的机制参与ED的发生与发展。因此，在临床工作中分析血尿酸水平，对男性ED患者，综合诊治具有一定的参考价值。高尿酸血症合并ED患者需规范的管理，养成良好的生活习惯，必要时可同时使用降尿酸及改善勃起功能的药物。

参考文献请扫二维码

第六节　尿酸与运动系统疾病

人体的运动系统主要由骨、关节和骨骼肌3部分组成，起着保护、支持和运动的作用。骨质疏松症、关节炎和肌肉减少症影响着人类的活动能力而越来越受到重视。随着医学发展和研究深入，发现尿酸与骨、肌肉、关节和椎间盘运动系统也有一定的关联。本章节主要阐述尿酸对运动系统的影响，以及与尿酸密切相关的痛风。

一、尿酸与骨骼代谢

骨质疏松症（osteoporosis，OP）是一种以骨量减少、骨组织微结构破坏，导致骨脆性增加、易发生骨折的全身性骨病，也是最常见的骨骼疾病。国家卫健委发布的首个中国居民骨质疏松症流行病学调查显示全国50岁以上人群中男性和女性年龄标准化骨质疏松症患病率分别为6.46%和29.13%。随着社会人口老龄化，骨质疏松症的发病率不断上升。其发病机制包括器官功能减退、钙和维生素D摄入不足、骨间质干细胞成骨分化能力下降、肌肉衰退等多方面因素。多项研究显示氧化应激增加、抗氧化水平下降与 OP 密切相关。

尿酸是内源性自由基清除剂、具有抗氧化功能，研究表明尿酸对骨骼具有保护作用。杨乃龙等用 10% 胎牛血清的培养基低糖培养液体外培养骨髓，分别加入 0.1mmol/L、0.2mmol/L、0.4mmol/L、0.8mmol/L 的尿酸溶液，结果显示尿酸与人骨髓间充质干细胞的增殖呈正相关。进一步加入不同浓度的尿酸诱导骨髓间充质分化为成骨细胞，结果显示加入尿酸的成骨培养基诱导形成的成骨细胞钙结节数量明显增多，进一步说明尿酸具有促进人骨髓间充质干细胞增生作用的同时还能促进其向成骨细胞分化，并具有浓度及时间依赖性的特点。有学者通过回归分析显示正常偏高（男性 $> 420\mu mol/L$；女性 $> 360\mu mol/L$）的血尿酸水平对 2 型糖尿病患者的骨密度存在保护作用。刘志伟等对多元回归分析健康体检男性的尿酸和骨密度的关系，结果发现尿酸每增加 $1\mu mol/L$，腰椎和髋关节骨密度分别增加 0.027 个 U 和 0.037 个 U。Lin 等的一项多中心的回顾性队列研究同样证实了高尿酸水平对男性与绝经后女性的骨量减少、骨质疏松有保护作用。Karimi 等对潜在混杂因素的多元回归分析中发现，血尿酸水平与所有部位的骨密度和骨钙含量相关，但与血钙、维生素 D 浓度之间无相关性。

也有研究表明过多的尿酸盐沉积在关节处引发痛风，进而限制关节活动，减弱对骨骼的机械刺激作用导致骨量下降。Nguyen 等通过体外实验证实尿酸盐沉积可增加破骨细胞活性、抑制成骨细胞分化和增殖，增加骨质破坏。王亚琦等对 127 例无基础疾病的体检者的骨密度与尿酸进行统计分析，得出血尿酸水平与骨密度 T 值水平呈负相关，可能与尿酸盐沉积肾脏 11α-羟化酶活性下降有关。

另外 Sánchez 等研究认为过高的血尿酸水平对血管平滑肌细胞具有促炎症和增殖作用，促使内皮细胞功能紊乱，影响骨的血供而影响骨代谢。Pan 等对人群横断面研究发现，血尿酸水平与骨密度呈倒"U"形曲线，不同的年龄段、种族、性别曲线的转折点不同，16～19岁青少年转折点为375μmol/L，女性青少年转折点为232μmol/L，在调整后的模型中，血尿酸水平和总骨密度之间呈正相关，在12～15岁青少年中关联最为密切。

尿酸对骨质疏松症的影响似乎呈"U"形曲线，血尿酸浓度过高或者过低都不利于骨代谢，然而有利的血尿酸浓度区间仍不明确，这种区间是否与年龄、性别、种族、以及基础疾病相关，也值得进一步探讨。

二、尿酸与肌肉代谢

肌肉减少症（sarcopenia）是一种广泛的、渐进性的骨骼肌量和肌力丧失，可出现身体活动障碍、生活质量降低等不良后果风险的综合征，包括肌量减少、肌力下降和肌肉功能减退。与年龄增长、营养摄入减少、神经-肌肉功能衰退、运动单位重组、激素水平变化、线粒体损伤及炎性因子与自由基氧化损伤等有关。随着全球进入老龄化社会，肌肉减少症对老年人的生存质量、医疗资源的消耗产生了巨大的影响。

尿酸的抗氧化特性可能对肌肉力量有保护作用，Alvim等发现在健康受试者中，血尿酸增加可增加血浆抗氧化能力，减少运动产生的氧化应激，同时发现肌肉量对血尿酸水平也存在直接影响。Nahas等根据1999～2000年和2001～2002年国家健康和营养调查对50～85岁1256例男性和1102例女性进行速肌力仪测定肌力，结果分析显示血尿酸水平与男性肌力峰值呈正相关，但与女性无关，调整混杂因子后结果显示血清尿酸与老年男女的肌肉力量呈正相关，证实尿酸是肌肉力量的保护因素。Wu等一项针对50～74岁人群的血尿酸水平与肌肉力量的研究显示，高尿酸血症尽管伴随着心血管疾病风险增加，但血尿酸可能在衰老相关肌力下降中发挥保护作用。Macchi等对743名老年人的前瞻性研究也显示血尿酸水平越高，肌肉力量越好，说明尿酸对肌肉有一定的保护作用。Floriano等的研究将血清尿酸与肌肉质量、力量和功能能力联系起来，线性回归显示血尿酸水平与肌肉质量、力量呈正相关，但与功能能力无明显相关。

相反，Oliveira等研究认为尿酸的急性升高可能以抗氧化作用等保护因素为主，但其慢性升高却似乎主要表现与疾病相关。尿酸的生成过程中，嘌呤核苷酸在黄嘌呤氧化酶作用下生成超氧自由基，可进一步反应生成氧自由基和活性氧，损伤肌细胞，尿酸可诱发炎症反应，刺激TNF-α、IL-6、IL-1的产生，进而影响肌肉质量，导致肌肉减少。Garcáa等有前瞻性研究显示高尿酸是老年人虚弱的危险因素，建议进一步研究降尿酸治疗是否能预防肌肉减少症。Tanaka等研究证实血尿酸升高是2型糖尿病患者肌群减少的独立危险因素。Beavers通过对40岁以上的人群横断面研究分析得出，高尿酸水平与肌肉减少相关，且高尿酸血症者（血清尿酸浓度＞476μmol/L）患肌肉减少症的概率是尿酸正常水平（血清尿酸浓度＜357μmol/L）的2倍。Huang等对年龄＞30岁成年男性的血尿酸水平与握力、伸腿力之间的关系进行横断面研究，在调整混杂因素后发现血尿酸水平四分位数与肌力呈倒"J"形曲线，四个分位即第二个尿酸四分位数（321～327μmol/L）稍高于第一个四分位数，且后三个四分位数握力和伸腿力明显降低。

尿酸对肌肉力量的影响存在倒"J"形曲线；有限的研究显示合适的血尿酸水平和尿酸的急性升高可能具有抗氧化作用保护肌肉力量，但慢性升高却表现为促氧化作用损害身体肌肉质量和功能。

三、尿酸与外周关节功能

血尿酸升高可诱发关节炎，临床上以痛风性关节炎与血尿酸水平关系最为密切，另有研究表明骨关节炎、类风湿关节炎与血尿酸水平亦有相关。

（一）尿酸与骨关节炎

骨关节炎（osteoarthritis，OA）以关节损害为主，并累及整个关节组织，最终引起关节软骨退变、纤维化、断裂、溃疡及整个关节面的损害，是最常见的慢性关节疾病，国内外多项研究分析得出尿酸及其尿酸盐晶体沉积与骨关节炎的发生、发展相关，关节内沉积的尿酸盐晶体刺激巨噬细胞分泌炎性因子如IL-6、IL-1β、IL-18、TNF-α，刺激关节急慢性炎症反应；尿酸盐晶体可降低软骨细胞活力，导致软骨细胞死亡；关节内尿酸盐晶体沉积还可诱发骨赘形成、关节腔变窄。Fernández等研究认为尿酸相关转运基因的变异与膝骨关节炎有关。血尿酸水平升高与膝骨关节炎的严重程度呈正相关，高血尿酸水平组（血尿酸＞405μmol/L）患者膝关节的僵硬、疼痛、功能评分及X线、MRI下的关节改变较低血尿酸水平组更明显，这种关联在女性患者中尤为显著。Krasnokutsky等用关节间隙狭窄程度可评估OA的严重程度，结果发现尿酸水平与关节间隙狭窄程度明显相关，血尿酸≥405μmol/L组关节间隙狭窄平均值为0.90mm，血尿酸＜405μmol/L组关节间隙狭窄平均值为0.31mm；经过20周秋水仙碱治疗后膝骨关节炎症状明显好转，也佐证了血尿酸水平高与OA的关系。然而Leung等研究却显示秋水仙碱治疗骨关节炎效果与安慰剂无明显差别甚至低于安慰剂效果，可能与数据样本小、秋水仙碱剂量偏低等有关。Sun等通过对809例髋、膝关节骨性关节炎患者X线表现分析得出血尿酸水平与全身性OA呈正相关，但与膝骨关节炎无明显相关。同样需要注意的是，氧化应激是导致OA的重要因素，活性氧可通过多种通路抑制软骨细胞生长，甚至导致其凋亡，而尿酸作为体内内源性抗氧化剂，可以清除活性氧、强氧自由基、一氧化氮等，阻止过氧亚硝酸盐的产生，抑制线粒体损伤，对骨关节炎理论上应存在有益的保护作用。卞福勤等研究显示正常范围血清尿酸水平与膝骨关节炎关节疼痛及僵硬严重程度呈负相关，表明正常范围血尿酸水平可能对OA患者的关节症状具有保护作用。Srivastava等研究显示正常水平的尿酸对关节影响呈正相关。然而，也有研究认为血清尿酸水平与OA无显著相关性。

综上所述，高尿酸水平对骨关节炎的产生、症状和严重程度可能以不利因素为主，但正常尿酸水平对骨关节炎有益或无益，其界值范围及确切关系还需进一步深入研究。

（二）尿酸与类风湿关节炎

类风湿关节炎（rheumatoid arthritis，RA）是一种以侵蚀性、对称性多关节炎为主要表现的疾病，病理主要表现为关节滑膜的慢性炎症、血管翳的形成。RA患者血尿酸、CRP水平明显升高，提示尿酸可能参与RA患者的炎症反应过程，且有数据显示关节周围尿酸盐晶体沉积对血清阴性的类风湿关节炎有一定提示意义。Chen等通过体外实验证实尿酸盐晶体刺激炎性细胞因子、趋化因子和基质金属蛋白酶-1的释放，介导成纤维样滑膜细胞的活化，进而导致类风湿关节炎加重。高尿酸血症是类风湿关节炎患者发生肾损害、心血管并发症的重要危险因素。Biswadip等的研究显示血尿酸水平在抗风湿药的治疗下随类风湿关节炎病情改善而明显下降，Lee等研究认为甲氨蝶呤治疗类风湿关节炎的疗效可能与血尿酸水平降低有关，血尿酸下降提示RA活动度下降。Adeeba等研究也显示高尿酸水平与类风湿关节炎活动度有关。但Choe等研究却认为，虽然来氟米特能增加尿酸排泄率，降低血尿酸水平，可红细胞沉降率、CRP等急性反应炎症因子却无明显差异，意味着尿酸可能不会影响RA的炎症。

尿酸可能参与类风湿关节炎的炎症过程，但尿酸与RA活动度的相关性，与急性炎症因子的相关性尚不明确，降尿酸治疗对RA的影响也期待更多的基础和临床研究。

四、尿酸与椎间盘疾病

血尿酸升高后尿酸盐结晶可沉积在滑膜关节周围，尤其是第一跖趾关节、踝关节、膝关节、肘关节等部位并引发关节严重的疼痛。近10多年来，有多项报道关于尿酸与椎间盘病变也有相关性，尿酸盐结晶也可以沉积于关节突关节、椎板及黄韧带、椎间盘，好发于腰椎，其次为颈椎及胸椎，较多的尿酸盐结晶聚集可引起水肿、充血、关节韧带损伤、脊髓病变、神经根损伤和椎间盘炎症，进而可出现发热、溶骨性病变等表现，甚至可造成神经根性疾病、不全性瘫等严重的后果。

（一）痛风性椎间盘退变诊断

虽然椎间盘痛风较关节突关节等部位少见，但其表现易与化脓性椎间盘炎、脊柱结核、脊柱布氏菌感染混淆，诊断相对困难。传统的X线显像技术的敏感性仅有31%，磁共振成像可以显示无症状的关节炎症，但因为正常的椎间盘组织与破坏的椎间盘组织密切接触，且椎间盘相邻的骨小梁组织无明显的水肿信号，在T_2加权相中椎间盘组织和椎体内损伤均呈现低信号改变，而周围的软组织信号正常，故磁共振对于痛风性椎间盘炎诊断的特异性较弱。双能CT作为一种较新的影像技术，可对局部沉积的尿酸结晶进行有效显像及鉴别，双能CT诊断的敏感性及特异性可达到91.9%及85.4%（图3-1，彩图1）。在双能CT中，终板可

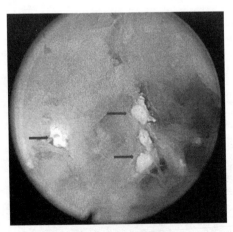

图3-1　椎间盘尿酸结晶

腰椎间盘突出椎间孔镜下手术，术中镜下所见，在大片浅白色区域的椎间盘组织中，散在的颗粒状亮白色结晶体（箭头所示），经病理检查证实为尿酸盐结晶

表现为穿凿样骨破坏，伴有外缘钙化。椎间盘内抽吸液的病理学检查可作为痛风性椎间盘炎的金标准。结合双能CT、病理学检查及阳性的实验室结果，痛风性椎间盘炎的诊断可以成立。

（二）尿酸与椎间盘退变的关系和相关研究

活性氧与椎间盘退变密切联系。Chang等认为生理浓度下的尿酸是重要的抗氧化剂，强力清除由椎间盘细胞产生的活性氧，减少由于活性氧引起的氧化应激，从而降低椎间盘内的细胞自噬水平，减少由于线粒体凋亡引起的髓核细胞凋亡。内生性的活性氧是正常氧代谢的副产物，在炎症反应刺激下细胞内线粒体生成活性氧增加，是椎间盘细胞内信号通路的重要介质。活性氧主要影响细胞基质代谢、促炎因子表型、凋亡、自噬以及细胞的衰老。活性氧不仅加快基质降解，也加剧了椎间盘内细胞的数量减少。Yang等研究认为当血尿酸水平过低，男性低于265μmol/L或女性低于324μmol/L时，尿酸的抗氧化作用被弱化，这可能会加重椎间盘的退变。

（三）尿酸对椎间盘退变影响的分子机制

在急性痛风发作时，尿酸结晶聚集并可造成水肿，充血、炎症反应甚至是骨破坏。根据Chen等的研究，尿酸结晶可直接对细胞产生损伤并介导炎症反应，包括巨噬细胞的吞噬作用及前列腺素、缓激肽、IL-1、IL-6和TNF-α等炎症因子的产生。高浓度尿酸导致氧自由基生成增多，损伤血管上皮细胞，氧化修饰LDL-C，促进动脉粥样硬化发展，影响椎间盘营养物质供应。此外，当尿酸结晶早期沉积于终板时可引起终板炎及骨质破坏，较大影响了由软骨终板渗透的营养物质及氧气，氧供应的降低可造成椎间盘内环境的pH下降，又加快了尿酸结晶在终板的沉积。Zou和Feng等研究认为细胞外基质的pH下降及低氧环境，椎间盘内的营养物质和水分急速减少，加重椎间盘退变。除此之外，Mavrogonatou研究提示沉积于椎间盘的尿酸结晶引起的高渗透压可影响细胞周期，抑制血小板源性生长因子及胰岛素样生长因子-1介导的DNA合成，造成细胞体积的变化及DNA损伤。

另一方面，蛋白多糖是椎间盘基质中的重要组成部分，分子量大且含有较多的负离子。蛋白多糖形成的阴离子间隙可明显增加尿酸结晶的溶解性，延缓其结晶化。Chen等提出当尿酸结晶较多沉积于椎间盘时，椎间盘力学性质的弱化及蛋白水解酶的表达增多，使蛋白多糖的结构遭到破坏，从而使尿酸结晶溶解性下降，进一步引起尿酸结晶的析出。该作用将进一步导致椎间盘结构的破坏，包括髓核的退变和纤维环破裂。

因此可以认为，尿酸对椎间盘的作用是双向的，一方面，生理浓度下的尿酸有较强的抗氧化作用，有利于维持椎间盘内环境稳定；另一方面，高浓度的尿酸可引起椎间盘内氧分压升高和较强的氧化作用，加剧椎间盘退变；此外，当尿酸结晶聚集在终板和椎间盘内，力学性质的改变和炎症反应都会加快椎间盘退变的进程。

（四）高尿酸血症合并椎间盘退变的治疗

由痛风诱发的椎间盘退变可通过降低血尿酸浓度得到一定程度延缓。在急性发作期主要以控制疼痛症状为主，可选用秋水仙碱，非甾体抗炎药或者糖皮质激素。在间歇期或慢性期以查明血尿酸增高的病因以及防治急性痛风发作是十分重要的。Wan等的病例报道认为当非手术治疗效果欠佳，且有腰部疼痛加重、严重的神经根性病变、脊髓压迫或可疑合并脊柱感染时，利用手术进行解压治疗也是可取的一种方法，解压手术的主要目的是去除痛风石及神经松解。Zhou等提出降尿酸药物治疗在减少术后并发症的发生仍有积极作用。

总而言之，尿酸对于椎间盘退变的作用是双向的，高尿酸血症和低尿酸血症均会加重椎间盘退变。椎间盘痛风的诊断有赖于有效的影像学、病理学及实验室检查结合。高尿酸血症合并椎间盘蜕变治疗以降尿酸、控制疼痛缓解症状为主，必要时可采取解压手术。

五、尿酸与痛风

在美国，痛风是最常见的炎性关节病。在我国，约1/3的高尿酸血症患者可发展为痛风。随着生活水平的改善，高尿酸血症和痛风的发病率还在升高。

（一）痛风的流行病学

世界各地痛风发病率差异显著。在美国，痛风的患病率为3.9%，约有830万成年人患病。Kuo等研究发现，美国及英国痛风的患病率在1988～1997年为2.9%，在2007～2008年升至3.9%。邵继红等2003年调查显示，南京市痛风的患病率约为1.33%，男性1.98%，女性0.72%。苗志敏等2006年调查显示，山东沿海居民痛风的患病率为1.14%，男性为1.94%，女性为0.42%。根据美国2007～2008年全国健康和营养调查显示，74%痛风的患者同时患有高血压病，71%合并有2期或以上的慢性肾脏病，53%为肥胖者，26%患有糖尿病，14%有心肌梗死病史，10%有一次卒中病史。Choi HK等的大型前瞻性研究表明，痛风与死亡风险正性相关，主要由心血管疾病所致。

痛风由高尿酸血症所致，发作与否与患者个体的内环境相关，这也解释了有的患者血尿酸高也不一定会引发痛风的原因。遗传和老年是高尿酸血症的危险因素，而肥胖、高嘌呤饮食、酒精、药物（如噻嗪类利尿剂、环孢素等）、肾功能不全和器官移植等则是高尿酸血症发生痛风的额外危险因素。痛风和高尿酸血症具有遗传异质性，遗传因素参与尿酸的合成、代谢以及痛风的发作，包括单基因遗传病和影响尿酸排泄的单核苷酸多态性（SNP）位点的基因突变能影响高尿酸血症及痛风的发作，这些基因包括SLC22A12、SLC2A9（GLUT9）、ABCG2和SLC17A3。调查还显示，中国台湾土著、新西兰毛利人是痛风的高危人群，他们的血尿酸水平的遗传相关度高达40%～70%。

（二）痛风的病理生理学

痛风的病理生理可分3个阶段：①无尿酸盐结晶沉积证据的高尿酸血症或无痛风症状的结晶沉积；②急性痛风性关节炎反复发作；③慢性痛风性关节炎、痛风石。理论上这3个阶段是连续的、逐渐发展的，然而通过有效干预，从一个阶段发展到下一个阶段也是可避免的。

1.高尿酸血症阶段　高尿酸血症的定义是正常嘌呤饮食状态下，非同日2次空腹血尿酸水平：男性＞420μmol/L，女性＞360μmol/L。在此浓度下，在体外生理pH和温度下尿酸盐可析出形成结晶。此阶段患者无任何症状。

2.急性炎症反应阶段　尿酸盐结晶（MSU）在关节腔内沉积是触发痛风急性发作的关键。高尿酸血症是MSU形成最主要的相关因素，此外MSU形成的影响因素还包括局部组织温度、血浆蛋白浓度、pH等多个方面。

（1）MUS通过两种途径激活单核巨噬细胞诱导急性炎症反应。炎症早期，MSU与常驻软组织中的巨噬细胞相互作用，巨噬细胞趋化为中性粒细胞，启动急性炎症反应。Manin等研究发现，MSU在体内诱发炎症时，炎性因子是在单核细胞和中性粒细胞浸润之前生成，当常驻巨噬细胞的缺乏时中性粒细胞浸润和炎症因子的产生显著降低，提示炎症早期，是常驻巨噬细胞介导了炎性细胞因子的产生及中性粒细胞的浸润。

MUS是通过TLRs途径和NALP3炎性体激活单核巨噬细胞。单核巨噬细胞的细胞膜表面存在Toll样受体2（Toll like receptors 2，TLR2）和Toll样受体4（Toll like receptors 4，TLR4），可以识别细胞外的MSU，并诱导IL-1β前体的转录。TLRs受体是MSU晶体沉积引起痛风性关节炎的主要因素。在TLRs受体介导下，单核细胞吞噬MSU，引起中性粒细胞聚集，激活补体，产生大量炎症介质，如IL-β、TNF-α、IL-6等，NALP3炎性体识别细胞内的MSU晶体并激活caspase-1，将IL-1β和IL-18前体转换为活性形式并释放，从而介导炎症反应。IL-1β可诱发IL-6、IL-8、CXCL-1的释放，可介导中性粒细胞的浸润；IL-18可以促进干扰素-G产生，加速炎症反应；IL-18也可通过促进中性粒细胞的聚集，促进炎症反应。

（2）单核细胞、中性粒细胞、肥大细胞在急性炎症反应的进展中作用。根据Martin等的多项研究结果显示，MSU晶体与常驻巨噬细胞相互作用从而触发炎症反应，同时诱导单核细胞和中性粒细胞浸润扩大炎症反应，在TGF-β1介导等多种机制参与下，诱导炎症反应自发缓解。在炎症早期，浸润的中性粒细胞可以在MSU及局部炎症因子的作用下产生CXC趋化因子配体8C-X-C motif（chemokine ligand 8，CXCL8）并驱动自我招募，而浸润的单核细胞在体内无致炎性。随时间推移，浸润的单核细胞变的对MSU的持续沉积产生炎症反应，吞噬能力逐步增强，IL-β1前体表达增多，可分化为Ml样巨噬细胞。如果炎症刺激不持续，巨噬细胞将清除中性粒细胞，并促使炎症缓解。反而言之，如有新鲜的MSU晶体沉积，MSU持续刺激炎症性M1型巨噬细胞，会阻断TGF-β1介导的炎症缓解程序，并驱动再次发生炎症，炎症反应进一步加重，故招募的单核细胞和中性粒细胞在痛风炎症进展和缓解中都起到非常重要的作用。

近年来研究发现，浸润单核细胞的作用和分化，体外研究和动物模型研究中存在截然不同的结果。Landis等在体外研究发现，巨噬细胞在体外分化后，分泌TNF-α、IL-1β、IL-6等炎症因子的能力减弱，故推测巨噬细胞在痛风疾病中起保护作用，以此解释痛风存在自限性的特点。然而Manin等的动物模型研究发现，浸润的单核巨噬细胞在体内分化为炎症型M1样巨噬细胞，而非Landis等认为的保护性巨噬细胞，此类细胞经MSU晶体再刺激产生IL-6、IL-1β、CCL2、中性粒细胞趋化因子（C-X-C motif chemokine ligand 1，CXCL1）等细胞因子，这些细胞因子诱导细胞浸润，关闭抗炎因子TGF-β1驱动的缓解程序，缓解过程发生改变，导致痛风炎症的持续。两者研究结果的不同，考虑可能与两者间炎症环境的差异有关。

在痛风急性发作炎性反应中，中性粒细胞的入侵和活化起重要作用。正常关节液中没有中性粒细胞存在，当痛风急性发作时关节液和滑膜中可检测到大量中性粒细胞聚集。这些聚集的中性粒细胞通过吞噬MSU晶体，分泌如骨髓相关蛋白S100A8/A9、氧自由基、溶酶体酶、花生酸类物质、IL-1、IL-8等炎症因子，从而推动痛风急性炎症的进展。秋水仙碱可以通过抑制中性粒细胞溶酶体释放和细胞迁移，能有效控制急性痛风急性发作，进一步佐证了中性粒细胞在痛风急性炎性反应中起到重要作用。

有研究显示，尿酸盐晶体诱发的炎症中，通过抗组胺治疗，早期的关节肿胀可以缓解。在尿酸盐晶体诱发腹膜炎的动物模型中，清除腹膜的肥大细胞能有效减轻中性粒细胞介导的炎症反应。肥大细胞能够通过脂多糖激活NALP3炎性体，释放IL-1β，提示肥大细胞也可能参与组织对MSU晶体的急性反应。

（3）急性炎症反应的缓解。痛风急性发作存在自限性，一般持续7～10d可自行缓解。炎症自发缓解的机制包括：①抗炎因子的上调：Chen等和Scanu等两项不同研究都显示，在痛风炎症后期，抗炎因子TGF-β1水平明显升高。Martin等的研究认为浸润的单核巨噬细胞分化为炎症性M1样巨噬细胞，单核或巨胞吞噬凋亡中性粒细胞的能力增加可能导致TGF-β1产生的增加。②关节液中血浆蛋白和脂蛋白的作用：载脂蛋白B和载脂蛋白E可以附着到晶体表面从而抑制晶体诱导的中性粒细胞激活。Scanu等研究发现，高密度脂蛋白可阻断MSU刺激成纤维细胞样滑膜细胞（fibroblast-like synovialcells，FLS）释放CCL2，限制单核细胞浸润和炎症过程。③其他：Martin等研究认为浸润的单核细胞在炎症比较早的时候不再产生炎症因子，在疾病的自限性起到一定作用。

3. 慢性痛风性关节炎、痛风石阶段　在未进行降尿酸治疗情况下，慢性痛风性关节炎、痛风石通常发生在首次痛风急性发作的10余年之后。痛风石是慢性痛风性关节炎的特征，是组织固有免疫和适应性免疫细胞对MSU慢性肉芽肿性炎症反应。炎症细胞因子如IL-1β、TNF-α、TGF-β1在痛风石中表达，提示慢性MSU的刺激引起的炎症反应和抗炎之间相互作用。聚集的中性粒细胞外网状陷阱（neutrophil extracellular traps，NETs），在非炎症状态下组织MSU发展为结晶核心，为痛风石的形成起到一定作用。痛风石是慢性痛风性关节炎侵蚀和关节损伤的主要病理结果。

（三）痛风的临床表现和诊断

1.症状和体征　痛风的自然病程可分为急性发作期、间歇发作期、慢性痛风石病变期。

（1）急性发作期。痛风首次发作多发生在跖趾关节或足踝，发作前可无任何先兆，或是在进食高嘌呤饮食、饮酒、关节受冷及过度活动为诱因等，常于深夜出现关节强烈的疼痛而被痛醒，疼痛进行性加剧，约12h达到高峰，可以表现为刀割样、撕裂样或咬噬样，疼痛多是难以忍受描述为疼痛之王也不为过，患者出现关节活动受限。受累关节可表现皮肤发红、关节肿胀、皮温升高、触痛明显、关节功能障碍，部分患者可于数天自行缓解，关节功能可完全恢复正常。痛风受累关节多为单关节，50%为第1跖趾关节，90%随着病程进展可累及该关节。痛风也可累及全身多关节及部位，如踝关节、膝关节等。需要与脊柱关节炎、反应性关节炎等其他关节炎相鉴别，除关节炎表现外，患者可有其他临床表现，如发热、头痛、心悸、乏力、食欲缺乏等全身症状，实验室检查可伴C反应蛋白升高、红细胞沉降率增快等，部分患者在痛风发作期血尿酸可不高。

（2）间歇发作期。早期急性关节炎缓解后多无后遗症状，部分患者可能存在遗留局部皮肤色素沉着、肿胀感等。如高尿酸血症持续存在，患者可在初次发作后1～2年再次出现急性关节炎的症状，发生的关节可为同一关节，也可为其他关节。随着病情的进展，发作频率逐年增高，关节肿痛程度可增加，持续时间可延长，无症状间歇期缩短，甚至可出现症状迁延不愈，受累关节逐渐增多，可累及如膝关节、髋关节等大关节，甚至可累及脊柱、胸锁关节、骶髂关节等关节，同时也可出现肌腱、滑囊等的受累，逐步进入慢性痛风石病变期。

（3）慢性痛风石病变期。皮下痛风石和慢性痛风石性关节炎是长期显著的高尿酸血症控制不佳，体内尿酸池明显扩大，大量MSU晶体沉积于关节滑膜、软骨、骨质、皮下及关节周围软组织，形成MSU的团块。发生痛风石的典型部位是耳郭，也可在反复发作的关节周围以及跟腱、鹰嘴、髌骨滑囊等处。皮下痛风石表现为皮下隆起的大小不一的黄白色赘生物，随着痛风石增大，皮肤被撑大，局部表面菲薄，破溃后痛风石为白色粉状或糊状物，多持续不断，皮肤愈合困难，迁延不愈。痛风石可侵蚀关节的骨质结构，X线表现可形成特征的"穿凿样"骨侵蚀。大量痛风石沉积可造成关节骨质破坏等，从而出现关节畸形或退变、关节周围组织纤维化等改变。此时可表现为关节持续肿痛，局部压痛，关节畸形、功能障碍等。慢性痛风石病变期，关节疼痛等症状相对缓和，如有刺激因素，也可在慢性基础上出现关节炎急性发作。

2.诊断　1961年Mccarty等通过偏振光显微镜在痛风患者关节滑液中观察到双折光针形的MSU。进而将关节滑液或痛风石中检出MSU结晶列为痛风诊断的"金标准"。然而，此类检查需依赖关节腔穿刺术，专业人员观察，同时需具备偏振光显微镜等相关仪器，其病理诊断受到限制，因此国际及国内推出各项基于临床及其他辅助检查的诊断分类标准。

目前有多种痛风诊断的指南和推荐意见，早期以1977年美国风湿病学会（American college of rheumatology，ACR）制定的急性痛风性关节炎分类标准应用最为广泛，其敏感性为70%～85%，特异性为64%～97%。随着临床试验广泛开展以及现代影像学技术的快速发展，2020年ACR推出了痛风诊断的新标准，为痛风患者提供更特异及准确的分类标准。国内2019年由中华医学会内分泌学分会（Chinese Society of Endocrinology，CSE）

制定的《中国高尿酸血症与痛风诊疗指南（2019）》也推荐采用 ACR/EULAR 的诊断标准，将"至少1次外周关节或滑囊肿胀、疼痛或触痛"作为诊断痛风的必要条件，将"在有症状的关节或滑膜液中发现尿酸钠结晶或出现痛风石"作为确诊的充分条件，若不符合此项充分条件，则依据临床表现、实验室及影像学检查结果累计赋分，≥8分可临床诊断痛风（表3-1）。

表3-1 2020年ACR /EULAR痛风诊断标准

步骤	内容
步骤1：纳入标准（仅当符合此条时才适用于此诊断标准）	曾经至少1次外周关节或滑囊发作肿胀、疼痛或触痛
步骤2：充分标准（符合此条即可诊断痛风）	在有症状发作过的关节滑液或痛风石中发现MSU结晶
步骤3：分类标准（不符合充分标准时，适用于以下诊断标准）	≥8分可临床诊断痛风
临床特点	评分
症状性发作时，曾经累及的关节或滑膜囊	
踝关节或足中部（单关节或寡关节的一部分发作而没有累及第1跖趾关节）	1分
第1跖趾关节受累（单关节或寡关节发作的一部分）	2分
A.受累关节红肿（患者报告或医师观察到）	
B.受累关节不能忍受触摸或按压	
C.受累关节导致行走困难或活动功能障碍	
符合上述1项特点	1分
符合上述2项特点	2分
符合上述3项特点	3分
关节痛发作时间特点（符合下列3条中2条，且与看样治疗无关，称为1次典型发作）：	
A.疼痛达峰时间<24h	
B.关节痛14d内消失	
C.2次发作的间歇期，症状完全消退（基线水平）	
曾有1次典型发作	1分

续表

步骤		内容
曾有2次及以上典型发作		2分
痛风石的临床证据：皮下结节呈"粉笔灰"样或有浆液，常伴有血管包绕，而且位置典型：关节、耳郭、鹰嘴囊、指腹、肌腱（如跟腱）		
无痛风石		0分
有痛风石		4分
血清尿酸（尿酸氧化酶法检测）：在患者未进行降尿酸治疗时和复发4周后检测；若条件允许，在这些条件下复测，取最高值记分		
＜240μmol/L		-4分
360～480μmol/L		2分
480～600μmol/L		3分
600μmol/L		4分
关节液分析：由有经验的医师对有症状关节或滑囊进行穿刺及偏振光显微镜镜检		
未检查		0分
MUS阴性		-2分
影像学特征		
曾有症状发作的关节或滑囊发现尿酸盐沉积的影像学证据或超声证实"双边征"或双源CT证实尿酸盐沉积	有	4分
	无	0分
痛风相关关节损伤的影像学证据：有X线证实手和（或）足至少1处关节侵蚀	有	4分
	无	0分

（四）痛风的治疗

痛风的治疗包括急性发作期的快速控制病情和长期有效的管理。长期管理的中心策略是将血尿酸降低到尿酸钠结晶溶解的浓度。

1.痛风急性发作期的治疗　痛风急性发作时需要快速有效的控制尿酸钠结晶引起的炎症反应，从而减轻关节肿痛。应尽早开始抗炎镇痛治疗，EULAR推荐治疗时间为痛风发作12h内，中华医学会风湿病学分会（CRA）推荐治疗时间为痛风发作24h内。国内外指南推荐急性期使用药物包括非甾体抗炎药物（NSAIDS）、秋水仙碱、或糖皮质激素，这些药物可以单独使用，也可联合使用治疗严重的急性发作。在选择药物时，需仔细考虑患者的并发症和药物相互作用的可能性。此外在疼痛关节处局部使用冰块外敷也可减轻疼痛。由于痛风的急性发作可以出现在降尿酸的过程中，也可出现在血尿酸达到目标水平后几个月，常可以解释部分患者痛风发作，但是尿酸不高的现象。

过去认为降尿酸治疗至少要在急性发作后2周才能开始。然而，目前国内外越来越多的研究证实，痛风急性发作期即开始降尿酸治疗不会延长急性发作时间，但需要进行充分有效急性发作的治疗，同时发作期即使用降尿酸药物可提高患者降尿酸治疗的依从，所以指南建议一旦确诊，在控制急性发作的同时，应开始进行降尿酸治疗，并经常对血尿酸进行监测（如每月一次），直到血尿酸降至目标浓度为止。一旦达到目标水平，可减少监测频率（如每6个月一次）确保血尿酸保持在目标水平。

2.痛风慢性期治疗 痛风慢性期的治疗，旨在长期有效的控制血尿酸水平，预防痛风复发，痛风石的出现等。宣教、饮食控制和调整生活方式非药物治疗是痛风管理的一个重要组成部分。目前可使用的降尿酸药物主要分三类：抑制尿酸生成药物（黄嘌呤氧化酶抑制剂），如别嘌醇、非布司他；促尿酸排出药物，如丙磺舒、苯溴马隆和促进尿酸盐转化为水溶性和易排泄尿囊素的尿酸氧化酶（聚乙二醇化尿酸特异性酶）制剂，如pegloticase（普瑞凯希）和rasburicase（拉布立酶）。《中国高尿酸血症和痛风诊疗指南（2019）》中提出，选择降尿酸药物时，应综合考虑药物的适应证、禁忌证和高尿酸血症的分型。推荐别嘌醇、非布司他或苯溴马隆为痛风患者降尿酸治疗的一线用药；单药足量、足疗程治疗，血尿酸仍未达标的患者，可考虑联合应用两种不同作用机制的降尿酸药物，不推荐尿酸氧化酶与其他降尿酸药物联用。

3.难治性痛风的治疗 根据中国高尿酸血症与痛风诊疗指南（2019），难治性痛风的定义是指具备以下三条中至少一条：①单用或联合使用常规降尿酸药物足量、足疗程但血清尿酸仍≥360μmol/L；②接受规范化治疗但每年痛风发作仍大于2次；③存在多发性和（或）进展性痛风石。该指南根据现有文献及共识意见还对难治性痛风总结出以下定义：基线血清尿酸≥480μmol/L且存在下列临床特征之一：①18个月内痛风发作至少3次；②至少1个痛风石；③持续性关节疼痛或者影像学提示痛风相关的关节损伤；④使用别嘌醇治疗存在禁忌或使用最大剂量别嘌醇治疗3个月以上时血清尿酸仍不达标者。

难治性痛风的治疗原则包括降低血清尿酸水平及改善临床症状，但是往往常规药物的使用并不能很好的缓解症状。降尿酸药物方面聚乙二醇重组尿酸酶制剂普瑞凯希（pegloticase）适用于大部分难治性痛风患者，且疗效较好，药动学不受性别、年龄、体重和肌酐清除率的影响，可选择用于传统降尿酸治疗无效的患者，但是对于葡萄糖-6-磷酸酶缺陷患者及伴有心血管疾病患者应避免使用。对于改善临床症状方面对于使用秋水仙碱、NSAIDs、糖皮质激素禁忌或抗炎效果欠佳的患者，可考虑IL-1抑制剂治疗。国际上已批准用于风湿性疾病的IL-1拮抗剂主要有阿纳白滞素（anakinra）、卡那单抗（canakinumab）和列洛西普（rilonacept），但均未在中国上市。TNF-α抑制剂依那西普、英夫利西单抗和托珠单抗对于难治性痛风的治疗仅限于个别病例报告，其有效性及安全性仍需要多中心、大样本量研究来证实。

目前痛风病因和发病机制的研究虽然有了重大进展，但是痛风的患病率仍然逐年升高，较多患者仍然控制不佳。当有痛风阳性家族史、痛风急性发作频率高、起病年龄小、血尿酸水平显著升高等情况，尤其需要引起重视；当合并有糖尿病、高血压等代谢疾病，或合并其他肾脏疾病时，肾功能不全的风险增加，心脑血管疾病发病率也增加。所以痛风的管理重点在于控制血尿酸水平、预防再次发作、积极治疗并存疾病，同时加强宣教，提高患者的认知，取得长期血尿酸水平保持平稳，是预防痛风复发的关键（表3-2）。

表3-2　ACR/EULAR痛风治疗原则

治疗方案	详细内容
降尿酸治疗的适应证	确诊痛风或痛风石（通过查体或影像学检查）、痛风频繁急性发作（＞1次/年）、慢性肾脏病2期或更严重、有肾结石病史
血尿酸目标	至少＜360 μmol/L 对于严重或有痛风石疾病，＜300 μmol/L是必要的
血尿酸监测	每月监测直到血尿酸达到目标水平，6个月后复测，确保维持在目标水平
急性发作的药物治疗	非甾体抗炎药物（NSAIDS）、秋水仙碱、糖皮质激素
在降尿酸治疗开始时预防性抗炎治疗	小剂量秋水仙碱或NSAIDS（三线：小剂量糖皮质激素）至少6个月、或在没有痛风石存在的情况下血尿酸达到目标水平后3个月、或在有痛风石存在情况下血尿酸达到目标水平后6个月
降尿酸治疗方案	黄嘌呤氧化酶抑制剂（如别嘌醇、非布司他）是一线；促尿酸排泄药（如丙磺舒）是二线；聚乙二醇化尿酸氧化酶（如Pegloticase）是三线或者在口服降尿酸治疗失败
教育	患者宣教需接受长期降尿酸治疗的基本原则和降尿酸治疗过程中出现急性发作的风险，提供包括急性期的管理和健康生活方式建议的行动计划
筛查合并症	2型糖尿病、心血管疾病、高血压病、血脂异常、慢性肾脏病、肥胖、阻塞性睡眠呼吸暂停等都需要被筛查

参考文献请扫二维码

第七节 尿酸与内分泌及代谢性疾病

肥胖、糖尿病和高尿酸血症等代谢性疾病发病率快速上升，已成为新的慢性病和公共卫生问题，预防和治疗肥胖和糖尿病、高尿酸血症等代谢性疾病，也是目前临床医学及基础研究关注的重要内容。本节将详述尿酸与代谢综合征、糖尿病、肥胖和甲状腺疾病的研究进展。

一、尿酸与代谢综合征

代谢综合征（metabolic syndrome，MS）是指一组心脑血管疾病相关危险因子在同一个体的聚集现象，这些危险因子主要包括肥胖（特别指中心性肥胖或称腹型肥胖）、高血压（或血压偏高但未达高血压诊断标准）、血脂异常、糖尿病或空腹血糖偏高/葡萄糖耐受不良等，目前有研究把高尿酸血症和凝血因子的不正常等也归类到代谢综合征。更准确地说，MS并不是一种疾病，它是一组能使患者易患冠心病、脑卒中、肾功能不全及周围血管疾病的总称，具有这些危险因素的患者死亡率也比普通人急剧增高。较多的研究提示代谢综合征患者血尿酸水平通常升高，并随着代谢综合征组分的数量增加血尿酸水平而进一步升高。

（一）代谢综合征的概念演变及流行病学

早在1920年瑞典医师Kylin报道了代谢疾病风险因子聚集，提出其是一群发生在同一个体的与心血管疾病和2型糖尿病风险增加相关联并可调整的风险因素。代谢综合征之父Reaven提出Syndrome X的概念，用于描述这种由胰岛素抵抗、动脉血压升高、血三酰甘油增高和高密度脂蛋白胆固醇水平降低及葡萄糖耐受不良的多个组分的集合，他指出胰岛素抵抗是Syndrome X的病理生理特征，所有其他组分的异常可能是继发于胰岛素抵抗的。1998年世界卫生组织首次引入"代谢综合征"这个概念，并给出其诊断标准是2型糖尿病、葡萄糖耐量减退、空腹血糖受损或胰岛素抵抗再加上2个其他的危险因素。欧洲学者在1999年提出"胰岛素抵抗综合征"的概念，增加了空腹高胰岛素血症，并建议使用腰围增加来反映1998年WHO标准中的腹型肥胖。2001年美国国家胆固醇教育项目的成人治疗专家小组Ⅲ（NCEP ATP Ⅲ）提出一个更加简单的定义，符合腰围增加、高血压、高三酰甘油水平、低高密度脂蛋白胆固醇和高空腹葡萄糖浓度这5个危险因子的任何3个即可诊断。2005年国际糖尿病联合会（IDF）根据不同种族划分了正常腰围标准，即亚洲（正常男性腰围＜90cm；女性＜80cm）、欧洲（正常男性腰围＜94cm；女性＜80cm）和美国（正常男性腰围＜102cm；女性＜88cm）。在2009年IDF、美国心肺血研究所（National Heart, Lung, and Blood Institute）、美国心脏学会（ACC）依照种族裔别不同调整腰围标准，具备以下3项或更多来诊断代谢综合征：①腹型肥胖：根据不同的种族和国家，采用不同的标准；②TG≥1.70 mmol/L（或已经治疗）；③HDL-C，男性＜1.0mmol/L，女性＜1.3 mmol/L，或已接受相应治疗；④血压：收缩压≥130mmHg，或舒张压≥85mmHg，或此前已接受相应治疗或此前已诊断高血压；⑤空腹血糖：≥5.6mmol/L，或已接受相应治疗或此前已诊断2型糖尿病。

我国MS的患病率呈逐年上升趋势。按NCEP ATP Ⅲ诊断标准，2021年中国健康与营养调查报告显示，成人MS标准化患病率为24.2%，且患病率随着年龄增长逐渐上升，80岁以上的老年人群MS患病率达到33.9%。第三次美国国家健康和营养调查研究NHANES Ⅲ报告在20岁以上的人群中MS患病率34%。MS已严重危害人类的身心健康，是世界性公共卫生问题，对其危险因素预防是MS防控的重要手段。

（二）高尿酸血症和代谢综合征关系和相关研究

代谢综合征发病率与血尿酸水平的升高呈正相关。Ozsahin

等的人群研究发现，在没有代谢综合征组分的人群中平均血尿酸浓度为273μmol/L，而包含3个代谢综合征组分的人群中，平均血尿酸浓度为351μmol/L。Choi研究分析NHANES Ⅲ的数据显示，血尿酸水平低于357μmol/L的占代谢综合征患者的18.9%，而血尿酸水平等于或高于595μmol/L的占代谢综合征患者的70.7%。痛风患者代谢综合征发病率为62.8%，是没有痛风患者发病率的2倍。Puig等在患有代谢综合征者的研究发现，在调整如年龄、性别、肌酐清除率、酒精和利尿剂的使用等几个混杂因素后，平均血尿酸水平与对照组比较高30～59.5 μmol/L。Onat等的研究观察到在调整了代谢综合征的其他危险因素后，血尿酸水平每增加一个标准差的值，代谢综合征患病率增加35%。在所有的代谢综合征组分中，腰围与血尿酸水平相关性最强（$r = 0.445$，$P < 0.01$）。Norvik的研究显示高尿酸血症与多个代谢综合征组分相关，其中又以血三酰甘油水平增高相关性最强。朱文华研究显示血尿酸水平每增高60μmol/L，血三酰甘油水平升高0.6mmol/L、血总胆固醇水平升高0.05mmol/L。高尿酸血症可诱发胰岛素抵抗和高胰岛素血症，抑制脂蛋白酶活性，增加游离脂肪酸浓度，可促进低密度脂蛋白胆固醇的氧化和脂质过氧化、升高血脂水平，而高血脂水平在动脉粥样硬化进展过程中起重要作用。

（三）高尿酸血症和代谢综合征相互影响的机制

高尿酸血症参与代谢综合征的机制尚不十分清楚。在果糖诱导代谢综合征动物模型中，高尿酸血症是可能的致病原因，若降低果糖诱导的代谢综合征动物血尿酸水平，代谢综合征即可得到改善，包括血压和血三酰甘油水平下降、高胰岛素血症改善及体重的减轻。在过去几十年间，富含果糖和嘌呤食物的摄取的增加与全球代谢综合征的流行密切相关，亦说明增高的血尿酸水平可能参与代谢综合征发生。

代谢综合征引起尿酸合成增加和（或）尿酸排泄降低均可引起高尿酸血症。尿酸产生增加是代谢综合征患者出现高尿酸血症的主要原因。果糖磷酸化后在肝内分解，可使尿酸合成增加，摄取果糖增加可解释代谢综合征的尿酸生产过剩。在代谢综合征患者中，近端肾小管重吸收增加介导的肾尿酸排泄受损、尿酸排泄减少，以及存在肥胖和高血压时，钠的重吸收增加致使尿酸排泄减少，也是导致代谢综合征患者伴随高尿酸血症的另一重要机制。

（四）代谢综合征伴随高尿酸血症治疗

代谢综合征发病率随体内尿酸水平增高而增高，因此代谢综合征患者也往往伴随高尿酸血症。尿酸与代谢综合征各个组分之间的治疗原则注意事项详见各有关章节。

总之，较多的流行病学研究证据及动物实验表明高尿酸血症与代谢综合征及其组分相关联，也有研究认为高尿酸血症应是代谢综合征的另一个组分。尽管高尿酸血症的患病率较高，但通常由于无明显的临床症状而被人们忽视。鉴于高尿酸血症参与多器官多系统疾病的发生发展，把高血尿酸作为代谢综合征和心脑血管疾病筛查项目进行早期干预，对控制代谢综合征具有重要意义。未来需更多关于尿酸如何导致代谢综合征的细胞机制研究，也需进一步进行降尿酸治疗是否可预防、改善代谢综合征方面的基础和临床研究。

二、尿酸与2型糖尿病

2型糖尿病是以高血糖为特征的代谢性疾病，发病率高，糖尿病慢性并发症是增加家庭及社会经济负担、影响患者生活质量、危害公众健康的重要原因。高尿酸血症患病率在现今社会逐步增高，称为继"高血压、高血糖、高血脂"三高之后的"四高"。全国甲状腺、碘营养状态和糖尿病的流行病学调查显示，我国18岁及以上人群糖尿病患病率为11.2%。2型糖尿病伴高尿酸血症的患病率呈上升趋势，各研究报告患病率有所不同，有的可高达33.8%。埃塞俄比亚的Arersa等研究提示高尿酸血症发病率在2型糖尿病患者中高达22%，肥胖、糖尿病病程、冠状动脉粥样硬化性心脏病家族史、酒精摄入是糖尿病合并高尿酸血症的高危因素。

（一）高尿酸血症与2型糖尿病关系及研究现状

时至今日，高尿酸血症和2型糖尿病无论在发达国家还是在发展中国家的患病率都呈显著上升趋势，也有很多对两者之间的相关性研究和发病机制的研究正在进行当中。就目前而言，许多研究集中在实验模型的建立上，史浩楠等用脂肪乳、氧嗪酸钾、腺嘌呤等模拟小鼠饮食后血糖、尿酸、肌酐、尿素氮的变化情况，提示使用大量脂肪乳、氧嗪酸钾组小鼠与使用大量腺嘌呤、乙胺丁醇组小鼠能获得较可靠的高尿酸血症合并2型糖尿病动物模型。国内其他研究学者也在使用类似模型的基础上，模拟出高尿酸血症老鼠的血糖水平较对照组有显著提升。

2013年，Jourdan等在《Nature》发表了一篇NLRP3炎性小体与2型糖尿病关系的文章，提出NLRP3可能是导致胰岛细胞功能减退的机制之一，不久后就有韩国Kim提出，高尿酸血症导致糖尿病肾病的机制可能是血尿酸激活了巨噬细胞中NLRP3炎症小体并促进了近端肾小管细胞趋化因子的分泌，这些系统和局部的效应，最终导致分泌IL-1β的巨噬细胞聚集，产生糖尿病肾病。Kim研究显示女性高尿酸血症与动脉粥样硬化、心血管疾病病死率和糖尿病血管病变存在相关性，这种相关性高于男性；而在男性中，血尿酸水平升高与空腹血糖受损有相关性，但这种相关性在女性中没有统计学意义。这提示女性2型糖尿病患者血尿酸水平升高可能预示糖尿病相关血管病变、心血管事件的不良后果，而男性高尿酸有更高的空腹血糖受损风险。另外，2型糖尿病合并高尿酸血症的患者各项心血管疾病危险因素发生率均高于单纯2型糖尿病组，提示高尿酸血症和2型糖尿病患者的传统心血管疾病危险因素有密切关系，其中，血脂代谢异常、肥胖等影响了2型糖尿病患者的高尿酸血症的发生。女性合并高尿酸的2型糖尿病的胰岛β分泌功能高于单纯2型糖尿病者；何银辉等研究提示男性2型糖尿病血尿酸与馒头餐负荷的胰岛β细胞功能及胰岛素抵抗呈正相关，高尿酸血症患者伴随的较高的胰岛β细胞功能可能是一种代偿性反应，胰岛β细胞分泌功能也可能因胰岛素抵抗而代偿性增高。

一项荟萃分析指出，血尿酸每升高59.5μmol/L，2型糖尿病发病率可增加6%，提示血尿酸升高是中、老年人发生2型糖尿病的独立危险因素，并且血尿酸水平和空腹血糖受损、2型糖尿病发病率呈非线性正相关关系。在一项随访长达3年半的研究中，糖尿病患者相对于血糖正常人群，有更高的高尿酸血症发病率（男性为32%，女性为15%）；在除外性别、BMI、基础疾病、用药等影响后，糖尿病合并高尿酸血症患者相较于尿酸正常的糖尿病患者，有更高的心血管病、糖尿病微血管及大血管病变、糖尿病肾病、糖尿病视网膜病变的风险。有研究认为2型糖尿病患者血尿酸升高与尿蛋白排泄相关，高尿酸血症可能参与糖尿病肾脏损害的发生。张莉研究显示高尿酸与早期糖尿病肾病患者的eGFR异常相关，高尿酸血症是其危险因素之一，该研究还指出，在一定范围内血清尿酸急性升高对机体有抗氧化保护作用，慢性升高尤其在高于正常时则表现为促氧化作用，而对于大多数无症状高尿酸血症合并糖尿病的患者来说，慢性升高占据主要的部分，因此，尿酸在糖尿病中，与在认知功能的表现中那种"左右摇摆"的氧化、抗氧化作用不同，表现以氧化应激、加重糖尿病肾病进展为主。

（二）高尿酸血症与2型糖尿病相互影响的作用机制

高尿酸血症和糖尿病相互并存，相互发展，两者之间的相关性和发病机制的相关研究也在进行中。临床上2型糖尿病患者中高尿酸血症高发，可能的解释为：①多数2型糖尿病患者存在高胰岛素血症，胰岛素能促进肾对尿酸的重吸收，导致尿酸排泄减少；②糖尿病患者常合并动脉粥样硬化，导致肾小球缺氧，乳酸生成增多，竞争尿酸排泄，导致血尿酸上升；③2型糖尿病及其急慢性并发症使体内氧化应激水平增加，尿酸作为人体内主要的内生性水溶性抗氧化剂之一，为保护机体免受氧化自由基的损害，血尿酸水平反应性升高。

　　糖尿病性大血管并发症的主要病理改变是血管动脉粥样硬化，高尿酸血症加快糖尿病患者动脉粥样硬化的风险。高尿酸血症引起或加重糖尿病微血管病变可能的机制为：①高尿酸时尿酸盐结晶析出，沉积于血管壁，直接损伤血管内膜，并趋化中性粒细胞引起炎性反应，造成内皮损伤，加速动脉粥样硬化进程；②尿酸增加血小板黏度，尿酸盐可直接破坏血小板，同时在自由基的形成和氧化应激方面也起作用；③高尿酸时，体内尿酸盐结晶易析出，结晶沉积于胰岛细胞，导致患者的胰岛β细胞功能亢进或受损，引起糖代谢紊乱，促进糖尿病进程。

（三）高尿酸血症合并2型糖尿病患者的治疗

　　高尿酸血症合并2型糖尿病的治疗原则是综合治疗，如积极减重，控制血糖、血压、血尿酸、血脂等各项指标达标，预防相关并发症。无论是高尿酸还是糖尿病的治疗均需在积极的生活方式干预基础上合理选择临床用药。生活方式的改变同时也有利于对伴发疾病，如高血压、肥胖及血脂异常的管理。伴有2型糖尿病的高尿酸患者降尿酸的治疗与单纯性高尿酸患者无差异，但合并高尿酸的糖尿病患者降低血糖的药物不同程度地影响尿酸水平。

　　1.胰岛素　胰岛素可促进嘌呤合成尿酸增加，增加血尿酸水平。高胰岛素血症与胰岛素抵抗可增加高尿酸血症的发生。研究表明糖尿病患者起始胰岛素降糖治疗可显著增加血尿酸水平，同时增加痛风发作的风险。高尿酸血症伴发糖尿病患者需长期使用胰岛素降血糖时，应启用降尿酸药物，以减少痛风发作。

　　2.二甲双胍　二甲双胍抑制肝脏的糖异生，提高外周组织肌肉和脂肪对葡萄糖的摄取和利用，提高胰岛β细胞对血糖的应答，增加胰岛素的敏感性，升高GLP-1（胰高血糖素样肽-1）水平，保护胰岛β细胞，同时降体重、降尿酸及调节血脂等作用。二甲双胍的主要不良反应是体内乳酸积聚，乳酸堆积可抑制肾小管尿酸排泄，导致血尿酸升高。因为二甲双胍直接以原形经肾排泄，有肾功能损害时易出现二甲双胍与乳酸在体内蓄积，可能会增加乳酸酸中毒风险，建议肾功能受损［eGFR＜45ml/（min·1.73m^2）］和低氧血症患者避免使用。

3. 二肽基肽酶-Ⅳ抑制剂　通过抑制二肽基肽酶-Ⅳ（DPP-4）而减少GLP-1的失活，增加内源性GLP-1水平，以葡萄糖浓度依赖的方式刺激胰岛素分泌，抑制胰高血糖素分泌，起到双重激素调控作用，对胰岛β细胞的缺陷具有修复功能。该类药物具有减少血糖波动、保护血管内皮细胞、降低血压、改善血脂、减轻炎症反应和抗氧化应激等多方面作用。研究提示DPP-4抑制剂降低血压的机制可能为抑制肾近端小管微绒毛上Na/H交换离子亚型3的活性及表达，增加尿钠排出，而尿钠重吸收受抑制的同时伴随尿酸的重吸收受抑制，尿酸排泄增加，降低血尿酸，适用于糖尿病合并高尿酸血症。

4. 噻唑烷二酮类药物　噻唑烷二酮类药物TZDs通过激活肌肉和脂肪细胞内过氧化物酶体增殖激活受体，改善胰岛素敏感性，增加外周组织葡萄糖摄取和利用。TZDs除降糖以外，还具有调脂、降压、降尿酸等多种作用，适用于糖尿病合并高尿酸血症、代谢综合征患者。

5. 钠-葡萄糖协同转运蛋白2　钠-葡萄糖协同转运蛋白2（SGLT-2）抑制剂通过抑制肾脏对葡萄糖的重吸收，使过量的葡萄糖从尿液中排出，从而降低血糖。其机制可能是通过减少缺氧诱导因子-1蛋白和肾损伤分子-1表达，抑制肾素-血管紧张素-醛固酮系统的激活，降低氧化应激产生。2型糖尿病患者使用SGLT-2抑制剂降糖时，同时尿酸清除率和排泄分数均增加，降低血尿酸水平并附带一定的抗炎、降低体重的作用，对于合并代谢综合征的患者，似乎更有益处。这使得它的地位在国内外治疗2型糖尿病指南中均得到提高。不过，SGLT-2抑制剂本身增加糖尿病患者尿路感染及酮症酸中毒风险等不良反应，又使得"双刃剑"效应愈发突出，选择合适的患者，何时启动、何时停用SGLT-2抑制剂，对于合并高尿酸血症的糖尿病患者来说，仍需要进一步的研究。

总的来说，高尿酸血症和2型糖尿病作为两个常见的代谢慢性疾病，密切联系。在动物模型上，已经有高尿酸血症老鼠模型可诱发和加重2型糖尿病的证据，而高血糖在高尿酸血症的形成中起重要作用，二者相互促进，加速疾病的进展。治疗上需综合治疗多项代谢异常，包括体重、血糖、血压、血脂、尿酸等。在降糖及降尿酸药物选择上，需考虑药物的相互影响及不良反应，合理配伍，个体化治疗，以最大程度地降低心脑血管疾病的风险，使患者获益最大化，提高患者的生存质量和寿命。

三、尿酸与肥胖

肥胖在全球流行。我国2021年12月发布的《第五次国民体质监测公报》显示成年人和老年人的超重率分别为35.0%和41.7%，肥胖率分别为14.6%和16.7%，且呈逐年持续上升趋势。2015～2016年美国卫生统计中心报告40～59岁人群肥胖率42.8%，20～39岁人群肥胖率35.7%。据估计，到2025年，全球男性肥胖患病率将上升至18%，女性将上升至21%。Bibbins-Domingo的研究显示校正高血压、血脂异常及其他心血管危险因素后，BMI升高与冠心病、脑卒中和外周血管疾病等显著相关，提示BMI可独立预测心脑血管疾病的发生。肥胖是代谢综合征最重要的组分，而在前文中提到，代谢综合征常伴有高尿酸血症。所以肥胖和高尿酸血症亦常并存，二者与脂质代谢异常、高血压、糖尿病等密切相关，对机体的危害亦有很多相似之处。

（一）高尿酸血症合并腹型肥胖动物研究

林志健等采用高嘌呤饮食诱导迪法克鹌鹑模型，首先出现高尿酸血症，在造模后期（约28d）动物腹部脂肪量和腹部脂肪率（腹部脂肪率＝腹部脂肪量/体重×100%）高于正常组，动物表现为高尿酸血症合并腹型肥胖。孔悦等研究发现高果糖饮食诱导的大鼠，先出现高三酰甘油血症，然后在第28天时出现高三酰甘油血症合并高血糖/高尿酸血症，同时伴发肾脂肪指数升高，动物表现为高尿酸合并腹型肥胖等多代谢紊乱。Roncal等以高果糖饮食诱导SD大鼠代谢综合征模型，发现大鼠可出现高尿酸血症并发腹部脂肪蓄积，采用别嘌醇干预后大鼠的血尿酸和血脂水平下降，体重减轻、腹部脂肪量减少。

（二）高尿酸血症与肥胖的关系和相关研究

国内外学者对不同地域、种族及年龄人群的高尿酸血症与肥胖相关性进行了很多流行病学研究，结果表明高尿酸血症与肥胖密切相关。

1.高尿酸血症是肥胖的独立预测因子　2005～2006年陈涛等调查分析了中国大陆15 000多例城乡居民，结果显示随着血尿酸水平升高肥胖患病率明显升高，将血清尿酸四分位分组后腹型肥胖的发生率分别是19.9%、23.5%、28.0%、32.9%。邵继红等研究也发现血尿酸水平正常的人群肥胖患病率占30.90%，高尿酸血症人群肥胖患病率为53.4%，高尿酸血症患肥胖的危险性是正常尿酸水平的2.57倍。Ogura等对17 155例日本大学生的调查也显示了尿酸水平和肥胖指标相关联，尿酸与皮肤皱褶厚度和BMI的相关系数分别为0.286、0.282（$P < 0.001$），而且BMI指数随血尿酸水平的增加而升高。Masuo等对433例受试者进行5年随访研究后，发现基线时的BMI、血尿酸水平和去甲肾上腺素水平是未来BMI变化的决定性因素，血尿酸水平与体重增加和血压升高正相关。

2.肥胖是高尿酸血症的重要独立危险因素 与正常BMI人群相比，肥胖人群中高尿酸血症的发病率明显升高。张长青等将BMI按照四分位数分组后发现随着BMI指数比例分组的提高，高尿酸血症的发生率逐步提高，分别为 1.2%，3.8%，8.0% 和13.5%。Framingham研究显示女性体重增加50%，血清尿酸含量增加47.6μmol/L；男性体重增加30%，血清尿酸含量相应增加59.5μmol/L。

近年来研究发现儿童高尿酸血症的患病率随着肥胖率的不断升高也呈升高趋势。Oyama等以超重百分比（percentage of overweight，POW）≥20%作为儿童肥胖的标准，发现肥胖儿童的高尿酸血症患病率显著高于非肥胖儿童，POW≥20%的儿童尿酸水平明显升高。目前研究证实肥胖儿童伴发高尿酸血症会影响成年后代谢综合征的发病及相应心血管疾病的发生。

肥胖可分为腹型肥胖和皮下肥胖。相对于皮下肥胖，腹型肥胖与尿酸水平升高更为密切。Kim等对 699 例糖尿病患者腹部脂肪与血尿酸水平关系的研究显示，在2型糖尿病患者中，腹部脂肪面积与尿酸水平呈正相关，而皮下脂肪面积与血尿酸水平无相关性。Ishizaka 等分析了3153 名男性和绝经后妇女，发现BMI的升高与血尿酸水平的升高显著相关，男性腰围长度与血尿酸水平正相关。Zhu等分析了1万余名男性，发现体重下降和血尿酸水平恢复正常呈等级对应关系，与体重无变化相比，体重下降≥10kg、5 ～ 9.9kg、1 ～ 4.9kg时对应尿酸分别降低37 μmol/L、19 μmol/L、7μmol/L。

（三）高尿酸血症与肥胖相互作用的病理生理机制

1.高尿酸血症和肥胖相关的基因和表观遗传 导致痛风和肥胖之间关系的基因已被广泛研究。Lyngdoh等孟德尔随机化研究结果表明，FTO、MC4R和TMEM18 基因区域中 BMI 增加的变异等位基因与较高的血清尿酸浓度相关。Larsson的孟德尔遗传研究表明，基因相关的较高 BMI 与痛风风险和较高的血清尿酸浓度有因果关系。表观遗传在尿酸盐代谢中的作用正逐渐被科学界所承认。最近的研究表明，大脑信号通路也受到暴露于高果糖摄入后的表观遗传变化的调节。

2. 微生物群在高尿酸血症和肥胖病理生理学中的作用　与常规饲养的小鼠相比，无菌环境中饲养的小鼠的脂肪含量明显降低。肥胖小鼠和瘦小鼠在肠道微生物群的组成方面具有不同的模式。在人体中，微生物群组成的变化与肥胖和 2 型糖尿病相关。短链脂肪酸（SCFA）主要由醋酸盐、丙酸盐和丁酸盐组成。这些短链脂肪酸影响全身代谢。SCFA 的丁酸盐介导不可消化纤维水平的增加，会降低体重。越来越多的证据表明，益生元或益生菌对微生物群的改变对宿主的代谢有益。益生元通过 GLP-1 和肠胃激素肽增加以及生长素释放肽水平降低导致负能量效应。

目前研究表明，在正常血尿酸水平人群和痛风患者微生物群的组成不同。痛风和 2 型糖尿病患者的肠道菌群组成相似。痛风和 2 型糖尿病患者的丁酸合成水平也有所下降。丁酸在人体肠道中的保护机制包括为肠黏膜提供营养、促进肠绒毛的生长和修复、增强肠道免疫力、促进有益微生物的生长及抑制病原菌的定植。因此，丁酸生物合成的减少会导致许多生理功能障碍。此外，肠道菌群中过多的黄嘌呤脱氢酶和尿囊素酶的相对缺乏可能导致高水平的尿酸积累。含益生菌的饮食可防止氧嗪酸引起的高尿酸血症，有研究对高尿酸血症大鼠使用降尿酸药物后，发现微生物群组成可发生变化。

3. 尿酸与脂肪细胞之间的相互作用

（1）脂肪细胞对尿酸作用。脂肪不仅储存能量，而且是人体重要的内分泌器官。脂肪细胞分泌的脂肪因子参与能量代谢，在肥胖的发生中起重要作用。瘦素（leptin）、内脏脂肪素（visfatin）、脂联素（adiponection）及代谢性疾病相关的脂肪内分泌激素可影响尿酸的代谢。脂联素水平在肥胖患者中下降，而瘦素、内脏脂肪素等其他脂肪因子的水平则均较正常人升高。腹型肥胖是高尿酸血症的独立危险因素，脂肪因子在其中起了重要作用。

（2）尿酸对脂肪细胞的作用。尿酸直接作用于脂肪细胞引起脂肪细胞的炎症反应。将尿酸与脂肪前体细胞（3T3L-1）一起培养后，脂肪组织中MCP-1表达增加，脂联素则显著减少。URAT1是尿酸进入细胞内的转运体，不仅在血管内皮细胞和肾小管中表达，在脂肪细胞中亦有表达。可能因为脂肪细胞表达URAT1，尿酸进入脂肪细胞内导致脂肪细胞功能障碍，增强脂肪组织脂解作用，IL-6、TNF-α等细胞因子分泌增多，而脂联素分泌减少，致使对胰岛素敏感性下降。同时可使MCP-1表达增加，巨噬细胞浸润，发生炎症反应。生理状态下尿酸为抗氧化剂，但在肥胖状态下，尿酸则转变为促氧化剂，直接参与脂肪细胞的氧化应激反应和增殖。脂肪细胞中的氧化应激反应是胰岛素抵抗和肥胖的重要原因，参与了心血管疾病的发生。尿酸水平升高还可降低脂蛋白酶活性，影响脂质代谢和脂肪细胞分布，促使体型及体重发生改变，向肥胖发展。

（四）肥胖引起血尿酸增加的机制

腹型肥胖与皮下肥胖高尿酸血症形成存在差异，腹型肥胖主要是尿酸生成增多，而皮下肥胖以尿酸排泄障碍为主。

1. 尿酸合成增加　肥胖患者饮食摄入增加，消耗减少，导致过多的脂肪主要在腹部、内脏器官蓄积，增加新陈代谢中核酸总量，通过嘌呤代谢致使尿酸合成增加。此外，内脏脂肪的蓄积作用可进一步增加尿酸水平，其机制可能是内脏脂肪具有较强的脂肪生成与脂解作用，内脏脂肪过多积累产生大量的游离脂肪酸（FFA），而过多的FFA将加重肝的胰岛素抵抗。辅酶Ⅱ介导的由5-磷酸核糖向磷酸核糖焦磷酸进行的从头合成系统功能亢进，从而增加三酰甘油的合成和尿酸生成。

2. 肾脏排泄尿酸减少　肥胖对肾脏功能有不同程度的影响，主要表现在以下几个方面：

（1）胰岛素抵抗。此前已提到肥胖可以导致IR，IR影响到肾的近曲小管细胞，使其表面泵的活性增强，促进肾小管 Na^+-H^+ 交换增加。尿液的 H^+ 通过阴离子交换系统来吸收有机酸等阴离子，后者再通过URAT1来吸收尿酸，使尿酸重吸收增加，排泄减少。

（2）肥胖相关性肾病。肾脏脂肪摄取过多直接压迫作用及高脂血症等长期作用会损害肾小球，导致肾小球动脉硬化、肾血流量减少，导致尿酸排泄障碍，同时肾小管排泌尿酸减少也使血尿酸升高。

（3）脂肪过度分解。当饥饿、劳累时，肥胖患者动用蓄积的脂肪来产热供能，此时脂肪分解产生的酮体竞争血尿酸的排泄，间接增高血尿酸水平，同时游离脂肪酸诱导代谢综合征，降低尿酸的排泄，也会增高血尿酸。

3.脂肪因子的内分泌作用

（1）内脏脂肪素。内脏脂肪素主要来源于内脏脂肪，并与腰围、臀围、腰臀比、体重、空腹血糖呈正相关。主要生物学功能是模拟胰岛素的作用，调节脂代谢和分泌作用。从胰岛素和内脏脂肪的堆积两方面来增加血尿酸水平。可通过模拟胰岛素的内分泌功能调节外周组织的胰岛素敏感性，促进葡萄糖合成三酰甘油。同时内脏脂肪素的自分泌和旁分泌功能也可以进一步导致内脏脂肪蓄积，加重肥胖。

（2）瘦素：瘦素是肥胖基因编码的由脂肪细胞分泌的一种多肽激素。人血清瘦素与血清尿酸水平呈正相关，瘦素可能参与了尿酸的代谢。瘦素导致高尿酸血症的可能机制为高瘦素血症导致高胰岛素血症和IR，而IR可增加肝脏脂肪酸合成，增加嘌呤代谢，从而增加尿酸的生成。尿酸反过来也会影响肾脏对瘦素的清除并增加瘦素基因的表达，通过上述机制进一步导致高尿酸血症。

（3）脂联素。脂联素是一种细胞胰岛素的增敏剂，肥胖患者存在IR且其脂联素水平通常较正常者低。在校正饮酒、年龄、吸烟、BMI、血压、血脂后用稳态模式评估法（HOMA-IR），可见脂联素水平与尿酸水平呈负相关。当脂联素分泌受到抑制后会减少血管内皮细胞一氧化氮生成，导致内皮功能障碍，加重IR，进一步升高尿酸水平。

（4）其他脂肪因子。增大的脂肪细胞可以分泌TNF-α、IL-6、血清淀粉样蛋白A、C反应蛋白等多种脂肪细胞因子。肥胖及IR的人体内循环的细胞因子水平升高，腹腔内的脂肪库产生的细胞因子数量比其他脂肪库更大。细胞因子通过加速炎性细胞和血管细胞凋亡和坏死，促使合成尿酸所需的原料增加，从而升高尿酸水平。此外，脂肪因子还可激活氧化应激反应，增加黄嘌呤氧化酶生成和血尿酸水平。还可通过影响胰岛素对葡萄糖及脂肪的代谢作用引起IR，最终导致尿酸生成增加，以及肾小管对尿酸的重吸收增加。

（五）高尿酸血症合并肥胖的治疗

高尿酸血症和肥胖发病率都呈逐年上升的趋势，常伴有不良的生活方式、饮食习惯，两者并存时会加重相关疾病的进展。肥胖合并高尿酸血症人群中，减重是降低尿酸水平的一种有效的治疗方法。Nielsen系统性回顾分析发现超肥胖合并高尿酸血症患者，体重下降大于7kg对中远期血尿酸水平下降有益，而体重下降超过35kg就可减少长期痛风发作的次数。减重干预措施包括生活方式、药物及手术治疗。

1. **生活方式干预**　治疗高尿酸血症和肥胖，应从改善生活方式着手，即有效运动，控制体重，限制烟酒，饮食少肉多奶丰富的草本植物，不禁食富含嘌呤的蔬菜和豆制品，因为食物中的嘌呤不是主要的危险因素。肥胖者应适当减重，但不能求速瘦，因为快速的减重可造成大量酮体产生，反而抑制尿酸排出。一次性大量与体力不相称的剧烈运动等也可以使三磷酸腺苷大量分解导致血尿酸水平增高。

2. **药物治疗**　美国食品药品监督管理局（FDA）已经批准了六大类抗肥胖药物：芬特明、奥利司他、芬特明/托吡酯、氯卡色林、纳曲酮/安非他酮和利拉鲁肽注射液。此外，新型黑皮质素受体-4（MC4R）激动剂、葡萄糖依赖性促胰岛素多肽（GIP）类似物、成纤维细胞生长因子21（FGF21）等在临床试验中显示有应用前景，它们可能在未来加入减肥药物的名单。

目前口服降尿酸药物治疗对减轻体重的临床研究很少。Madero等通过低果糖饮食和别嘌醇治疗超重及高血压前期患者，发现与安慰剂组相比，别嘌醇干预组不仅血压下降，体重也有明显下降。Soletsky等对高尿酸血症合并肥胖的青少年予以丙磺舒和别嘌醇治疗后平均体重下降了0.9kg，而安慰剂治疗组则体重持续增加。SGLT-2抑制剂通过抑制肾脏对葡萄糖的重吸收，使过量的葡萄糖从尿液中排出，降低血糖，有学者在真实世界的研究中指出，2型糖尿病患者加用达格列净24周能显著降低血尿酸水平，同时尿酸清除率和排泄分数均增加，并附带一定的抗炎、降低体重的作用，对于合并代谢综合征的肥胖患者，似乎很有益处。这使得SGLT-2的地位在国内外的2型糖尿病指南中均得到提升。目前GLP-1受体激动剂临床已广泛使用，其中利拉鲁肽针3mg在国外被批准可用于减重。但Tonneijck等使用1.8mg利拉鲁肽针治疗超重或肥胖的2型糖尿病患者，12周后利拉鲁肽治疗组的血尿酸水平及尿酸排泄分数无变化。

3.减重手术　减重手术对体重下降和长期的体重维持效果明显，是目前减重和长期维持体重最有效的干预措施。目前临床上常用的减重术式主要有可调节胃绑带术、腹腔镜袖状胃切除术（LSG）、腹腔镜胃旁路术（LRYGB）及胆胰转流术/十二指肠转位术等。它们都能够有效改善肥胖症和高血压病、糖尿病、多囊卵巢综合征相关并发症，还能降低血尿酸水平和减少痛风发作次数。

减重手术的比率正在增加，各个国家减重手术适应证有所差异，常用的减重手术的适应证包括：BMI≥40kg/m² 或BMI在35～9.9kg/m²，有合并症和通过生活方式改变依然减重失败。外科减重手术通常会导致体重减轻20～40kg，体重指数降低

$10 \sim 15 \ kg/m^2$。手术 $1 \sim 2$ 年后体重减轻最大，之后体重会缓慢增加，直到 $8 \sim 10$ 年体重稳定。

近年来研究发现减重手术后体重减轻会导致尿酸的产生显著减少，以及尿酸的肾脏清除率增加，从而降低肥胖和代谢综合征患者的血清尿酸水平。此外，减重手术后体重减轻会对尿酸盐晶体的炎症反应减少，包括明显减少白介素-1β、白介素-6和白介素-8的产生，以及外周血单核细胞分泌的TNF-α。这种反应有助于降低痛风发作的风险。事实上，在许多研究中观察到减重手术后痛风发作的频率显著降低。

低嘌呤饮食有助于痛风患者在减重手术后痛风发作的风险。Schiavo等纳入40例在袖状胃切除术前诊断为痛风的患者，研究术后低嘌呤饮食（$n=24$）与正常嘌呤饮食（$n=16$）对痛风发作频率的影响。观察1年后，发现两组的血清尿酸水平、痛风发作的频率均显著降低，低嘌呤饮食患者的血清尿酸水平降低更显著（$P<0.001$）；而且袖状胃切除术后1年，低嘌呤饮食组不再需要别嘌醇治疗，也没有痛风发作。

减重手术对血清尿酸水平和痛风发作频率的影响在手术后随时间而变化。Romero-Talamáset观察了99例减重手术痛风患者和56例非减重手术的痛风患者，发现减重手术后立即与接受其他手术的患者相比，减重手术组的痛风发作频率明显更高；减重手术1个月后痛风发病率出现显著下降，这种效果可持续1年。值得注意的是，在减重手术后第13个月观察到血清尿酸水平显著降低。Dalbeth等研究显示在患有2型糖尿病且没有痛风病史的肥胖人群中，血清尿酸浓度在腹腔镜袖状胃切除术后的最初几日内升高，但在手术后1年出现降低。这种现象可能与手术相关的肾功能障碍及对手术组织破坏的反应，以及代谢效应、分解代谢或禁食或体重过快造成的脱水导致，也有可能术后初期血清尿酸水平的剧烈变化会引发痛风发作。

有样本量很少的研究认为不同的减重术式对于降低血尿酸水平可能存在差异。Oberbach等比较研究了10例接受代谢手术治疗的重度青少年肥胖症患者，其中5例接受LRYGB，5例接受LSG，同时设置了17例BMI正常的青少年对照组，结果表明接受代谢手术治疗的肥胖症青少年术前的SUA浓度明显高于BMI正常的青少年；术后12个月，LSG组和LRYGB组青少年患者的平均SUA、BMI水平均得到明显下降，而对照组无明显改变；至随访结束，LRYGB组患者的SUA浓度较LSG组下降更为明显，具体机制仍有待于进一步研究探讨。

综上所述，高尿酸血症与肥胖相互影响，所以高尿酸血症合并肥胖应引起相应的重视。干预高尿酸血症可以改善肥胖、心血管疾病、代谢综合征等的临床结局。然而降低血尿酸水平是否有益于延缓肥胖及相关并发症的发生，是否可减少心血管高危人群的终点事件仍需要更多循证医学证据。

四、尿酸与甲状腺疾病

甲状腺功能异常是常见的内分泌系统疾病，许多初次就诊的甲状腺疾病患者有不同程度的营养、代谢异常，而这其中就包含了尿酸代谢异常。近年来研究开始关注甲状腺功能异常对血尿酸之间的关系。

（一）尿酸与甲状腺功能异常的关系和相关研究

1955年，Kuzzel等最早对痛风患者进行了甲状腺功能检测，发现女性甲状腺功能减退症（Hypothyroidism，简称甲减），患病率为30%，男性甲状腺功能减退症患病率为20%。Erickson等在穿刺病理证实为尿酸盐沉积的痛风性关节炎患者中发现甲减发病率显著增加。前瞻性研究中14.8%痛风患者合并甲状腺功能减退其中男性约11.9%、女性约25.0%；痛风合并甲状腺功能减退显著高于无痛风患者，男性增高6倍、女性增高2.5倍。一项回顾性研究中痛风患者甲减总患病率为20.5%，男性15.0%、女性40.0%。黄蓉等纳入了18 731例研究对象，对比血清促甲状腺激素（TSH）水平与血尿酸水平研究中，提出当游离甲状腺素

4（FT4）与游离甲状腺素3（FT3）处于正常范围时，血清TSH水平升高是高尿酸血症的独立危险因素，并且当TSH水平位于0.69～3.67mIU/L时，TSH升高与嘌呤代谢紊乱相关。2019年，Jian等在对2254例健康人群、439例高尿酸血症患者及115例痛风患者的回顾性研究中发现，高尿酸血症及痛风患者的甲状腺功能减低的发病率均显著高于血尿酸正常人群。截至现在，高尿酸血症患者甲状腺功能减退症的患病率显著增加，被学者提出并予以论证。

Desideri 等研究发现甲状腺术后亚临床甲减患者高尿酸血症患病率高达22.6%，给予左甲状腺素片治疗2个月后血尿酸水平及胰岛素抵抗指数明显下降，通过多因素回归分析，胰岛素抵抗指数下降能够影响23%血尿酸的下降，提出甲状腺激素可以通过改善胰岛素抵抗调节血尿酸代谢。然而在儿童患者中，Sayari等研究发现亚临床甲状腺功能减退组血肌酐水平高于甲功正常组，但两组间血尿酸水平无明显差异。因此需要更多的研究来阐明甲状腺功能减退对高尿酸血症和痛风的影响。

陈诗仁等在不同性别的甲状腺功能亢进（hyperthyroidism，简称甲亢）患者血清尿酸水平变化特点的研究中提出，甲状腺功能亢进作为一种消耗性疾病，患者自身基础代谢率较高，而这样的高代谢状态在摄入不足的情况下，可能导致尿酸代谢异常，在部分患者中就表现为高尿酸血症甚至痛风。另有研究显示甲状腺功能亢进可能是高尿酸血症的一个危险因素，女性风险比为2.73，男性风险比高达4.54。See等对87 813例健康体检者进行分析，发现83 502例甲状腺功能正常（TSH 0.35～5.5 μU/ml）、1460例亚临床甲减（TSH大于5.5 μU/ml）和2851例亚临床甲状腺功能亢进（TSH小于0.35 μIU/ml），三组中高尿酸血症的发生率分别是17.8%、19.3%和19.4%。所以目前尚无研究证明高尿酸血症患者甲状腺功能亢进症的患病率升高。一方面，这可能与甲状腺功能亢进时血尿酸的升高不如甲状腺功能减退时明显；另一方面，甲状腺功能减退起病隐匿及临床症状轻微，而甲状腺功能亢进患者往往有明显的高代谢症状出现，及时的抗甲状腺药物或I^{131}治疗可缓解甲状腺功能亢进，降低血尿酸水平，因此很少有合并甲状腺功能亢进的高尿酸血症患者单纯因高尿酸血症而就诊，这可能也是高尿酸血症患者中未见甲状腺功能亢进患病率增加的原因。

高尿酸血症与甲状腺激素水平的异常都可能引起高血压、血脂异常等心脑血管疾病危险因素的增加和胰岛素抵抗的加重。那么，是否高尿酸血症对于甲状腺功能有损害吗？答案十分有趣，Xiao等对1186例中国汉族人群进行长达8年的健康随访时发现，对于血尿酸水平低于315μmol/L的男性及低于241μmol/L的女性来说，随着血尿酸水平进一步降低，其FT3水平降低，然而当女性血尿酸在287～360μmol/L，男性血尿酸在380～421μmol/L时，却对FT3有保护作用。韦倩雯等提出，在甲状腺功能正常人群中，血清TSH水平与血尿酸水平呈U形曲线关系，当TSH为2.0μIU/ml时，血尿酸水平最低，这提示了血尿酸对于甲状腺功能的影响来说，同样存在一个"合理区间"，其机制可能与尿酸氧化及抗氧化的双面效应有关，但需基础、临床研究来明确。

（二）甲状腺功能异常影响血尿酸水平的可能机制

1. 甲状腺功能减退症对尿酸的影响 甲状腺功能减退症可直接导致尿酸排泄减少。有研究表明甲状腺功能减退症可以直接导致肾脏缺血与血肌酐升高。其机制主要是甲状腺功能减退症降低了心肌收缩力和心排血量，导致体循环和肾血管的收缩，继而引起肾血流量和肾小球滤过率降低，原发性甲状腺功能减退症患者肾小球滤过率比正常人降低20%～30%，肾小管的重吸收及分泌能力改变，尿量减少，尿酸排泄减少。沈思瑶等在研究氧化应激因子、甲状腺激素和血尿酸水平的关系时发现，氧化蛋白产物与CRP、血尿酸、TSH及病程均呈显著正相关（$P < 0.05$），提出了氧化应激在甲状腺功能减退导致高尿酸血症的进程中有影响。

2. 甲状腺功能亢进症对尿酸的影响 前面已经提及，由于甲亢患者临床多以甲亢相关症状初诊，甲亢时血尿酸的升高不如甲减时明显，故在真实世界研究中，甲亢与高尿酸血症的关联性并不如甲减那样强烈，但甲亢患者相较于甲状腺功能正常人群，高尿酸血症发病率的确有一定升高，其中可能的机制认为是源于甲亢时血尿酸产生的增加。尿酸是嘌呤代谢的产物，甲亢高代谢状态导致新陈代谢的加速，三磷酸腺苷的消耗增多，导致组织内二磷酸腺苷或一磷酸腺苷堆积，进而通过嘌呤代谢产生尿酸。Shirota 等的研究则推测甲亢致高尿酸血症系由甲状腺激素抑制肾小管排泄尿酸所致。

（三）高尿酸血症对甲状腺功能的影响

高尿酸血症可能影响甲状腺激素的合成及分泌，导致甲状腺功能异常。众所周知，甲状腺激素的合成受下丘脑（促甲状腺激素释放激素）及垂体（促甲状腺激素）的调控。有学者提出高尿酸血症从多个环节影响下丘脑-垂体-甲状腺轴的功能：一方面过量的尿酸可抑制下丘脑核内促甲状腺激素释放激素分泌，从而导致甲状腺激素分泌下降；另一方面过量的尿酸可能影响碘化酪氨酸（T3、T4的前身）的形成，影响甲状腺激素的合成。

此外，痛风发作时使用的水杨酸和某些非甾体类抗炎制剂可妨碍甚至阻止甲状腺激素和运输蛋白间的联系，从而导致体内激素水平发生变化并可诱发药物相关性甲状腺功能减退症。

（四）高尿酸血症合并甲状腺疾病的治疗

动物研究发现高尿酸组大鼠血清T4的浓度较对照组降低，T4与血尿酸水平呈负相关；别嘌醇治疗后，T4水平显著升高。Montova 等报道一例老年男性痛风患者病程持续25年后发现临床甲减，TSH 74.7mUI/L，FT4低于正常水平，经左甲状腺素片替代治疗和别嘌醇降尿酸治疗后，患者TSH水平恢复正常（2.23mUI/L），血清尿酸也由559μmol/L降至458μmol/L，疗效明显。碘是人体最重要的微量元素之一，它不仅是甲状腺激素的主要成分，而且具有甲状腺外的生物学功能。最新研究提示尿碘与高尿酸血症和痛风的发生呈负相关，但其相互关系及分子机制还需要更深入的研究和临床前瞻性研究。

　　抗甲亢药物对血尿酸的影响及降尿酸药物对甲状腺功能的影响目前未见大样本的报道。2008年非布司他欧洲临床试验中，约5.5%的患者在长期服用非布司他、5.8%的患者在长期服用别嘌醇后出现TSH升高（＞5.5μIU/ml），小部分（约4%）出现肝功能异常。Perez-Ruiz等在小规模临床试验中同样发现，88例接受非布司他治疗的患者中有7例出现TSH升高，87例接受别嘌醇治疗的患者中有4例出现TSH升高。针对此现象尚无明确机制，但在临床工作中，可以给我们一定的提示，出现甲亢合并高尿酸血症时，抗甲亢药物可与降尿酸药物同时使用，但应尽量减少降尿酸药物种类及剂量，避免加重药物的肝功能的损害及白细胞的影响。

　　综上所述，高尿酸血症患者甲状腺功能异常率增加，尤其是甲状腺功能减退症与高尿酸血症伴发率高，异常的甲状腺功能通过治疗纠正后，血尿酸水平也可以随之恢复正常。同时，学者们的研究提醒我们，尿酸对于甲状腺功能的影响，可能存在一个合理的"保护性区间"，对于甲状腺疾病患者而言血尿酸水平并不一定是越低越好。

参考文献请扫二维码

第八节　尿酸与肿瘤

　　尿酸是一种抗氧化剂，是血液中大量存在并作为一种自由基清除剂对机体起着重要的保护作用，同时尿酸作为重要的促氧化和促炎物质，也可促进许多肿瘤的发生发展。恶性肿瘤细胞大量生产核酸和核酸的快速代谢，以及抗肿瘤治疗后，肿瘤细胞的坏死，会导致作为终末代谢产物的尿酸过量产生，引起血尿酸水平急剧升高，产生肿瘤溶解综合征等并发症。本节将阐述尿酸与恶性肿瘤的关系和肿瘤溶解综合征。

一、尿酸与恶性肿瘤

在癌症的发生和发展过程中，尿酸在体内可能发挥一定的防癌抗癌作用，但过高的尿酸往往是促炎效应，抵消其保护作用，而过低尿酸，不仅不能发挥其抗氧化和增强免疫力作用，且可能导致癌症的发生发展，同时癌症的发展和治疗又可加重高尿酸血症，影响癌症患者的预后。

（一）尿酸与恶性肿瘤的关系

在癌症的发病过程中，尿酸的生理作用可以通过体内氧化还原电位，发挥保护作用，然而，流行病学调查却显示高浓度或低浓度的尿酸可能有更高的癌症发病率。这是因为尿酸在一定范围内具有抗氧化性，低浓度时不能发挥很好的抗氧化作用，而高浓度后有出现反相的效应，即促氧化和促炎效应。高尿酸血症的个体有更多的炎症和氧化应激，这些炎症和氧化应激抵消了尿酸的保护作用，引起细胞损伤，促进肿瘤的进展和转移。

1.高尿酸血症与恶性肿瘤的关系及相关研究

（1）高尿酸血症可预测恶性肿瘤的发生和发展。早在1851年，英国国王学院医院的学者在《柳叶刀》杂志上发表过痛风伴恶性肿瘤的病例，并提出在高尿酸环境下可促进肿瘤进展、转移的假设。2009年，Boffetta提出了"高尿酸血症可能是致癌过程的早期表现"的观点。Levine等研究表明在女性癌症病死率与发生肿瘤前的血尿酸水平明显相关。Kolonel等研究发现男性血尿酸水平与前列腺癌的发病风险相关。同样，Hammarsten等在代谢综合征人群中也发现男性血尿酸水平＞358μmol/L是前列腺癌的一个独立的显著预测因素。另外，Chen等在痛风患者与非痛风患者对照研究中发现发生前列腺、膀胱和肾癌的累计风险比显著增加。

（2）高尿酸血症可预测恶性肿瘤的发展和死亡。在终末期恶性肿瘤患者中，血尿酸水平＞428μmol/L能显著独立地预测恶性肿瘤患者生存时间的减少。

Tanriverdi等将384例晚期非小细胞肺癌患者根据血尿酸水平分为4组，即≤183μmol/L组、183～351μmol/L组、351～445μmol/L组及≥445μmol/L组。结果显示血尿酸水平≥445μmol/L组患者中，鳞状细胞癌的患者脑转移率较高，脑转移时间较短，总生存率低，认为肺鳞状细胞癌合并高尿酸血症患者有更高的脑转移风险和更差的预后。Stotz等研究了血尿酸水平与胰腺癌预后的关系。在单变量分析中，结果显示血尿酸水平升高可作为胰腺癌患者生存的预后不良因素（＜303μmol/L vs ≥303μmol/L，$P = 0.017$），多因素分析证实了尿酸水平为总生存期的独立预后因子（$OR = 1.373$，95% $CI: 1.077 ～ 1.751$，$P = 0.011$）。Shin等前瞻性观察了118例晚期癌症患者，按血清尿酸水平分为4组，随访至死亡或研究结束。结果显示在晚期癌症患者中，高尿酸水平生存时间更短，同时在单变量分析中发现尿酸水平最高的第四组（尿酸≥428μmol/L）生存时间较其他组明显缩短（$OR = 2.784$，$P ＜ 0.001$）。多因素分析同样显示血清高尿酸水平（≥428μmol/L）与短生存期显著且独立相关（$OR = 2.637$，$P = 0.001$）。而且发现血清尿酸水平在死亡前1～2周显著增加。Wang等研究也发现高尿酸血症的骨肉瘤患者的总生存期较血尿酸正常者明显缩短（$P ＜ 0.0001$）。单变量分析显示合并高尿酸血症骨肉瘤患者与较差的总生存期相关（$OR = 2.71$，95% $CI: 1.75 ～ 4.20$，$P ＜ 0.0001$）。在校正了年龄、性别、血清碱性磷酸酶、分期、肿瘤大小、转移等因素后，多变量分析也显示高尿酸血症与较差的总生存期独立相关（$OR = 2.28$，95% $CI: 1.41 ～ 3.69$，$P =$

0.001）。Strasak等认为高尿酸＞321μmol/L与总癌症病死率的风险增加独立相关（$P < 0.0001$），最高组与最低组调整后风险比为1.27（1.08～1.48）；高尿酸水平与女性癌症病死率明显相关（$P < 0.0001$）；与女性乳腺、生殖系统和神经系统恶性肿瘤死亡呈正相关（$P = 0.02$）。Strasak等的另一项研究也证实高尿酸水平（＞399 μmol/L）与男性癌症死亡风险相关，呈现明显的剂量反应关系（$P = 0.0001$）；尿酸升高与男性消化系统恶性肿瘤死亡相关（$P = 0.03$），与男性呼吸系统恶性肿瘤死亡相关（$P < 0.0001$）；提示血尿酸升高是男性癌症病死率风险增加的独立危险因子（$P < 0.0001$）。

2. 低血尿酸水平与恶性肿瘤的关系及相关研究　有多项研究认为低血尿酸人群癌症发生率和病死率增加。Strasak等一项随访18.5年的前瞻性研究，发现不同的血尿酸水平与癌症发生率和病死率之间存在U形曲线，提示尿酸的保护性效应在人类正常水平时是最佳的。Szkandera等是第一个证明血尿酸≥280μmol/L与软组织肉瘤患者良好临床结局相关的研究，在观察的357例软组织肉瘤患者中，81例血尿酸＜280μmol/L患者发生癌症相关死亡20例（24.7%），276例血尿酸≥280μmol/L患者发生癌症相关死亡36例（13%）；单因素分析提示血尿酸水平升高与增加软组织肉瘤患者肿瘤特异性生存率显著相关（HR = 0.44，95% CI：0.26～0.77，$P = 0.004$）；多因素分析提示血尿酸水平在一定范围内升高是保持更好的肿瘤特异性生存率的重要因素（HR = 0.42，95% CI：0.23～0.75，$P = 0.003$）。吴冕等同样观察到血尿酸水平＜280μmol/L与＞280μmol/L相比，软组织肉瘤的癌症相关病死率较高；单因素分析发现，血尿酸水平升高与软组织肉瘤生存率增加有关；此外多因素分析也发现血尿酸水平＞280μmol/L是肿瘤生存率提高的显著因素。这些结果的提示是否可以把低血尿酸水平作为癌症发生的吹哨标志，有待进一步观察。

3. 尿酸具有增强抗肿瘤治疗疗效　尿酸过高或过低都可能导致癌症的发生，因此尿酸对癌症来说是一把双刃剑。多项小样本观察发现血尿酸升高也可提高抗癌药物治疗疗效。已知的高水平的ROS可以破坏线粒体和大分子，如DNA、RNA、脂类和蛋白质，促使癌细胞的产生；而尿酸的抗氧化作用，可以避免ROS带来的损害。尿酸可以由濒死肿瘤细胞释放，最终生成结晶，结晶尿酸已被证明能激活免疫效应细胞包括巨噬细胞和树突状细胞，比如尿酸通过增加共刺激分子CD80和CD86表达来刺激树突状细胞成熟，增强T细胞对外源抗原的反应。Hu等研究证实，在进行肿瘤免疫治疗时，引起血尿酸水平升高；予以别嘌醇或尿酸氧化酶抑制剂清除尿酸，则会延迟肿瘤免疫排斥反应。Kuhn等联合尿酸和耻垢分枝杆菌进行肿瘤局部治疗，发现其对延缓肿瘤增长有效。Wang等研究利用尿酸作为树突状细胞疫苗的一种佐剂，发现给予尿酸可大大提高肿瘤溶解物冲击的树突状细胞疫苗延缓肿瘤生长的能力，增强树突状细胞疫苗的免疫原性。这些研究结果证实尿酸对肿瘤治疗具有积极的辅助作用的一面。

（二）尿酸参与肿瘤发生、发展及影响预后的机制

目前许多研究发现血尿酸过高或过低均可对机体造成损害，尿酸如何参与肿瘤发生发展，以及影响预后的机制研究较为缺乏。

1.*尿酸代谢转运和癌症的关系*　针对高尿酸血症的全基因组关联研究（GWAS）表明ABCG2与高尿酸血症及痛风密切相关，功能分析证实了ABCG2在正常生理情况下参与尿酸排泄。GWAS识别出了数种功能性参与尿酸排泄的ABCG2相关SNP。其中SNP rs2231142产生的C421A DNA突变引起Q141K氨基酸置换，Q141K既降低ABCG2表达又可阻止尿酸排泄，这是在所有人群中引起高尿酸血症和痛风常见的一种SNP。对未经治疗的患者人群的C421A多态性的前瞻性研究表明，与非乳头状肾细胞癌的发生风险显著增加相关，与弥漫性大B细胞淋巴瘤的预后不佳的风险增加相关。这些研究支持高尿酸血症可作为癌症的发病率和病死率的重要危险因素。吴冕等研究表明细胞内和细胞外的尿酸能够共同促进肿瘤向高度侵袭性癌转化，细胞内尿酸增加

引起的炎症应激可能促进其恶性程度变化，而升高的细胞外尿酸可最终导致高度侵袭性癌症的发生。

2.黄嘌呤氧化还原酶（XOR）降低或缺乏　肿瘤细胞中XOR降低或缺乏的现象在人乳腺癌、消化系统肿瘤、卵巢癌及非小细胞肺癌中均有发现。对上述恶性肿瘤患者来说，XOR的活性降低与预后不良相关。XOR的低表达也与低分化乳腺癌、胃癌及大肠癌相关，并有超过2倍的远处转移的风险。

（三）恶性肿瘤患者高尿酸血症的防治

肿瘤患者在治疗过程，肿瘤细胞遭受破坏，可引起高尿酸血症。无合并高尿酸血症基础的肿瘤患者，在化疗期间通过水化、碱化尿液的方法，化疗结束后一定时间内尿酸大多能恢复到基础水平。合并高尿酸血症的肿瘤患者及对于化疗敏感或肿瘤负荷重的患者，抗肿瘤治疗后，可能引起尿酸水平急剧升高，产生相关并发症。如肿瘤溶解综合征，水化、碱化尿液、利尿、别嘌醇是预防肿瘤溶解综合征的标准预防措施。

总之，尿酸与恶性肿瘤相互影响，适当血尿酸水平在抗肿瘤治疗中有积极的作用，尤其在肿瘤免疫治疗中有一定的辅助作用。所以如何维持血尿酸的合理范围，抑制尿酸促氧化和促炎效应，发挥其抗氧化和辅助肿瘤免疫治疗的作用，是今后研究的一项内容。

二、尿酸与肿瘤溶解综合征

1980年，Cohen首次报道了急性肿瘤溶解综合征（tumor lysis syndrome，TLS）。急性肿瘤溶解综合征是一种代谢急症，高尿酸血症是肿瘤溶解综合征患者常见的异常代谢之一，主要由于肿瘤细胞自发或化疗导致迅速分解所致。

（一）肿瘤溶解综合征相关研究

TLS最常发生在急性淋巴细胞白血病和高度恶性淋巴瘤患

者经细胞毒性药物化疗后，如侵袭性非霍奇金淋巴瘤（尤其是Burkitt淋巴瘤和弥漫性大B细胞淋巴瘤）、急性淋巴母细胞白血病和急性髓系白血病，其次是较晚期、肿瘤体积大的肝细胞癌、小细胞肺癌、乳腺癌等实体瘤。Rahmani等总结了发生TLS的低、中、高风险（表3-3）。Burkitt淋巴瘤是高度侵袭性的非霍奇金淋巴瘤，治疗涉及10多种细胞毒性药物如环磷酰胺、阿糖胞苷、多柔比星、依托泊苷、甲氨蝶呤、博来霉素、长春新碱等。细胞毒性药物化疗中大量恶性细胞被溶解导致代谢失衡，易发生高尿酸血症。此外，糖皮质激素受体表达量高的肿瘤细胞对糖皮质激素治疗敏感，易发生凋亡与坏死。强化化疗可以提高肿瘤的杀伤效果，对于化疗敏感的肿瘤强化化疗易诱发TLS，导致严重的肾功能损害、心律失常、癫痫发作、甚至死亡。因此，探索化疗强度的最佳决策即有效的低强度疗法，从而有效避免早期病死率来提高生存率引起广泛关注。

表3-3　TLS的低、中、高风险

低风险（<1%）	中风险（1%～5%）	高风险（>5%）
急性髓系淋巴瘤WBC<25×10⁹/L且LDH<2倍ULN	成人T细胞淋巴瘤/白血病 弥漫性大B细胞淋巴瘤 外周T细胞淋巴瘤 转化性淋巴瘤 套细胞淋巴瘤血清乳酸脱氢酶（LDH）＞正常上限（ULN）且无淋巴肿块	所有Burkitt白血病 Ⅲ或Ⅳ期Burkitt淋巴瘤 早期Burkitt淋巴瘤LDH≥2倍ULN
慢性淋巴细胞白血病/小淋巴细胞淋巴瘤WBC<50×10⁹/L且未行氟达拉滨、利妥昔单抗或维奈托克治疗	Ⅲ期或Ⅳ期儿童间变性大细胞淋巴瘤LDH＜2倍ULN	急性淋巴细胞白血病WBC≥100×10⁹/L和（或）LDH≥2倍ULN
多发性骨髓瘤与慢性粒细胞白血病	Ⅲ、Ⅳ期儿童弥漫性大B细胞淋巴瘤LDH≥2倍ULN	急性髓系白血病WBC≥100×10⁹/L

低风险（＜1%）	中风险（1%～5%）	高风险（＞5%）
其他类型的成人非霍奇金淋巴瘤	早期Burkitt淋巴瘤LDH＜2倍ULN	Ⅲ、Ⅳ期淋巴母细胞性淋巴瘤或早期淋巴母细胞性淋巴瘤LDH≥2倍ULN
其他实体肿瘤	急性淋巴细胞白血病WBC＜100×10^9/L且LDH＜2倍ULN	慢性淋巴细胞白血病经维奈托克治疗，淋巴结≥10cm或淋巴结≥5cm，淋巴细胞绝对计数≥25×10^9/L，血清尿酸升高
	急性髓系淋巴瘤WBC25～100×10^9/L	成人T细胞淋巴瘤/白血病
	急性髓系淋巴瘤WBC＜25×10^9/L且LDH＞2倍ULN	弥漫性大B细胞淋巴瘤外周T细胞淋巴瘤转化性淋巴瘤套细胞淋巴瘤LDH＞正常上限（ULN）且淋巴肿块较大
	早期淋巴母细胞淋巴瘤LDH＜2倍ULN	Ⅲ、Ⅳ期儿童弥漫性大B细胞淋巴瘤LDH≥2倍ULN
	慢性淋巴细胞白血病/小淋巴细胞淋巴瘤经氟达拉滨、利妥昔单抗或来那度胺治疗后淋巴结≥5cm或淋巴细胞绝对值≥25×10^9/L和（或）WBC≥50×10^9/L	
	化疗高度敏感的罕见块状实体肿瘤（如神经母细胞瘤、生殖细胞癌和小细胞肺癌）	

注：WBC：白细胞；LDH：血清乳酸脱氢酶；ULN：正常上限

除细胞毒性药物外，维奈托克、阿托珠单抗、Dinaciclib（一种新型CDK抑制剂）等新型靶向药物治疗引起TLS风险仍然存在。Howard等开展一项关于血液系统恶性肿瘤患者新型靶向药物发生肿瘤溶解综合征的系统评价，结果发现用于间变性大细胞淋巴瘤的维布妥昔单抗、用于多发性骨髓瘤的卡非佐米和来那度胺、用于急性淋巴细胞白血病的达沙替尼和用于各种血液系统恶性肿瘤的奥泼佐米，TLS发生率≤5%，用于慢性淋巴细胞白血病的维奈托克TLS发生率约8.9%，用于B细胞恶性肿瘤的嵌合抗原受体T细胞免疫疗法（chimeric antigen receptor T-Cell immunotherapy，CAR-T）和用于非霍奇金淋巴瘤阿托珠单抗TLS发生率约为10%，用于急性白血病的Dinaciclib TLS发生率约为15%，用于急性白血病的阿伏西地TLS发生率为42%。Koehler等研究了梅奥诊所48例接受维奈托克治疗的复发性慢性淋巴细胞性白血病患者，发现有6例（约13%）患者发生了实验室TLS，其中3例表现出临床TLS，在不符合TLS标准的42例患者中2例（5%）发生高尿酸血症。Chen等开展了一项多中心、单臂、Ⅱ期研究评估西达本胺联合利妥昔单抗在中国老年复发性或难治性B细胞淋巴瘤患者中的疗效和安全性，结果发现最常见的治疗相关不良事件中高尿酸血症的发生率是30.8%。

　　TLS多见于具有高快速细胞更新率的血液恶性肿瘤患者，如Burkitt淋巴瘤、急性髓性白血病和急性淋巴细胞性白血病，在实体瘤中发生率较低。然而，小细胞肺癌发生TLS的报道较多，可在任何治疗之前发生自发性肿瘤溶解综合征，或在诱导化疗、放疗或细胞溶解抗体治疗后不久发生。Khan等报道了一例小细胞肺癌患者经类固醇（地塞米松8mg bid）治疗3d后发生TLS。Hayes等报道一例广泛转移性小细胞肺癌伴有肝、骨和淋巴结转移患者，接受单次纳武利尤单抗输注后诱导TLS。虽然纳武利尤单抗致TLS极为罕见，但也表明免疫检查点抑制剂有潜在的诱导TLS伴高尿酸血症甚至进展为急性肾衰竭的风险。

化疗栓塞也可致TLS。常规经动脉化疗栓塞（conventional-transcatheter arterial chemoembolization，cTACE）和载药微球经动脉化疗栓塞（drug-eluting bead transarterial chemoembolization，DEB-TACE）介入治疗巨块型肝癌的病例发展为TLS概率较高。Chou等针对已发表的肝细胞癌患者发生TLS的病例报告做了系统评价，结果发现经导管动脉化疗栓塞是TLS最常见的因素，发生率为42.9%。Wang等报道了两例肝细胞癌经导管化疗栓塞发生急性肿瘤溶解综合征的病例，TLS可能发生在TACE后，易与造影剂引起的急性肾衰竭相混淆，临床医师应引起重视并注意鉴别。DEB-TACE术后肿瘤坏死率较高，随着DEB-TACE应用的不断增加，TLS的发生率可能会不断上升。

（二）肿瘤溶解综合征的防治方法

TLS是需要紧急识别和处理的一组代谢症候群，会带来各种代谢异常，包括高磷血症、高钾血症、低钙血症、高尿酸血症和氮质血症，最终可诱发急性少尿性肾衰竭。TLS可能在治疗开始前自发发生，也可能在治疗开始后进一步恶化。因此，临床医师应该对每个住院的癌症患者，特别是那些接受化疗的患者进行TLS风险分层。监测、补水和降尿酸治疗是对存在TLS风险患者的基本预防措施。已确诊TLS的患者应在重症监护病房通过积极的水化治疗、使用利尿剂、磷酸盐黏合剂、降尿酸药物及针对难治性病例进行透析等治疗。

充分水化并且维持出入量平衡是预防TLS的基石。静脉补液的目的是增加肾血流量及肾小球滤过率，减少尿酸及磷酸钙在肾小管的沉积，还有利于促进血钾、血磷的排泄。静脉补液过程中应密切监测尿量，尿量一般应保持在$70 \sim 100$ml/$(m^2 \cdot h)$，同时停止补充外源性钾和钙，对于高危患者还应必须密切监测尿量、尿酸、肌酐和血清电解质（钾、钙、磷）。晶体液的选择应取决于患者临床情况和电解质状态。如果患者低血容量或低钠血症，应以等渗盐水作为初始补液溶剂，肾功能正常患者一般不需要使用利尿剂，排除低血容量和梗阻性尿路病变的患者可以考虑使用利尿剂来增加尿量。乙酰唑胺或碳酸氢钠可碱化尿液具有潜在地促进尿酸排泄作用，但因为有潜在的磷酸钙沉淀风险、加重肾损伤和低钙血症，在TLS治疗中存在争议。根据容量状态和合并症，一般每天补液量为 $2 \sim 3 \ L/m^2$ 晶体液。

降尿酸治疗取决于患者TLS发生的风险高低。别嘌醇是中危患者的首选药物，常用推荐剂量为成人每8小时 $100mg/m^2$（每日最高 $800mg/m^2$），儿童每8小时 $50 \sim 100mg/m^2$（每日最高 300 mg/m^2）或每天 $10mg/kg$（每8小时分剂量）。对于急性肾损伤或同时服用硫唑嘌呤或巯基嘌呤的患者，别嘌醇必须减量使用。拉布立酶是一种重组尿酸氧化酶，通过将尿酸转化为高度可溶性的尿囊素发挥降尿酸作用，近期研究表明，拉布立酶能迅速减少现有尿酸池和阻止黄嘌呤和次黄嘌呤的沉积，促进磷的排泄，无须碱化。拉布立酶能安全和有效的预防和管理儿童及成人肿瘤溶解高风险人群。2010年发表在临床肿瘤学杂志上的Ⅲ期临床试验进一步证实，拉布立酶对比别嘌醇能更快速降低肿瘤溶解综合征高风险患者的尿酸水平，其单用或序贯联合别嘌醇使用都具有很好的安全性。拉布立酶的用法用量为 $0.2mg/kg$，每日1次，连续 $5 \sim 7d$，根据临床情况和（或）对第一剂的药物反应制订治疗时间。拉布立酶禁用于葡萄糖-6-磷酸脱氢酶缺乏症患者，副作用有高铁血红蛋白血症、溶血和过敏反应。使用拉布立酶的TLS患者最好在重症监护环境中进行连续监测，每 $4 \sim 6$ 小时监测一次血清电解质、肌酐和尿酸，在血尿酸水平恢复正常前，应继续使用拉布立酶。在急性肾损伤恶化、难治性容量超载、电解质异常恶化时应考虑肾脏替代治疗。非布司他具有较少的药物相互作用，轻中度肾功能不全患者不需要剂量调整，对其他参与嘌呤/嘧啶代谢的酶影响最小等优势，但与别嘌醇相比，使用非布司他的支持证据不够有力。Howard等报道采用非布司他预防TLS，但3%～5%的患者出现了TLS的实验室和（或）临床症状。

参考文献请扫二维码

第四章

高尿酸血症的防治

如前所述，高尿酸血症大多无任何症状，部分可进展为痛风、痛风石及尿酸性肾病，随着研究的深入，越来越多的证据表明，高尿酸血症是心脑血管疾病、高血压、糖尿病、肥胖及代谢综合征等疾病的独立危险因素，是过早死亡的独立预测因子。国内外指南一致认为，高尿酸血症是继糖尿病之后的一大类代谢性疾病，需要长期、甚至是终生的监测和管理。本章将从生活方式和药物管理来详细阐述高尿酸血症和痛风的防治。

第一节　生活方式与高尿酸血症

高尿酸血症是与生活方式相关的代谢性疾病，长期大量摄入富含嘌呤食物、酗酒等不良生活方式是高尿酸血症和痛风发病的重要因素，因此保持健康的生活方式是预防高尿酸血症的关键，也是所有高尿酸血症患者基本的治疗手段，同时有利于对糖尿病、代谢综合征及心脑血管疾病等合并症的管理。目前国内外推荐的健康生活方式包括限制酒精及高嘌呤、高果糖饮食的摄入，鼓励奶制品和新鲜蔬菜的摄入及适量饮水，不推荐也不限制豆制品的摄入，规律运动，控制体重。本节将论述饮食及其他生活方式与高尿酸血症的关系。

一、饮食与高尿酸血症

外源性嘌呤不是尿酸的主要来源，仅占20%。但近10余年的流行病学调查发现，高尿酸血症的发生及痛风的发作与饮食相关。Meta分析结果显示良好的饮食习惯可以降低血尿酸水平约18%，所以饮食治疗是高尿酸血症最重要的非药物治疗措施。

（一）高嘌呤食物—海产品、肉类与尿酸的关系和相关研究

Choi等研究发现，大量红肉及加工肉摄入者（＞1.53份/天）血尿酸水平比少量摄入者（＜0.59份/天）高29μmol/L（95%CI：0.34～0.61）；大量摄入海产品（＞0.3份/天）人群血尿酸水平比少量摄入海产品者（＜0.03份/天）高10μmol/L（95%CI：0.06～0.27）。Choi等的另一项研究还显示，大量肉类摄入（＞1.92份/天）的人群痛风发生风险高于相对少量摄入（＜0.81份/天）人群（OR＝1.41，95%CI：1.07～1.86）；大量海鲜摄入（＞0.56份/天）的人群痛风发生风险也高于相对少量海鲜摄入（＜0.15份/天）的人群（OR＝1.51，95%CI：1.17～1.95）。程晓宇等研究认为大量的肉类、动物内脏和贝类摄入是痛风的危险因素（OR分别为2.99、5.34、和6.11）。

由此可见，海产品与肉类摄入可升高血尿酸水平，是痛风发生的危险因素。根据食物嘌呤含量不同，目前将食物归类为低嘌呤食物（每100g食物含嘌呤小于25mg）；中等嘌呤食物（每100g食物含嘌呤25～150mg）和高嘌呤食物（每100g食物含嘌呤150～1000mg）三大类（表4-1），供大家参考。

（二）果糖和甜饮料与尿酸的关系和相关研究

果糖存在于水果和蔬菜中，是一种单糖，可为人体提供燃料，也是唯一能提高血清尿酸水平的糖。含糖饮料是果糖的主要来源，饮用含糖饮料会提高血清尿酸水平，并与痛风风险增加有关。近几十年来，食用糖和高果糖玉米糖浆等糖类的消费量急剧增加，与肥胖、代谢综合征、糖尿病和高尿酸血症痛风的发病率增加密切相关，但果糖与高尿酸血症之间的关系仍存在争议。Sun等开展的一项1999～2004年美国全民健康和营养检查调查研究，结果表明膳食果糖摄入量增加与高尿酸血症风险增加

表4-1 各类食物中嘌呤含量一览表［每百克食物中的嘌呤含量（mg）］（数据来源：食物嘌呤查询网）

类别	低嘌呤食物	中嘌呤食物	高嘌呤食物
谷薯类	米糠（54）、大豆（27）、薏米（25）、燕麦（25）	麦片（24.4）、糙米（22.4）、面线（19.8）、面条（19.8）、白米（18.1）、糯米（17.7）、面粉（17.1）、通心粉（16.5）、淀粉（14.8）、小麦（12.1）、米粉（11.1）、芋头（10.1）、高粱（9.7）、玉米（9.4）、冬粉（7.8）、小米（7.3）、树薯粉（6）、马铃薯（3.6）、荸荠（2.6）、甘薯（2.4）	
蔬菜类	菜花花菜（24.9）、雪里蕻（24.4）、荠菜（20.2）、芫荽（20）、韭菜花（19.5）、芥兰菜（18.5）、空心菜（17.5）、韭黄（16.8）、茼蒿子青蒿（16.3）、莴仔菜（14.3）、小黄瓜（14.6）、茄子（13）、辣椒（14.2）、菠菜（13.3）、青葱（13）、白菜（12.6）、山东白菜（12.6）、芥菜（12.4）、芥蓝（12.4）、包心白菜（12.4）、芹菜（12.4）、丝瓜（11.4）、苦瓜（11.3）、萝卜干（11）、榨菜（10.2）、圆白菜（9.7）、胡萝卜（8.9）、黑木耳（8.8）、葱头蒜头（8.7）、青椒（8.7）、酸菜类（8.6）、腌菜类（8.6）、胡瓜（8.2）、萝卜（7.5）、葫芦（7.2）、姜（5.3）、番茄（4.2）、洋葱（3.5）、冬瓜（2.8）、南瓜（2.8）	海带（96.6）、金针菇（60.9）、笋干（53.6）、海藻（44.2）、大蒜（38.2）、大葱（38.2）、九层塔（33.9）、茼蒿菜（33.4）、油菜（30.2）、豆（29.7）、生竹笋（29）、蘑菇（28.4）、鲍鱼菇（26.7）、韭菜（25）	紫菜（274）

续表

类别	低嘌呤食物	中嘌呤食物	高嘌呤食物
豆类及豆制品	豆芽菜 (14.6)	黑豆 (137.4)、黄豆 (116.5)、豌豆 (75.7)、绿豆 (75.1)、豆干 (66.5)、熏干 (63.6)、菜豆 (58.2)、杂豆 (57)、花豆 (57)、豆腐 (55.5)、红豆 (53.2)、皇帝豆 (32.2)、四季豆 (29.7)、豉豆 (29.2)、豆浆 (27.7)	豆芽 (166)
肉类	猪血 (11.8)	鸡心 (125)、瘦猪肉 (122.5)、鸭肠 (121)、羊肉 (111.5)、兔肉 (107.6)、牛肉 (83.7)、猪肚 (83.7)、鸽子 (80)、牛肚 (79)、猪脑 (66.3)、猪心 (65.3)、火腿 (55)、猪皮 (29.8)	小牛颈肉 (1260)、熏羊脾 (773)、鸭肝 (301.5)、鸡肝 (293.5)、猪脾 (270.6)、猪大小肠 (262.2)、马肉 (200)、猪肝 (169.5)、牛肝 (169.5)、鹅肉 (165)、鸭心 (146.9)、鸡腿肉 (140.3)、猪肺 (138.7)、鸡肝 (138.4)、鸭肉 (138.4)、鹿肉 (138)、鸭肫 (137.4)、猪肾 (137.4)、鸡胸肉 (132.6)、猪腰 (133)、猪肚 (132.4)

续表

类别	低嘌呤食物	中嘌呤食物	高嘌呤食物
水产类	鳜鱼（24）、海蜇皮（9.3）、海参（4.2）	鱼子酱（144）、吞拿鱼（142）、黑鳍鱼（140.6）、草鱼（140.3）、黑鲳鱼（140.3）、红鲋（140.3）、虾（137.7）、鲫鱼（137.1）、鲤鱼（137.1）、刀鱼（134.9）、大比目鱼（125）、蚬子（114）、鳗鱼（113.1）、蚬鱼（112.4）、鱼翅（110.6）、鲍鱼（109.8）、鳕鱼（109）、旗鱼（92.8）、乌贼（89.8）、螃蟹（81.6）、鲨鱼皮（73.2）、鲢鱼（70）、鲈鱼（70）、鱼丸（63.2）、金枪鱼（60）	白带鱼皮（3509）、小鱼干（1538.9）、黑鲢鱼（840）、蚌蛤（436.3）、白带鱼（391.6）、带鱼（391.6）、干贝（390）、青鱼鲱鱼（378）、鳊鱼干（366.7）、凤尾鱼（363）、沙丁鱼（355.4）、皮刀鱼（355.4）、秋刀鱼（355.4）、蛤蜊（316）、蛙鱼（297）、吻仔鱼（345）、三文鱼（250）、鲫鱼泥鳅（284.2）、牡蛎（239）、生蚝（239）、白鲳鱼（238.1）、鲳鱼（238）、鲢鱼（226.2）、四郭鱼（217.5）、鲢鱼（202.4）、吴郭鱼（199.4）、鲭鱼（194）、乌鱼（183.2）、瓦目鱼（180）、鲨鱼（166.8）、草虾（162）、海鳗（159.5）
蛋/奶/糕点类	奶粉脱脂（15.7）、蛋黄（6.6）、鸡蛋白（3.7）、鸭蛋白（3.4）、鸭蛋黄（3.2）、鸡蛋黄（2.6）、皮蛋白（2）、牛奶（1.4）	黑麦薄脆（60）、干酪（32）	

185

类别	低嘌呤食物	中嘌呤食物	高嘌呤食物
水果类	草莓（21）、大樱桃（17）、小番茄（7.6）、番石榴（4.8）、李子（4.2）、哈密瓜（4）、柠檬（3.4）、橘子（3）、橙子（3）、杧果（2）、木瓜（1.6）、阳桃（1.4）、桃子（1.3）、枇杷（1.3）、香蕉（1.2）、梨子（1.1）、鸭梨（1.1）、西瓜（1.1）、凤梨（0.9）、菠萝（0.9）、葡萄（0.9）、苹果（0.9）、石榴（0.8）、杏子（0.1）	无花果（64）	
硬果/干果类	瓜子（24.2）、龙眼干（8.6）、桂圆干（8.6）、核桃（8.4）、黑枣（8.3）、红枣（6）、葡萄干（5.4）	干葵花籽（143）、花生（96.3）、白芝麻（89.5）、腰果（80.5）、黑芝麻（57）、莲子（40.9）、栗子（34.6）、杏仁（31.7）	
药材/调味及其他	银耳（98.9）、白木（98.9）、枸杞（31.7）、味噌（34.3）、酱油（25）、啤酒（14）、高鲜味精（12.3）、冬瓜糖（7.1）、番茄酱（3）、果酱（1.9）、米醋（1.5）、糯米醋（1.5）、蜂蜜（1.2）	酵母粉（559.1）、香菇（214.5）	

无关。但另有多项研究却显示果糖摄入过多会导致血液中尿酸浓度过高。Choi等研究发现，每天饮料中添加1～3.9份糖与不添加糖者比较，血尿酸水平增加19.8μmol/L，高尿酸血症发生风险OR值为1.51；与每个月不超过1杯甜饮料的人比较，每天摄入2杯或2杯以上甜饮料痛风发生风险增加1.85倍。Jamnik等纳入125 299例受试者的荟萃分析也显示，高果糖摄入量与痛风风险增加有关。Ebrahimpour等的荟萃分析显示，在成人中，含糖饮料的消费与痛风和高尿酸血症风险升高之间存在显著相关性。当然，日常生活中必须平衡食用此类水果的缺点与食用水果的积极影响，例如维生素、抗氧化剂和膳食纤维，因此需要更多的研究来了解水果摄入与高尿酸血症之间的剂量反应关系。

甜饮料与高果糖摄入引起血尿酸增高的可能机制：①果糖主要在肝脏代谢，可促进ATP降解为AMP，AMP水平的提高可进一步促进AMP脱氨酶介导的AMP降解为尿酸盐，并刺激嘌呤核苷酸分解和嘌呤合成，增加血中尿酸和乳酸水平；②果糖可增加胰岛素抵抗，继而形成高胰岛素血症，降低尿酸排泄；果糖和甜饮料还可影响基因SLC2A9和ABCG2的多态性，影响等位基因的表达，从而对血尿酸水平产生影响。

（三）乳制品与尿酸的关系和相关研究

乳制品嘌呤含量较低，几项研究表明，摄入牛奶或乳制品在预防痛风或降低发病率方面具有有益作用，是营养专家推荐较多的食品。乳制品摄入多少与血尿酸水平的关系一直是人们关注的热点。Choi等研究发现，每天摄入2份以上乳制品血尿酸水平比每天摄入0.5份以下乳制品低12.5μmol/L。Choi等的另一项研究还显示，每天摄入超过2.88份乳制品患痛风的风险低于每天摄入少于0.88份乳制品（OR＝0.56，95%CI：0.42～0.74）。Zgaga等研究也发现男性每日喝两杯或两杯以上脱脂牛奶或低脂酸奶与每个月摄入少于一杯者比较，痛风发生风险降低46%。

已有研究表明，牛奶中的乳清酸、乳清蛋白及酪蛋白吸收后可促进尿酸排泄。小鼠急性痛风模型和细胞实验结果显示，乳制品的分解成分糖巨肽和牛奶脂肪G600提取物可通过降低1L-1β表达来发挥抗炎功效。有研究发现脱脂牛奶可以使痛风患者GMP和G600显著升高。维生素D近年来被认为具有内分泌和免疫调节等多种生理功能，痛风患者1,25-（OH）$_2$-维生素D3水平偏低，牛奶中含有维生素D，同时也发现降尿酸药物治疗后1,25-（OH）$_2$-维生素D$_3$水平升高，但是目前尚无研究发现补充维生素D可以预防和治疗高尿酸血症。然而目前的研究结果表明，乳制品对高血尿酸血症具有保护作用，可能是通过促进尿酸排泄和潜在的抗炎功效完成的。

（四）蔬菜与尿酸的关系和相关研究

尿酸在碱性环境中的溶解度远远高于酸性环境，蔬菜水果多属碱性食物，可防止尿酸结晶形成并促使其溶解，增加尿酸的排出量。一项临床研究发现富含嘌呤的蔬菜（如菠菜、花椰菜和蘑菇等）摄入有较低的高尿酸血症的风险。程晓宇等研究发现经常食用新鲜蔬菜对痛风有预防作用（OR＝0.072）。袁智敏等对1784例广州市常住居民的调查得出，新鲜蔬菜的摄入与血尿酸呈显著负相关，多摄入蔬菜患高尿酸血症的风险比摄入低者低29%。苏格兰的一项横断面研究纳入2076例健康人群，基线平均血尿酸（283.8±72.1）μmol/L，结果显示嘌呤含量高的蔬菜（花菜、菠菜、扁豆等）摄入量与血尿酸无相关。另一项大规模人群研究结果也发现，嘌呤含量丰富的蔬菜摄入与痛风的发生风险无关。因此，目前认为摄入新鲜蔬菜预防高尿酸血症及痛风是有积极作用的，与过去观点不同的是，嘌呤含量丰富的蔬菜不会升高血尿酸及增加痛风发生风险。在一项2076例健康参与者的病例对照研究中，通过多元回归分析，得出富含嘌呤的蔬菜摄入量与尿酸盐浓度无关（P＝0.38）。然而有趣的是，尽管缺乏证据表明限制高嘌呤蔬菜的摄入是有益的，但目前专家们仍然建议限制食用。

（五）水、茶、咖啡与尿酸的关系和相关研究

1.水　桑拿浴已被证明可增加尿酸、次黄嘌呤和黄嘌呤的血浆浓度，同时减少尿酸的排泄，这表明脱水与增强的嘌呤降解和尿酸排泄减少之间存在关系，可导致血尿酸浓度增加。卢味等研究显示，饮水＞2500ml/d痛风患者7d后关节疼痛及局部肿胀消失，而饮水＜1500ml/d痛风患者直到11～13d后关节疼痛及局部肿胀消失，饮水＞2500ml/d组血尿酸下降明显优于饮水＜1500ml/d组（$P<0.05$）。许全成等也得出，饮水过少是高尿酸血症和痛风的危险因素（OR＝2.97，95%CI：1.64～5.38）。一项基于互联网的病例交叉研究的结果表明，痛风发作前24h内足够的水消耗量与痛风复发发作的显著减少有关（水消耗量≥1920ml时减少46%）。因此对于高尿酸血症患者，建议每天饮水1500ml以上，对于痛风患者，建议每天饮水2000ml以上。

2.茶　从嘌呤的含量来讲，茶属于低嘌呤饮料。茶多酚是茶的主要化学成分。研究表明，茶多酚具有抑制肝内黄嘌呤氧化酶的作用，饮茶与血尿酸呈负相关可能与茶的利尿和抗氧化活性有关。一项动物研究表明，绿茶可能会降低血清尿酸水平，但也有研究发现饮用绿茶呈剂量依赖性的增加高尿酸血症的发生风险，也有研究显示饮用绿茶对血尿酸无明显影响。Bahorun等研究发现，在男性和女性，饮用红茶最多者可分别降低血尿酸9.4%和7.1%，而新近的一项研究发现，红茶摄入与血尿酸水平不相关。这些研究的差异可能与不同人群基础血尿酸水平不同有关，但在得出结论之前还需要进一步研究。

3.咖啡　Choi等发现，血液中的尿酸水平随着咖啡的增加而显著降低。来自89 000例美国妇女和46 000例美国男性的两个前瞻性队列的研究结果表明高咖啡消费量（≥4杯/天）与痛风的风险显著降低（40%～60%）相关。咖啡是咖啡因的主要来源，咖啡因是一种甲基黄嘌呤，已被证明可以竞争性地抑制大鼠的黄

嘌呤氧化酶，因此，咖啡因可通过降低血清尿酸浓度而对痛风产生预防作用。另外的研究表明饮用咖啡还可通过其他机制降低痛风风险，例如减少炎症、氧化应激、葡萄糖和胰岛素浓度，以及改善胰岛素抵抗等。

（六）大豆和豆制品与尿酸的关系和相关研究

大豆中的嘌呤含量在食物中属于中等水平，100g大豆的嘌呤含量为137mg。以往的研究发现短期摄入豆制品可升高血尿酸，因此医师和营养师告诫高尿酸血症患者尽量少选用豆制品。但这些研究往往观察周期较短、样本量较小，多基于正常人群。Raquel等研究发现大豆食品（如黄豆、豆芽、豆腐、炸豆腐、素鸡和豆腐糕）的摄入与高尿酸血症的风险较低相关，未加工的大豆和高尿酸血症的关联也没有达到显著性差异，研究团队还发现，豆奶的摄入量与高尿酸血症呈负相关。香港的一项随机临床试验纳入450例高血压前期或糖尿病前期的绝经后女性，其中19.3%合并有高尿酸血症，高于同年龄段中国南方地区女性高尿酸血症发生率（6.2%～15.1%），受试者被随机分成豆制品组和牛奶对照组，经过6个月与对照组相比，豆制品组血尿酸降低14.5μmol/L，降幅达4.9%据此推测血尿酸下降可能与受试者基础血尿酸水平较高有关。

研究表明，雌激素可能抑制尿酸形成。大豆异黄酮是一种弱的类雌激素样物质。动物研究结果显示，黄酮类物质在体内可以抑制黄嘌呤氧化酶的形成，但也有研究发现黄酮类物质可升高血尿酸。人群研究没有发现提纯的异黄酮会影响血尿酸水平。目前关于大豆异黄酮干预尿酸的研究较少，相关作用尚不确定。

实际上不同的豆制品嘌呤含量不同。100g豆腐、豆芽和豆浆的嘌呤含量分别为63.6mg、14.6mg、12.7mg。嘌呤含量高低与加工制作过程中加入水分后嘌呤流失或核酸分解有关。因此，目前研究认为嘌呤含量相对较高的豆制品，对于高尿酸血症可能是保护性的膳食因素，豆类食品的嘌呤含量也因加工方式而异，所以近期国内外指南对豆制品的摄入一致更改为不推荐也不限制。

（七）维生素C与尿酸的关系和相关研究

一项随机对照研究表明，每天补充500mg维生素C2个月可以通过增加肾小球滤过率来降低血清尿酸水平。13项随机对照试验的荟萃分析显示，补充维生素C显著降低血清尿酸水平。Gao等一项基于人群的队列研究调查维生素C摄入量与血清尿酸之间的关系，共纳入了1387例无高血压BMI<30kg/m^{2}男性进行随访，并随访观察血清尿酸水平，发现随着维生素C摄入量的增加<90mg/d、90～249mg/d、250～499mg/d、500～999mg/d和≥1000mg/d，血尿酸水平也逐渐下降，分别为380μmol/L、363μmol/L、357μmol/L、339μmol/L和339μmol/L。Sun等一项全民健康和营养检查的横断面调查研究结果显示，不论男性还是女性，总维生素C和膳食维生素C摄入量与美国普通成年人群的高尿酸血症呈负相关。Neogi等研究以10mg/kg/d的剂量服用维生素C可通过减少炎症和纤维化来缓解高尿酸血症肾病。一项临床研究分析结果显示，每日口服维生素C补充剂500mg，30d可降低血尿酸21μmol/L，并且大剂量维生素C摄入可降低痛风发生风险。但是目前维生素C与痛风发作之间的关系尚无定论，有报道称补充维生素C具有抗痛风作用，但在已确诊的痛风患者中并没有显著降低血清尿酸水平，有部分研究者认为大剂量维生素C补充可能引起痛风发作。

维生素C对高尿酸血症和痛风的保护作用可能的机制是维生素C具有促进尿酸排泄的作用，通过竞争性抑制URAT1和（或）钠依赖的阴离子交换，抑制尿酸重新收，摄入大量维生素C也可以增加肾血流量和肾小球滤过率。此外，维生素C还具有抗氧化活性，可降低氧化应激作用和抑制炎症反应，从而抑制痛风发作。

（八）饮食方式和尿酸的关系和相关研究

饮食方式是一个国家文化的重要组成部分，随着工业化、城镇化的进程，人民生活节奏加速，饮食文化得以快速传播，中国居民传统的饮食结构逐渐西化。

1. 中国传统饮食　中国传统饮食种类繁多，具有南米北面、南甜北咸等地域性差异。相较于南方，北方更为粗犷，以高油高盐为特点，饮食能量摄入亦高。江南饮食主要以我国浙江、上海、江苏、福建、广东等地为代表，具有食物种类新鲜丰富、蔬果摄入较高、白肉摄入高于红肉、油盐摄入较少的特点，可与"地中海饮食"相媲美，有利于防控心血管代谢性疾病，有利于血尿酸和痛风控制。

2. 西式饮食　美味、便捷的同时，也具有高糖、高盐、高脂肪、高蛋白、精制谷物、过度加工等特点，已被公认为代谢紊乱和肥胖相关疾病发展的主要因素。食用富含饱和脂肪和果糖的西方饮食会增加罹患高尿酸血症的风险，甚至心、肾功能损伤。

3. 地中海饮食　包括大量摄入单不饱和脂肪、植物蛋白、全谷物和鱼类，适量酒精和少量红肉、精制谷物和甜点。多项研究调查发现地中海饮食对血清尿酸和痛风存在有益影响。

4. 得舒（DASH）饮食　得舒饮食法（DASH Diet）是防治高血压饮食法（Dietary Approaches to Stop Hypertension）的简称，字面上理解，就是降低血压饮食模式。因此DASH饮食是针对高血压人群设置的饮食模式，强调摄入水果、蔬菜、全谷物、豆类和低脂乳制品，并减少钠、红肉、加工肉类以及含糖饮料。研究发现，该饮食模式也可作为高尿酸血症和痛风患者的饮食方式。

综上，饮食因素作为重要的环境因素会影响血尿酸水平，导致高尿酸血症及痛风发生。饮食因素对高尿酸血症发生的影响也比较复杂，酒类、海鲜、肉制荤汤的摄入是高尿酸血症发生的危险性因素，而乳制品、蔬菜、水果及水对高尿酸血症和痛风患者又是有益的，传统的亚洲饮食习惯和地中海饮食有利于尿酸的控制。

二、饮酒与高尿酸血症和痛风

酒文化的历史源远流长，已成为中国传统文化不可或缺的一部分，酒不仅仅是酒，更是一种生活方式，与国人生活、社交密不可分。酒类根据酿造方式可分为发酵酒、蒸馏酒、配制酒，又按照不同的酒特性逐一细分。酒类的主要成分包括乙醇及水，此外含有糖类、蛋白质、矿物质等营养成分。目前市面上较为常见的酒类包括白酒、黄酒、葡萄酒、啤酒等，酒精浓度分别为38%～52%、18%、12～14%、4%左右，每克乙醇供能约7kcal（Kilocalorie，kcal），因此不同酒类提供能量不同。国人营养与健康状况监测数据显示2015～2017年中国成年居民饮酒量总体逐年上升，国人成年饮酒者酒精的平均摄入量约为28.2g/d，远超过《中国居民膳食指南（2022）》的酒精建议量小于15g/d。过量饮酒不仅会导致能量摄取过多，还会引起各类健康问题，甚至死亡。生活中常有高尿酸患者饮酒后诱发痛风急性发作的情况。大量研究证实，酒精是高尿酸血症及痛风发作的重要危险及诱发因素之一。

（一）流行病学

一项针对拉萨藏族人群饮酒行为与高尿酸血症的大样本队列研究，共纳入5343例，高尿酸血症的检出率高达22.68%，发现拉萨藏族人群中经常饮酒与高尿酸血症之间呈正相关关系；另一项针对海勤人员高尿酸血症与饮酒因素的相关性分析，共纳入1106例男性海勤人员，高尿酸血症的检出率高达15.37%，且随着饮酒量的增加，高血尿酸患病率呈上升趋势，不饮酒者，高尿酸血症患病率1.85%，轻度饮酒组10.71%，中度饮酒组14.79%，重度饮酒组18.79%，极度饮酒组22.84%；一项针对中国农村普通人群不同饮酒水平对高尿酸血症风险的影响研究，共纳入11039例年龄在35岁或以上的参与者，其中4997例男性和6042例女性，男性不饮酒组的高尿酸血症患病率为11.9%、中度饮酒组为12.6%、重度饮酒组为16.3%（$P < 0.001$），女性不饮酒组的高尿酸血症患病率为6.3%、中度饮酒组为8.1%、重度饮酒组为6.6%（$P = 0.818$）。可见酒精消耗量与血清尿酸水平升高及高尿酸血症患病率成正比例关系。

（二）饮酒与高尿酸血症

近年来，高尿酸血症的患病率在不断增加。大量研究表明，饮酒是高尿酸血症的危险因素。一些队列研究报告显示，与不饮酒者相比，饮酒发生高尿酸血症的风险高出1.5 ～ 2.0倍。

1.性别　Silva等的研究表明，女性大量饮酒，特别是啤酒，与血尿酸升高相关。Gaffo AL等研究证明，女性饮用啤酒血尿酸升高的现象更明显，每周多摄入一份啤酒，血尿酸升高18μmol/L；一项使用孟德尔随机分析来评估饮酒对韩国人高尿酸血症的因果影响研究，结果表明饮酒仅与韩国男性的高尿酸血症风险存在因果关系，并且起决定因素的作用，而与韩国女性没有表现出有意义的关联；然而，Li等针对中国农村普通人群适度饮酒与高尿酸血症相关性的多变量逻辑回归分析显示，男性适度饮酒者的风险没有显著增加（OR = 1.232，95%CI: 0.951 ～ 1.596；$P = 0.114$），女性的多变量逻辑回归分析显示，与不饮酒者相比，中度和重度饮酒者的高尿酸血症风险均未显著增加，不饮酒与重度饮酒相比（OR = 1.565，95%CI: 0.521 ～ 4.695；$P = 0.425$），不饮酒与适度饮酒相比（OR = 0.897，95%CI: 0.117 ～ 6.855，$P = 0.916$）。因此认为不管是男性还是女性，适度饮酒不会增加高尿酸血症的风险。

2.酒的种类与摄入量　高尿酸血症的风险可能因酒的种类而异。Choi和carhan的研究认为，适量的红酒不会增加血尿酸水平，但与啤酒或白酒摄入量有正相关。Silva研究也发现，在男性中，中量和大量摄入酒精饮料，特别是啤酒、黄酒和烈酒，会增加血尿酸水平。

酒精摄入与高尿酸血症风险之间存在明显剂量反应关系。Gaffo等研究表明，每天多摄入一份啤酒或白酒，尿酸分别升高27.6μmol/L和17.4μmol/L。Li等研究也证明重度饮酒者的高尿酸血症风险比非饮酒者高约1.7倍（OR＝1.657，95%CI：1.368～2.007，$P<0.001$），然而中度饮酒者没有显著差异（OR＝1.232，95%CI：0.951～1.596，$P=0.114$）。与持续饮酒相比，戒酒者有更低的高尿酸血症罹患风险。

（三）饮酒与痛风

生活中，饮酒后痛风发作十分常见，有研究甚至认为，酒精是导致痛风的最主要原因。

1.性别 目前饮酒在痛风性别上的影响没有明确的结论，大部分研究认为饮酒和患痛风的男性和女性与从不饮酒的人相比总体风险没有统计学上的显著差异。Tu等也得出同样的结果认为酒精摄入和痛风的相关性，但与性别无密切关系［男性OR＝1.81（1.64～1.99）；女性OR＝2.48（1.97～3.13）］。

2.酒的种类与摄入量 目前啤酒是公认的含有大量嘌呤的酒精饮料，其主要成分为鸟苷，鸟苷比其他核苷、核苷酸或碱基更容易被吸收诱发痛风发作，黄酒嘌呤含量也较高，也容易诱发痛风发作，葡萄酒对痛风发作风险的影响尚存在争议。一些人将葡萄酒列为痛风的诱因之一，而有人则表示，适量饮用葡萄酒不会诱导痛风发作，因葡萄酒中含有抗氧化特性的多酚、植物雌激素白藜芦醇和扩血管素等保护因素的存在。Choi等的一项长达12年的随访研究提示，痛风与酒的种类相关，啤酒引起痛风的风险最高（12 oz/d 的 OR＝1.49，95% CI：1.32～1.70），烈性酒也与痛风相关（OR＝1.15，95% CI：1.04～1.28），但葡萄酒与痛风的关系不明确（OR＝1.04，95% CI：0.88～1.22）。但Neogi等研究认为，任何类型的酒精都有增加急性痛风发作的风险，同样的结果也出现在一项纳入17项观察性研究的Meta分析结果。因此，欧洲指南建议避免酒精摄入，尤其是啤酒以及烈酒，美国和中国指南则直接建议限制酒精摄入。

在剂量方面，一项荟萃分析显示，酒精摄入与痛风相关，而且饮酒量越大、罹患痛风风险越高。Gaffo等研究表明，每天摄入2份或2份以上啤酒可增加痛风发生风险达2.5倍；Wang等对12项饮酒与痛风相关性研究的荟萃分析结果显示，与不饮酒相比，少量饮酒（≤1 drink/d，1 drink相当于摄入15g酒精）痛风发作风险增加1.16倍（OR＝1.16，95% CI：1.07～1.25）；与少量饮酒相比，中等量饮酒（1～3 drink/d）痛风发作风险增加1.58倍（OR＝1.58，95% CI：1.50～1.66），重度饮酒（≥3 drink/d）痛风发作风险增加2.64倍（OR＝2.64，95% CI：2.26～3.09），可见酒精摄入量与痛风发病风险呈正相关；Neogi和Williams等研究认为饮酒量与痛风发作风险之间可能存在J形的非线性剂量反应关系；沈宁进行的饮酒与痛风发作风险相关性的Meta分析，结果提示酒精摄入量每增加15g/d对痛风发作风险影响的合并OR值为1.49（95% CI：1.32～1.68），在非线性剂量反应分析中发现，每天酒精摄入量超过15g时会增加痛风发作风险；此外，有研究报道即使是适量的间歇性饮酒，也会引发痛风发作，建议痛风患者应该限制所有种类的酒精摄入。

（四）酒精引起高尿酸血症和痛风急性发作的机制

1.酒精引起尿酸升高的机制　早在20世纪80年代，已被证明人体摄入酒精后通过尿酸排泄减少和促进尿酸生成两种方式升高血清尿酸水平。饮酒后，一方面，酒精中尤其是啤酒含有大量嘌呤，引起尿酸生成增多；酒精在体内氧化产生醋酸盐，促进三磷酸腺苷（adenosine Triphosphate，ATP）转化产生乙酰辅酶A和单磷酸腺苷（adenosine monophosphate，AMP），大部分AMP可重新合成ATP，其中有一小部分进入嘌呤核苷酸的降解，乙醇通过促进腺嘌呤核苷酸降解使尿酸盐的合成增加。另一方面，酒精在体内代谢产生乳酸，抑制远端小管中尿酸的分泌，减少尿酸在尿液中的排泄。

2.酒精诱发痛风急性发作的机制　酒精诱发痛风急性发作的机制同酒精引起高尿酸血症，其主要原因在于尿酸水平升高，关节腔中尿酸盐沉积引起急性炎症性关节炎。在这一病理生理过程中，乙醇、乳酸等小分子促炎因子同时存在，它们具有较强的水溶性，容易穿过血循环进入关节腔，刺激组织释放促炎介质与尿酸一起共同诱发痛风急性发作。

（五）各类指南中关于高尿酸血症和痛风患者酒的管理

2019年中华医学会内分泌学分会《中国高尿酸血症与痛风诊疗指南》建议所有高尿酸血症与痛风患者保持健康的生活方式包括控制体重、规律运动，限制酒精及高嘌呤、高果糖饮食的摄入，鼓励奶制品和新鲜蔬菜的摄入及适量饮水，不推荐也不限制豆制品（如豆腐）的摄入。

2020年美国风湿病学会《痛风管理指南》针对痛风患者的生活方式管理，建议无论患者痛风是否处于急性发作期均要限制饮酒。

2016年欧洲抗风湿病联盟《痛风的管理循证建议》中"痛风治疗三原则和十一项推荐"的关于痛风患者生活方式的推荐，适当减重，避免饮酒（尤其是啤酒和烈酒）和含糖饮料、大餐及过量摄入肉类和海鲜。鼓励低脂乳制品，并经常锻炼。

2019年意大利风湿病学会《痛风的诊断和管理临床实践指南》建议：患者应采取健康的生活方式，包括减少超重、定期锻炼、戒烟、避免过量饮酒、避免高嘌呤食物和含有果糖的饮料。

《中国居民膳食指南（2022）》建议儿童青少年、孕妇、乳母及慢性病患者不应饮酒，较《中国居民膳食指南（2016）》的健康成年人酒精量摄入具有更严格的控制，建议成年男女酒精量皆不超过15 g/d，相当于白酒（酒精度38%）50ml、高度白酒（酒精度52%）30ml、葡萄酒（酒精度12%）150ml、啤酒（酒精度4%）450ml。

几乎所有建议和指南都提出高尿酸血症、痛风患者应避免过度摄入酒精，痛风发作期禁止饮酒。

三、高尿酸血症和痛风的饮食疗法

饮食治疗是痛风及高尿酸血症治疗的基础，与药物治疗相辅相成。良好的饮食管理不仅能够降低血尿酸水平、减少痛风发作次数，更能改善患者整体的健康状态。

众多前瞻性调查和研究，集中在与生活方式相关的痛风风险上，其中许多因素旨在预防心血管疾病和2型糖尿病的健康饮食金字塔，因此针对心血管疾病和痛风的营养建议是以控制体重和坚持一般饮食模式为中心，强调全谷物、健康的不饱和脂肪酸、蔬菜和水果、坚果和豆类以及健康的蛋白质，如家禽、鱼、蛋、和低脂乳制品，同时限制红肉、精制碳水化合物和饱和脂肪的摄入。但也有证据表明低热量摄入和过多限制碳水化合物的摄入也会诱发高尿酸血症，所以实现营养平衡非常重要。

（一）七大营养素与高尿酸血症和痛风的研究

1. 糖类　糖类作为能量的主要来源，可减少脂肪的分解，增加尿酸盐的排泄，但是，高糖类与胰岛素抵抗的风险增加有关，可引起血清胰岛素水平升高，使得尿酸盐的肾排泄减少，可能升高血清尿酸水平和增加痛风风险。因此，合理安排糖类的摄入量可降低血尿酸水平。

2. 脂肪　因肥肉、动物内脏、油炸小麦制品等含有大量脂肪和胆固醇，是饱和脂肪酸的重要来源，红肉也是饱和脂肪酸的主要来源，饱和脂肪与胰岛素抵抗呈正相关，可减少肾脏对尿酸盐的排泄，易引起肥胖及加重尿酸代谢紊乱。它们与高尿酸血症的患病率呈正相关（OR = 2.15；95% CI：1.22 ～ 3.76）。故进食肉类宜以瘦组织部分为主。

3.蛋白质　研究表明，减肥饮食，即使是高蛋白饮食，也可能通过降低肥胖和胰岛素抵抗来降低血清尿酸盐，从而增强尿酸排泄。

限制红肉摄入量，因为它与较高的尿酸水平和未来痛风风险增加有关，这种风险增加背后的机制可能是多方面的。红肉包括哺乳动物，包括牛、羊、猪等，其嘌呤含量高于白肉，白肉主要是非哺乳类动物如鸡、鸭、鹅和淡水鱼等。动物内脏如肝、肾、心等，其嘌呤含量普遍高于普通肉类；加工肉类的食品，经腊制、腌制或熏制的肉类，其嘌呤、盐分含量高，干扰尿酸代谢，高尿酸血症和痛风须少食用。

目前多项研究认为，大豆、豆奶及豆制品摄入与高尿酸血症没有关联，最近的健康饮食金字塔建议每天食用1～3次坚果和豆类，这似乎很适用于痛风或高尿酸血症患者。Lina在一项2076例健康参与者的病例对照研究中，通过多元回归分析，得出富含嘌呤的蔬菜摄入与血尿酸浓度无关。然而有趣的是，目前国内外指南仍然建议限制食用。

4.维生素、矿物质、膳食纤维　更多的维生素C摄入量通过其排尿酸作用与降低血清尿酸水平独立相关。维生素C、维生素B_2、叶酸摄入增加与较低的痛风发病风险相关，维生素E也有相似的作用。这可能与这些维生素缺乏时，人体尿酸排泄减少，从而诱发痛风有关。但是当摄入大剂量维生素B_1和维生素B_2时，尿酸的排泄会受到干扰。

钙、铁、锌、碘等缺乏可引起核酸代谢障碍，嘌呤生成增加，诱发痛风发作。但铁摄入过多，也会影响尿酸合成与排泄，诱发痛风发作。ZykovaSN等的研究显示，多摄入钙与较低的血尿酸水平有关。

据报道，膳食纤维摄入增加与高尿酸血症风险降低显著相关，其机制可能是通过抑制消化系统对嘌呤或腺嘌呤的吸收。

5.水　痛风诊治指南推荐，增加饮水量可作为痛风患者非药物治疗的措施之一。饮水量不足与高尿酸血症存在相关性，增加饮水量可减少痛风发作次数，降低血尿酸水平，增加排尿量从而促进肾脏排泄尿酸，减少尿酸盐结晶沉积。

（二）高尿酸血症和痛风的饮食疗法

1.谷类和薯类 在中国传统饮食中，谷类和薯类提供的能量占膳食总能量的50%以上，《中国居民膳食指南（2022）》推荐健康成人，每日摄入谷类200～300g（包括全谷和杂豆50～150g），薯类50～100g。谷类食物主要包括稻米、小麦、小米、玉米、高粱等，薯类食物主要包括马铃薯、甘薯、木薯。谷薯类食物富含淀粉，是糖类的主要来源，其中谷类约含70%，薯类约28%。糖类作为能量的主要来源，可减少脂肪的分解，增加尿酸盐的排泄，但是，高糖类不仅易导致肥胖，与胰岛素抵抗的风险增加亦相关，可引起血清胰岛素水平升高，使得尿酸盐的肾排泄减少。因此，合理安排糖类的摄入量可降低血尿酸水平。

2.蔬菜、水果类 蔬果类食物是健康饮食结构的重要组成成分。其富含维生素、矿物质、膳食纤维，且能量低，能满足人体微量营养素的需要，保持人体肠道正常功能以及降低慢性病的发生风险等具有重要作用。

《中国居民膳食指南》推荐每日蔬菜摄入量为300～500g，因深色蔬菜中维生素的含量高于浅色蔬菜，建议日常摄入深色蔬菜应占50%以上。绝大多数瓜类、块茎、块根类及大多数叶菜类蔬菜，豆制品中的绿豆芽和黄豆芽，菌藻类中新鲜的鸡腿蘑、榛蘑、海带根，嘌呤含量均低于30mg/100g，为痛风发作期选择食用的蔬菜品种。鲜豆类蔬菜如豌豆、四季豆、豇豆等嘌呤含量介于40～90mg/100g，西蓝花、花菜、香椿嘌呤含量在38～58mg/100g，大多数新鲜的菌藻类嘌呤含量都介于40～100mg/100g，痛风缓解期可适量选用，而干制的菌藻类几乎都属于高嘌呤类食物，痛风任何阶段都不推荐食用。

《中国居民膳食指南》推荐每日水果摄入量为200～350g，几乎所有水果的嘌呤含量都低于30mg/100g，但因其含有果糖，而果糖会在体内代谢导致尿酸增加，进而增加痛风的风险。故不宜过多进食果糖含量高的水果，如苹果、橙、龙眼、荔枝、柚子、柿子和石榴等。西瓜、椰子、葡萄、草莓、李子和桃等可适量食用。相对而言，柠檬、樱桃和橄榄等对痛风患者有益。因水果在成熟过程中，淀粉逐渐转化为可溶性糖，甜度增加，果糖含量也会增加，故而在选食水果时不宜选择过熟的水果。

3.动物性食物　动物性食物包括畜、禽、鱼、蛋等，是人类膳食中重要的优质蛋白质、脂肪、无机盐及维生素的来源，是具有很多营养价值的食物。《中国居民膳食指南（2022）》推荐健康成人，每天鱼、禽、肉、蛋摄入量共计120～200g。

（1）畜禽肉类。畜肉指的是猪、牛、羊、马、骡、驴、鹿、兔等牲畜的肌肉、内脏及其制品。禽肉包括鸡、鸭、鹅、鸽、鹌鹑、火鸡等的肌肉、内脏及其制品，营养素因动物的种类、年龄、肥瘦程度及部位不同而差异较大。畜肉（红肉）、禽肉（白肉）的肌肉组织含有较高的蛋白质，其氨基酸构成与人体需要接近，是优质蛋白质。肌肉组织含有能溶于水的含氮浸出物，包括嘌呤、肌酐、尿素等，故使得烹煮后的汤汁味道鲜美。一般来说，红肉的嘌呤含量高于白肉。对于缓解期的高尿酸血症患者来说，合理的烹调方式可以减少食物中嘌呤的含量，如肉类食物应先水煮，弃汤后再行烹煮。畜类的脂肪，是以饱和脂肪酸为主，主要成分为三酰甘油。饱和脂肪酸与胰岛素抵抗呈正相关，可减少肾脏对尿酸盐的排泄，易引起肥胖及加重尿酸代谢紊乱，故进食肉类宜以瘦肉为主。如前所述，痛风急性期不建议食用畜类食物，但动物血制品、牛蹄筋（嘌呤含量40mg/100g）除外。无症状期、间歇期和慢性期患者可自由选择，还能适量选用嘌呤含量小于150mg/100g的食物，如禽类的鸡、鸭、鹅等瘦肉，畜类的驴、兔、狗、牛、羊、猪等瘦肉，若制作成肉松，因其加工过程中需要切碎后水煮，再炒至成松，嘌呤含量会降低。

（2）蛋类。蛋类主要包括鸡蛋、鸭蛋、鹅蛋、鹌鹑蛋、鸽蛋等，蛋制品有皮蛋、咸蛋、糟蛋等，其中食用最普遍的就是鸡蛋。各种蛋的营养价值基本相似，具有营养素种类全面而均衡、容易消化吸收、食用方便等优点。蛋的微量元素含量受品种、饲料、季节等多方面的影响，而宏量营养素含量基本稳定。蛋类的脂肪主要存在于蛋黄内，呈乳化状，也是卵磷脂和脑磷脂的良好来源，蛋黄中富含胆固醇、维生素 A、叶黄素、锌、B族维生素等，无论对多大年龄人群都具有健康益处。蛋类食物几乎不含嘌呤，急性期、无症状期、间歇期和慢性期患者可自由选用该类食品，推荐每天 1 个鸡蛋（相当于 50g 左右）。

（3）水产品。水产品可分为鱼类、甲壳类和软体类。鱼类有海水鱼和淡水鱼之分，海水鱼又分为深海鱼和浅海鱼。鱼类中蛋白质含量因鱼的种类、年龄、肥瘦程度及捕获季节等不同而有区别。其营养价值与畜禽肉相近。鱼类脂肪富含不饱和脂肪酸，不同种类的鱼脂肪含量差别较大，主要分布在皮下和内脏周围，肌肉组织中含量很少。痛风急性期患者可食用海蜇、海参、干鲍鱼（发后）、银鱼（嘌呤含量小于 25mg/100g）；无症状期、间歇期和慢性期患者可自由选择上述食物的同时，可适量选用嘌呤含量小于 150mg/100g 的鳕鱼、多宝鱼、沙丁鱼、海螺、鲜鲍鱼、比目鱼、甲鱼、鳜鱼、鲟鱼、章鱼片、鲤鱼、罗非鱼、鳝鱼、河蟹、大闸蟹、蛏子等。

（4）加工制品。肉类制品是以畜禽肉为原料，经加工而成，包括腌腊制品、酱卤制品、熏烧烤制品、干制品、油炸制品、香肠、火腿和肉类罐头等。该类制品因水分减少、蛋白质、脂肪和矿物质的含量升高，嘌呤、盐分含量高，干扰尿酸代谢，患者不宜食用。火腿肠、烧鹅、烧鸭经过加工，使得嘌呤含量降低，为 90mg/100g 左右，痛风急性期患者不宜食用，但无症状期、间歇期和慢性期患者权衡利弊后酌情选用。

4.奶及奶制品、大豆及坚果类 奶类主要由水、脂肪、蛋白质、矿物质、维生素等组成，营养价值高，是优质蛋白质、钙、维生素D的良好来源。已知摄入牛奶或乳制品在预防痛风或降低发病率方面具有有益作用，对高血尿酸血症具有保护作用，且奶及奶制品不含或少含核蛋白，属于低嘌呤食物，是高尿酸、痛风患者的推荐食物。尤其针对痛风急性期患者，奶及奶制品是其优质蛋白的极佳来源。《中国居民膳食指（2022）》推荐健康成人，每日摄入奶及奶制品300～500g，针对痛风急性期患者可酌情增加。

大豆根据种皮的颜色分为黄、青、黑、褐和双色大豆五种。大豆类含有较高的蛋白质，含人体需要的全部氨基酸，只有蛋氨酸含量略低，组成与动物蛋白相似，属完全蛋白质，是优质的植物蛋白来源。此外，大豆含有丰富的维生素 B_1、维生素 B_2、烟酸和维生素E、钙、铁皂苷、异黄酮等。铁皂苷、异黄酮具有抗氧化、降血脂和胆固醇的作用。大豆类及大豆制品摄入量增加的饮食模式与降低冠心病、脑卒中、某些类型的癌症和2型糖尿病的发病率有关。大豆中的嘌呤含量在食物中属于中等水平，但也因加工方式而异，所以国内外指南对豆制品的摄入一致更改为不推荐也不限制。

坚果含有丰富的脂类和多不饱和脂肪酸、蛋白质、维生素、和矿物质等营养素，属于高能量食物，不可过量食用，以免热量摄取过多。此外，食用坚果与一些重要的健康益处相关，包括降低CHD、心源性猝死、胆结石和2型糖尿病的发病率，但是一些坚果嘌呤含量大于30mg/100g，例如：杏仁、栗子、花生、黑芝麻等，因此在痛风急性期患者不推荐食用。

5.盐、油 油、盐作为烹饪调料必不可少，但建议尽量少用。推荐成年人平均每天烹调油不超过25～30g，食盐摄入量不超过5g。《中国居民膳食指南（2022）》强调，烹调油也要多样化，应经常更换种类，以满足人体对各种脂肪酸的需要。烹调油嘌呤含量极低，患者可选用，但应遵循指南推荐的限量。

6.饮水 水有利于尿酸排泄,无肾脏病、心力衰竭等禁忌的情况下,痛风患者饮水建议如下。

(1)每天饮水总量为2000～3000ml,尽量保证每日尿量约为2000ml,尿pH在6.3～6.8,有利于尿酸排泄,减少尿酸盐结晶形成。

(2)分次饮水,建议早、中、晚有3次饮水量达500 ml左右。

(3)饮用水尽量选择弱碱性、小分子水。有研究表明,饮用弱碱性小分子水可促进尿酸排泄。

(4)有研究提示,饮用柠檬水(如1～2个鲜柠檬切片加入2000～3000ml的水中)有助于降尿酸。

尿酸在体内的含量取决于饮食、合成和排泄之间的平衡。高尿酸血症是由尿酸生成过多、尿酸排泄不足或两者结合引起。尽管饮食对尿酸含量影响仅占20%,但对尿酸负荷和痛风风险产生的影响可能是较为重要的因素。

附:痛风急性期和缓解期食谱(表4-2,表4-3),供参考。

表4-2 痛风急性发作期参考食谱

	早餐			午餐			晚餐		
	菜品	原料	可食部(g)	菜品	原料	可食部(g)	菜品	原料	可食部(g)
种类	鸭蛋面	挂面	75	二米饭	稻米	60	米饭	稻米	75
		鸭蛋	60		糙米	20	丝瓜炒蛋	鸡蛋	30
		生菜	50	肉末茄子	瘦猪肉	30		丝瓜	100
					茄子	80			
				青椒土豆丝	土豆	50	凉拌海蜇皮	海蜇皮	20
					青椒	20		黄瓜	50
				清炒空心菜	空心菜	150	清炒小白菜	小白菜	100

续表

	早餐			午餐			晚餐		
	菜品	原料	可食部（g）	菜品	原料	可食部（g）	菜品	原料	可食部（g）
加餐点心	奶制品	脱脂奶	250	谷物	板栗	40	水果	樱桃	150
汇总	烹调用油：山茶油15g，橄榄油10g。盐5g。全天食物18种。能量1615kcal，糖类260g，蛋白质57g，脂肪41g，钙620mg，三餐供能比30%、40%、30%，嘌呤＜150mg								

	早餐			午餐			晚餐		
	菜品	原料	可食部（g）	菜品	原料	可食部（g）	菜品	原料	可食部（g）
种类	全麦面包	全麦粉	75	米饭	稻米	75	二米饭	稻米	50
								小米	25
		鸡蛋	50	蚕豆烧鸡肉	鸡肉	40	清蒸鲈鱼	鲈鱼	40
		脱脂牛奶	200		鲜香菇	20	炒红苋菜	红苋菜	100
					鲜蚕豆	30	胡萝卜炒西蓝花	西蓝花	80
				凉拌木耳	木耳	50		胡萝卜	20
				清炒卷心菜	卷心菜	100			
加餐点心		开心果	15		酸奶	150		草莓	100
汇总	烹调用油：山茶油10g，橄榄油10g。盐5g。全天食物17种。能量1610kcal，糖类251g，蛋白质65.5g，脂肪42g，钙635mg，三餐供能比30%、40%、30%，嘌呤＜150mg								

表4-3　痛风缓解期参考食谱

	早餐			午餐			晚餐		
	菜品	原料	可食部（g）	菜品	原料	可食部（g）	菜品	原料	可食部（g）
种类	黑麦面包	小麦粉	40	米饭	稻米	85	百汇荞麦面	荞麦面	90
		黑大麦粉	25	红烧鸭肉	鸭胸脯肉	50		牛肉	30
	茶叶蛋	鸡蛋	50	红烧素鸡	花菜	100		青菜	150
		绿茶	少许		木耳（水发）	20		干贝	10
	牛奶	纯牛奶	200		素鸡卷	50		彩椒	10
					胡萝卜	10			
				紫菜虾米汤	紫菜	5			
					虾米	5			
加餐点心		苹果	200	山核桃酸奶	酸奶	50	枸杞银耳汤	银耳干	5
					山核桃	10		枸杞	5
汇总	烹调用油：山茶油10g，菜籽油10g。盐5g。全天食物23种。能量1650kcal，糖类240g，蛋白质73g，脂肪51g，钙760mg，三餐供能比30%、40%、30%，嘌呤<150mg								

四、其他生活方式与高尿酸血症

健康生活方式除了饮食以外，控制体重和规律运动也是非常重要的内容。

（一）体重与尿酸的关系和相关研究

如前所述，肥胖和高尿酸血症相互影响，控制体重，有利于血尿酸水平的下降，减少痛风发作次数。Aune等研究表明，与

BMI为20kg/m² 的人群相比，BMI为25kg/m²、30kg/m²、35kg/m² 和40kg/m² 的人群患痛风的相对风险分别为1.78、2.67、3.62和4.64。Choi等队列研究也显示，与BMI为21 ~ 22.9 kg/m² 相比，BMI为25 ~ 29.9 kg/m² 的痛风患者增加1.95倍，BMI为30 ~ 34.9 kg/m² 的痛风患者增加2.33倍，BMI大于35kg/m² 的痛风患者增加2.97倍。Choi等研究还发现，从21岁之后体重增加13.6kg或以上的人与体重波动在1.8kg以内的人比较，痛风发生风险增加约2倍；体重减轻4.54kg以上的人群痛风发生率是体重稳定人群的0.61倍（$P < 0.01$），表明体重增加是痛风发生的独立危险因素，体重减轻则有保护作用。减重手术是目前流行的减重方法。研究发现，BMI在35kg/m² 以上的2型糖尿病患者，减重手术术后1年，血尿酸及白介素水平降低，包括IL-1β、IL-6、IL-8明显降低。Meta分析也证明，体重下降可显著提高尿酸控制的达标率，降低痛风急性发作频率。

尿酸与肥胖的关系在尿酸与代谢性疾病章节已有较为全面的阐述。目前国内外指南建议尽量将体重控制在正常范围，或在原有基础上逐渐下降。

（二）规律运动和作息

国内外多项研究表明，低强度的有氧运动可降低痛风发病率，而中高强度运动可能使尿酸排泄减少，引起血尿酸增高，甚至诱发痛风发作。张琳等研究显示，常规运动干预前后血糖、三酰甘油、体重指数、腰围、血尿酸及痛风发作频率差异有统计学意义（$P < 0.05$），频繁疲劳组高尿酸血症或痛风的风险比偶尔疲劳组高40%，偶尔疲劳组比很少疲劳组高40%。关宝生等研究发现作息不规律人群患高尿酸血症或痛风的风险是作息规律人群的1.6倍，因此建议每周运动4 ~ 5d，每日进行中低强度运动0.5 ~ 1h，可采取慢跑、太极拳等有氧运动；同时规律作息，注意避免疲劳。

规律运动的益处还有控制体重的作用。因此目前国内外指南建议高尿酸血症患者每日进行30min以上中等强度的有氧运动，每周3~5次。

总之，尿酸是代谢性疾病，环境影响因素较大。健康的生活方式，不仅是治疗高尿酸血症的重要内容，也是预防高尿酸血症和减少痛风发作自我管理的关键。普及健康知识，也是今后防治的重点。

参考文献请扫二维码

第二节　药物与高尿酸血症

人体每天尿酸的产生和排泄基本上处于动态平衡，但是影响尿酸生成和（或）排泄的因素均可导致血尿酸水平增高或降低。药物所致的高尿酸血症是临床普遍存在和日益引起关注的问题；同时随着高尿酸血症和痛风发病率的增高和研究进展，降尿酸药物也取得了较大的进步。本节将详述药物对尿酸的影响。

一、降低尿酸的药物

自从Talbott等1950年将丙磺舒应用于临床降低尿酸，人类一直在探索安全有效地降低尿酸的新药。长期以来，主要集中于抑制尿酸生成和促进尿酸排泄两大类，直到2010年尿酸酶制剂开始上市，降尿酸药物取得了突破性的进展。

（一）降尿酸药物的分类及其作用机制

目前降尿酸药物主要通过作用于尿酸生成和排泄的过程发挥作用，治疗高尿酸血症的药物通过抑制尿酸生成、促进尿酸排泄和尿酸溶解等途径降低体内尿酸水平。根据药物作用机制的不同降尿酸药物分为：黄嘌呤氧化酶抑制剂、尿酸转运体抑制剂和尿酸酶制剂。各类药物的作用部位及代表药物详见图4-1。

1. 黄嘌呤氧化酶抑制剂　黄嘌呤氧化酶抑制剂（xanthine oxidase inhibitors，XOI），即XO抑制剂，抑制尿酸生成药。它通过抑制黄嘌呤氧化酶阻止次黄嘌呤和黄嘌呤代谢为尿酸，减少尿酸的生成。此类药物临床常用，有别嘌醇（allopurinol）、非布司他（febuxostat）和托匹司他（topiroxostat）等。

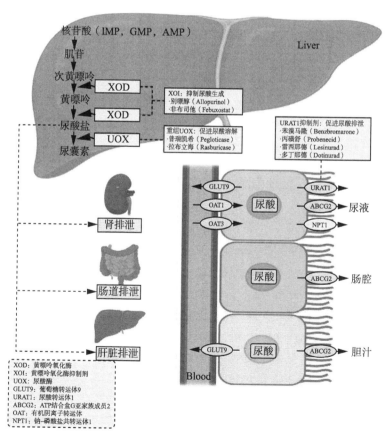

图4-1　降尿酸药物的作用靶点

2. 尿酸转运体抑制剂　URAT1抑制剂是促进尿酸排泄药。人类尿酸盐转运蛋白1和GLUT9都参与尿酸盐的重吸收，而高水平的URAT1和GLUT9表达可能会引起高尿酸血症或痛风。URAT1抑制剂通过作用人类尿酸盐转运蛋白1，减少体内尿酸重吸收，降低尿酸水平。已上市的URAT1抑制剂有丙磺舒（Probenecid）、苯溴马隆（Benzybromaron）、雷西那德（Lesinurad）和多丁那德（Dotinurad）等。

3. 尿酸酶制剂　尿酸酶制剂，是促尿酸溶解药。该类药物通过催化尿酸氧化为尿囊素，达到降低血清尿酸水平。此类药物具有降尿酸速度快、溶解痛风石高效的特征，适用于常规降尿酸药物治疗无效且有广泛痛风石分布的难治性痛风患者。主要有重组黄曲霉菌尿酸氧化酶拉布立酶（Rasburicase）和聚乙二醇重组尿酸氧化酶普瑞凯希（pegloticase）。

（二）降尿酸药物的相关研究

1. 抑制尿酸生成的降尿酸药物

（1）别嘌醇：别嘌醇是次黄嘌呤的异构体，别嘌醇及其代谢物氧嘌呤醇通过抑制还原型黄嘌呤氧化酶，抑制次黄嘌呤和黄嘌呤代谢为尿酸，从而减少尿酸的生成，并能使痛风患者组织内的尿酸结晶重新溶解，减少痛风发作。上市近60年，目前别嘌醇仍是高尿酸血症和痛风患者降尿酸治疗的一线用药。别嘌醇应用过程中应警惕别嘌醇超敏反应综合征（allopurinol hypersensitivity Syndrome，AHS）。AHS是一种严重的药物不良反应，其特征是皮疹、发热和内脏受累等不同的临床形式，相关危险因素主要有药物因素（剂量、肾功能、合用利尿药）、时间因素（服用8～9周）和遗传因素（携带 HLA-B*5801基因）。①药物因素：较低的起始剂量有助于降低AHS的发生风险，至于AHS的发生率会随着剂量增加而增加尚不明确，多国指南推荐别嘌醇起始剂量应<100mg/d。别嘌醇及其代谢产物均通过肾脏排泄，在肾功能不全患者体内半衰期延长，可能会增加AHS的发生风险。对于合并

使用利尿剂的患者会增加血清尿酸浓度，从而增加风险。②时间因素：研究显示，90% AHS发生在患者用药8～9周。③遗传因素：*HLA-B*5801*等位基因与亚裔汉族人群发生AHS有较大的相关性，我国汉族人群多携带该基因型，因此建议使用该药前进行*HLA-B*5801*基因筛查，阳性患者应尽量避免使用。目前我国大型综合医院基本有此项检查。

多数治疗指南包括中国指南认为急性痛风发作时应不使用别嘌醇，其原因为使用别嘌醇可能会使机体内血尿酸水平降得过快，加重关节肿痛等症状和延长关节炎疼痛时间。降尿酸治疗应在急性发作缓解至少2周后方可开始。然而，Hill等开展了一项别嘌醇是否会延长急性痛风治疗时间的随机临床试验，结果显示对于符合开始降尿酸治疗且无肝肾功能异常的患者，急性痛风发作期以低剂量别嘌醇治疗不会延长急性痛风的治疗时间，因此2012年《美国风湿病学学会痛风管理指南》开始建议在痛风急性发作期可以开始使用降尿酸治疗。然而Satpanich等研究比较了早期和晚期开始使用别嘌醇治疗急性痛风发作的效果，结果显示急性痛风发作期间早期使用别嘌醇不会使痛风消退时间、复发和炎症标志物显著改善。

（2）非布司他：非布司他是2-芳基噻唑衍生物，能同时抑制氧化型和还原型黄嘌呤氧化酶，抑制尿酸合成的作用强于别嘌醇。非布司他自2008年在欧洲获批上市以来，因其较强的降尿酸作用和较少的药物副作用，成为临床治疗高尿酸血症及痛风的新选择。同时该药具有肝肾双通道排泄的特性，因而轻、中度肝肾功能不全患者无须调节剂量。然而，2017年11月15日美国FDA发布了非布司他可能增加心血管不良事件（包括非致死性卒中、非致死性心肌梗死、需要紧急血运重建的不稳定型心绞痛及心血管相关死亡）的安全性警示，建议非布司他仅用于有别嘌醇禁忌证或别嘌醇治疗效果不佳的患者。CARES试验是一项大型评价伴有心血管疾病痛风患者长期服用非布司他安全性的研究，在北美320个中心入选了6190例受试者，入组患者均患有痛风，同时合并明确的心血管疾病如既往心脏病发作、卒中、不稳定型心绞痛、外周动脉疾病、糖尿病和小血管疾病。受试者被随机分配接受非布司他（日剂量40～80mg）或别嘌醇（日剂量200～600mg）治疗，研究结果发现服用非布司他的患者心血管死亡风险增加34%（HR = 1.34，95%CI：1.03～1.73），全因死亡风险增加22%（HR = 1.22，95%CI：1.01～1.47）。然而，2018年Zhang和2019年Chen等开展的两项研究提示非布司他和别嘌醇的心血管事件发生风险和死亡风险并无统计学差异。Zhang等对纳入10个RCT共18004例受试者的临床试验进行荟萃分析，结果表明非布司他与别嘌醇相比，非布司他与心血管不良事件风险增加无关。直到目前，与安慰剂相比，非布司他和别嘌醇是否能增加或降低不良心血管事件的风险仍不确定。

（3）托匹司他：托匹司他是一种新型的选择性黄嘌呤氧化酶抑制剂，具有与黄嘌呤氧化酶相结合的化学结构，还可以与诱导羟基化酶活性中心的钼共价结合，起到双重抑制作用。主要在肝脏代谢，通过葡萄糖醛酸化和氧化代谢，代谢产物经尿路和粪便途径排泄，在尿液中没有检测到任何原形药物。该药于2013年在日本上市，目前尚未进入中国市场。Sezai等对比研究托匹司他与非布司他的治疗作用，结果显示非布司他降尿酸作用更为迅速、显著，治疗3个月后非布司他的抗氧化作用优于托匹司他，治疗6个月后两者的肾脏保护及抗炎作用无统计学差异，对于合并有心血管疾病患者的高尿酸血症具有相似的疗效。Higa等研究显示托匹司他可以改善高尿酸血症患者的血管内皮功能。Hosoya等对比托匹司他与别嘌醇在患有或不患有痛风的日本高尿酸血症患者Ⅲ期多中心随机双盲对照研究结果显示，托匹司他120mg/d与别嘌醇200mg/d降低血清尿酸作用相似，并且在患有或不患有痛风的日本高尿酸血症患者中耐受性良好。由于该药上市时间短，仍需开展更多临床试验完善证据。

2. 促进尿酸排泄的降尿酸药物

（1）丙磺舒：丙磺舒通过竞争性抑制肾小管对有机酸的转

运，抑制肾小管对尿酸盐的重吸收，增加尿酸盐的排泄，降低血中尿酸盐的浓度，从而减少尿酸沉积。此外，丙磺舒还有防止尿酸盐结晶的生成，减少关节的损伤，促进已形成的尿酸盐溶解的作用。因无抗炎、镇痛作用，不适合急性痛风的治疗。

（2）苯溴马隆：苯溴马隆是苯骈呋喃衍生物，主要通过抑制肾小管对尿酸盐的重吸收，从而降低血中尿酸浓度。苯溴马隆最早于20世纪70年代在法国上市，2000年获批进入中国。该药降尿酸作用强度介于非布司他与别嘌醇之间。苯溴马隆同非布司他一样可延缓慢性肾病患者进展为终末期肾病，但中、重度肾功能损害者（eGFR低于20ml/min）及肾结石患者禁用。值得注意的是苯溴马隆可造成严重肝损伤，2003年赛诺菲公司报告2例苯溴马隆相关的急性重型肝炎死亡病例后，苯溴马隆逐渐退出美国、荷兰等国家，但目前仍在包括我国在内的德国、日本等国家继续使用。2014年国家药品监督管理局通报警惕苯溴马隆的肝损害风险，但认为在我国治疗痛风和高尿酸血症的获益程度大于风险，建议长期服药患者应定期检查肝功能。目前认为苯溴马隆导致肝损伤的原因可能是：①苯溴马隆可能引起肝细胞线粒体损伤从而诱发细胞凋亡坏死；②苯溴马隆经细胞色素P450超家族中的CYP2C9催化代谢为具有肝毒性的6-羟基苯溴马隆，6-羟基苯溴马隆再经CYP2C9和CYP1A2进一步转化为5，6-二羟基苯溴马隆，然后氧化为肝毒性的邻苯醌中间产物；③基因多态性对肝毒性的影响，不同个体的清除率差异很大，*CYP2C9*3/*3*基因型患者的血浆浓度远高于*CYP2C9*1/*1*和*CYP2C9*1/*3*基因型的患者。

（3）雷西那德：雷西那德于2015年经美国FDA获批上市，2016年进入欧洲，目前尚未进入中国市场。选择性抑制URAT1的转运活性，减少肾小管对尿酸的重吸收，此外雷西那德还通过抑制OAT4，对促尿酸排泄起到协同作用，能有效降低痛风关节累及范围。国外目前主要用于难治性痛风相关的高尿酸血症。雷西那德有血肌酐升高和肾脏相关的不良反应，因此不建议作为单一疗法。在体外，雷西那德是CYP2C9的弱抑制剂和CYP3A4的弱诱导剂，Shen等研究发现健康受试者在服用雷西那德情况下联用华法林，并未发现明显的药物相互作用。与别嘌醇联用的降尿酸效果明显优于别嘌醇单药治疗，且耐受性较好。Perez-Ruiz等研究发现单用雷西那德200mg，在6h、24h后血清尿酸分别下降约46%和26%，联用黄嘌呤氧化酶抑制剂后尿酸降幅再分别增加25%和19%。

（4）多丁那德：多丁那德是一种新型选择性尿酸盐再吸收抑制剂，于2020年在日本上市，尚未进入中国市场。对肾近端小管细胞顶膜上的URAT1摄取尿酸盐具有强效抑制作用，血浆蛋白结合率99.4%，半衰期9.6h，3.33h达峰，峰浓度为89.18ng/ml，主要代谢物为葡萄糖醛酸酯（51.8%）、硫酸酯（23.4%），主要排泄途径是尿液，也排泄到胆汁中，并在肠肝循环中被水解。多丁那德与经人肝微粒体CYP家族中（CYP1A2、2A6、2B6、2C9、2C19、2D6、2E1、3A4）代谢的药物相互作用较小。多丁那德2期临床试验结果显示0.5mg、1mg、2mg、4mg剂量组在最后访视期（服药8周后）的达标率分别为23.1%，65.9%，74.4%，100%，其疗效和安全性与其他降尿酸药物相似。Kumagai等开展的一项多丁那德的多中心研究，结果显示在肝功能损伤患者中的药动学、药效学和安全性并无统计学差异，因此肝功能不全的患者无须调节剂量。目前多丁那德临床研究较少，其肝、肾及心血管安全性尚需更多的临床数据佐证。

3.尿酸酶制剂的降尿酸药物

（1）拉布立酶：拉布立酶于2001年在德、法两国上市，2018年获批进入中国。通过催化水溶性差的尿酸氧化为水溶性好的无活性代谢物-尿囊素，加速尿酸溶解，降低血清尿酸水平。拉布立酶对于儿童肿瘤溶解综合征的安全性和有效性较好。药品说明书适应证推荐用于儿童白血病、淋巴瘤患者的降尿酸治疗，特别适合已经存在高尿酸血症或具有高肿瘤负荷，存在肿瘤化疗后引起肿瘤细胞溶解进而导致继发性的血尿酸水平升高风险的患者。

Philips等的研究显示1.5mg拉布立酶能有效预防大部分TLS。相比于应用别嘌醇治疗，拉布立酶能更快速地控制血清尿酸，且总住院时间更短，花费更少。但其真实世界研究数据仍较少，有待进一步观察。

（2）普瑞凯希：普瑞凯希通用名称为聚乙二醇重组尿酸氧化酶。2010年获美国FDA批准上市，尚未进入中国。是一种聚乙二醇化尿酸特异性酶，可将尿酸分解为可溶性代谢产物，用于常规治疗无效或常规治疗无法耐受的成年痛风患者。给药后血浆尿酸氧化酶活性随给药剂量线性增加，血浆中聚乙二醇化尿酸氧化酶静脉给药的半衰期为6.4～13.8d。在体内主要经脾脏、肝脏、十二指肠和空肠中的巨噬细胞吞噬清除。普瑞凯希对于其他治疗方案不耐受或难治性的患者，降尿酸效果显著，可溶解痛风石，但有10%～15%患者易发生免疫源性药物输注相关反应，由于尿酸随组织溶出，80%的患者治疗期间易发生痛风。普瑞凯希长期治疗的安全性与6个月随机对照试验治疗期间观察到的一致。对于尿毒症痛风患者，血液透析不会影响普瑞凯希的血药浓度和降尿酸效果，安全性较好，可用于肾功能不全患者。

4.其他降尿酸药物研究　许多天然药物可通过抑制尿酸生成或促进尿酸排泄两种方式发挥降尿酸作用，且副作用小，如皂苷类（七叶莲皂苷、穿山龙总皂苷、萆薢总皂苷等），黄酮类（葛根素、芹菜素、槲皮素等），香豆素类（秦皮总香豆素、岩白菜素等）及多酚类（鼠尾藻多酚、茶多酚等）。Hu等研究报道槲皮素和芦丁可阻断果糖诱导的高尿酸小鼠体内NOD样受体蛋白3（NOD-like receptor protein 3，NLRP3）炎症小体的激活，且对肾脏有一定保护作用，对研发新型高尿酸血症治疗药物开阔了思路。

二、升高尿酸的药物

药源性高尿酸血症的发生率尚不确切，Paulus等调查某医院高尿酸血症发病率，结果发现药物是导致血清尿酸水平升高的重要因素之一,其发生率高达20%。药源性高尿酸血症的发生机制包括:①增加嘌呤的摄入,如胰酶制剂;②内源性尿酸生成增加,如细胞毒性化疗药物;③增加尿酸重吸收和(或)减少尿酸的分泌,如阿司匹林、环孢菌素、利尿剂等。(表4-4)

表4-4 诱发高尿酸血症的常见药物及其机制

药物		机制
胰酶制剂		增加嘌呤的摄入
细胞毒性药物		大量肿瘤细胞的破坏
抗结核药物	吡嗪酰胺	增加尿酸重吸收并减少尿酸分泌
	乙胺丁醇	减少尿酸的部分排泄
低剂量阿司匹林		增加尿酸重吸收和减少尿酸分泌
利尿剂		增加尿酸在近端小管的重吸收
		增加尿酸分泌
		体液容量减少
免疫抑制药物	环孢素	近端小管尿酸重吸收增加;入球小动脉血管收缩致肾小球滤过率降低
	他克莫司	尿酸排泄减少
	咪唑立宾	抑制鸟嘌呤核苷酸的合成
乳酸		增加尿酸重吸收
烟酸		尿酸重吸收增加、尿酸分泌减少、尿酸合成增加
睾酮		增加尿酸重吸收
胰岛素		增加尿酸重吸收

(一)引起尿酸升高的药物

1.增加嘌呤的摄入 胰酶制剂:胰酶是从动物胰腺中提取的多种酶的混合物,主要是胰蛋白酶、胰淀粉酶和胰脂肪酶。胰酶中含有大量嘌呤,当患者长期或大剂量服用该类药物,可引起高尿酸血症。

2.内源性尿酸生成增多

（1）细胞毒性药物：细胞毒性药物使血清尿酸升高可能的原因是诱发TLS。细胞毒性药物引起的高尿酸血症是药物性高尿酸血症中最严重的类型，通常发生在应用细胞毒性药物治疗后的48～72h。TLS的特征是肿瘤细胞被大量破坏，细胞内物质倾倒入血液，导致高尿酸血症和电解质酸碱平衡异常，如高钾血症、高磷血症、低钙血症和代谢性酸中毒。细胞内物质细胞核酸和嘌呤核苷酸大量释放导致尿酸的升高，并可引起急性尿酸性肾病。

（2）肌苷：肌苷是次黄嘌呤核苷，为嘌呤代谢的中间产物，在体内可分解出大量的尿酸，引起高尿酸血症。

（3）免疫抑制剂–咪唑立宾：高尿酸血症是咪唑立宾常见的不良事件，可发生初始服药的几周内。因为咪唑立宾的作用机制是竞争性地抑制嘌呤合成系统中的次黄嘌呤核苷酸至鸟苷酸途径而抑制核酸合成，发挥免疫抑制作用。因此，推测高尿酸血症可能是该药物的药理作用所致。

3.尿酸的重吸收增加和（或）尿酸分泌减少

（1）抗结核药物：吡嗪酰胺是一种抗结核分枝杆菌药物，高尿酸血症是其抗结核治疗过程中最常见的不良事件，每日300mg吡嗪酰胺治疗剂量可使肾脏对尿酸的清除减少80%。OAT2和URAT1是吡嗪酰胺抗尿酸作用的潜在靶点，吡嗪酰胺的活性代谢产物吡嗪羧酸或吡嗪酸通过对URAT1的反向刺激作用，促进尿酸盐重吸收，提高血清尿酸水平。吡嗪酰胺亦可抑制近端小管细胞基底外侧膜上表达的OAT2蛋白，减少尿酸的分泌转运。

乙胺丁醇治疗不仅可使血清尿酸升高，而且可诱发痛风性关节炎。乙胺丁醇诱导高尿酸血症的确切机制暂不清楚，该药物使用过程中的患者尿酸排泄明显减少。在停用乙胺丁醇后，血清尿酸可降至正常水平。

（2）小剂量阿司匹林：阿司匹林对尿酸盐浓度影响的矛盾作用是众所周知的。阿司匹林低剂量时，可减少尿酸排泄，诱发高尿酸血症，而高剂量阿司匹林则可促进尿酸排泄。这种矛盾的作用主要是由于水杨酸盐与URAT1的相互作用引起。阿司匹林低剂量（60～300mg/d）时，水杨酸盐作为交换底物，通过与URAT1、OAT1和OAT3相互作用，促进尿酸盐的重吸收。阿司匹林高剂量（＞300mg/d）时，水杨酸作为URAT1的尿酸盐重吸收抑制剂，促进尿酸排泄。

（3）利尿剂：袢利尿剂、噻嗪类利尿剂和噻嗪样利尿剂均可致高尿酸血症。利尿剂引起血清尿酸浓度的增加呈剂量依赖性，可发生在开始治疗后的几天内，并在延长给药期间持续存在。Raja等开展的一项噻嗪类利尿剂对高血压患者尿酸水平影响的横断面前瞻性研究，结果发现与无利尿剂使用者相比，噻嗪类利尿剂使用者中高尿酸血症更为常见，且随着噻嗪类药物使用年限的增加，高尿酸血症患者的人数也显著增加。利尿剂通过OAT1和OAT3转运体从血液进入近端小管细胞，可能被认为是尿酸的竞争底物；氢氯噻嗪还能显著增加有机阴离子转运体OAT4对尿酸的吸收；利尿剂与尿酸的交换可能导致血清尿酸浓度的增加；利尿剂也可通过抑制肾近端小管顶端的钠依赖性磷酸转运蛋白4增加血清尿酸水平；利尿剂造成盐和水分流失，导致体液容量减少，刺激尿酸的再吸收。其具体机制是噻嗪类药物引起体液容量减少，然后通过钠/质子交换蛋白3作用致近端小管中H^+分泌增加，从而使细胞内pH增加，反过来又促使尿酸盐通过OAT4摄取，并增加尿酸盐与OH-交换。除此之外，利尿剂还可通过其他因素导致高尿酸作用。El等研究认为呋塞米和氢氯噻嗪为多药耐药蛋白4（Multidrug resistance-associated proteins 4，MRP4）的底物，它们可抑制MRP4介导的尿酸转运，可能导致高尿酸血症。呋塞米诱导高乳酸血症，足以抑制尿酸排泄。因此，利尿剂升高血清尿酸水平可能是多方面综合作用的结果。

（4）免疫抑制剂：环孢素是一种钙调磷酸酶抑制剂，被认为是移植受者发生痛风的重要的危险因素。环孢素尤其是在利尿剂引起体液容量减少的情况下，可增加肾近端小管尿酸重吸收，以及入球小动脉血管收缩引起的肾小球滤过率下降从而降低尿酸清除率。Bahn等研究表明环孢素是通过有机阴离子转运体OAT10促进尿酸的摄取，这可能是环孢素引起高尿酸血症的主要原因。他克莫司也可引起肝、肾移植患者高尿酸血症，主要是通过降低尿酸清除率升高血尿酸。服用他克莫司的患者高尿酸血症发生率约为16%，低于服用环孢素39%的患者。然而目前研究的样本量较小。

（5）乳酸：乳酸与URAT1相互作用，刺激尿酸吸收导致高尿酸血症。Drabkin研究认为痛风可能是由编码D-乳酸脱氢酶催化位点内的LDHD突变引起，结果D-乳酸的肾脏分泌过多，提高了血尿酸重吸收，导致高尿酸血症。所以临床上应用高剂量乳酸钠用于液体复苏时，应注意药物性高尿酸血症的可能。

（6）烟酸：烟酸是一种B族维生素，被用于高脂血症的辅助治疗，但对尿酸的产生和清除也有影响。当以治疗剂量给药时，烟酸通过与URAT1作用，增加尿酸在肾脏的重吸收，烟酸盐也会干扰OAT10尿酸盐转运体提高肾脏尿酸盐重吸收。另外烟酸及其酰胺衍生物烟酰胺可提高嘌呤的生物合成速率，间接地提高尿酸水平。

（7）睾酮：尿酸的水平会受到睾丸激素的影响。Kurahashi等一项睾丸激素替代疗法的剂量分析研究结果显示，三个治疗组肌内注射睾酮每2周125mg、每3周250mg和每2周250mg治疗3个月后观察到患者血清尿酸水平升高，而且呈睾丸激素剂量依赖性升高。其机制可能为睾酮诱导钠耦合单羧酸转运蛋白1（sodium-coupled single acid transporter 1，SMCT1）致高尿酸血症，SMCT1是一种Na^+依赖性阴离子共转运蛋白，与URAT1协同作用于近端肾小管促尿酸盐重吸收。

（8）胰岛素：大量证据显示高尿酸血症与代谢综合征等密切关联。糖尿病患者使用胰岛素与血清尿酸水平升高显著相关，糖尿病合并痛风患者胰岛素治疗后血尿酸水平平均升高75μmol/L。胰岛素可能是通过激活URAT1促进肾近端小管尿酸重吸收，升高尿酸水平。此外，Bahadoran等研究显示高尿酸血症会干扰胰岛素信号传导并降低内皮—氧化氮的可用性，导致内皮胰岛素抵抗的进展，诱导细胞凋亡、氧化应激和炎症引起内皮功能障碍。因此建议同时患高尿酸血症的糖尿病患者，如果病情允许，应慎用胰岛素。

（9）双胍类降糖药物：双胍类药物，尤其是苯乙双胍，在体内代谢过程中可产生乳酸，乳酸可导致尿酸重吸收增加而导致高尿酸血症。

（10）左旋多巴：左旋多巴为拟多巴胺类抗帕金森病药，是体内合成多巴胺的前体物质，本身并无药理活性，经多巴脱羧酶作用转化成多巴胺而发挥药理作用，改善帕金森病症状。截至2021年4月，世界卫生组织乌普萨拉监测中心VigiBase数据库共接受15例疑似左旋多巴致的痛风个案报告。左旋多巴口服后80%于24h内降解成多巴胺代谢物高香草酸和二羟苯乙酸，这两种物质会与尿酸竞争排泄路径，使尿酸的排泄量减少，引起高尿酸血症。

（11）质子泵抑制剂：质子泵抑制剂是临床常用的抑酸剂，代表药物有奥美拉唑、艾司奥美拉唑、泮托拉唑、兰索拉唑、雷贝拉唑等。PPI类药物也会影响尿酸的代谢。

质子泵抑制剂在体内与H^+结合后形成有活性的次磺酰胺，特异性地作用于胃壁细胞质子泵（H^+-K^+-ATP酶），通过二硫键与质子泵的巯基发生不可逆的结合，导致H^+-K^+-ATP酶失活并阻断胃酸分泌的最后步骤，从而使壁细胞内的H^+不能转运到胃腔中，胃液中的酸含量大幅度减少。Gumz等研究表明，肾脏中同时分布着胃型H^+-K^+-ATP酶（$HK\alpha1$）和结肠型H^+-K^+-ATP酶（$HK\alpha2$），它们对酸碱平衡及钾、钠等电解质平衡发挥着重要的调节作用，患者应用PPI治疗胃部疾病时肾脏H^+-K^+-ATP酶同样受到抑制。研究推测认为PPI致高尿酸血症的机理为PPI抑制肾脏H^+-K^+-ATP酶，从而影响Na^+、K^+的转运，使肾小管和集合管的闰细胞向小管液泵H^+减少，肾脏的酸碱微环境发生改变，致血尿酸增高。此外，研究发现长期应用PPI可诱发急性间质性肾炎，从而引起肾小管功能障碍，也可能影响尿酸的代谢。

（二）药源性高尿酸血症的预防和治疗

目前暂无药源性高尿酸血症预防和管理的指南建议。对于已有高尿酸血症和痛风的患者，建议尽量避免选用可引起血尿酸升高的药物；对于高尿酸血症或痛风发生风险较高的患者，应尽量选用同类药物中不会导致高尿酸血症的药物来替代；对于无替代药物可选的患者，确需使用时应综合评估患者的风险与获益，选用可降低尿酸水平的合并用药，如高血压患者应用利尿剂后产生的高尿酸，可考虑停用利尿剂，改成氯沙坦降压同时有降低血尿酸水平。对于反复发作的严重痛风移植患者，无法停用环孢素和他克莫司等药物的可考虑联合使用非布司他、别嘌醇等降尿酸药物。Chewcharat等一项纳入7个观察性研究共367例受试者的荟萃分析，研究对比非布司他与别嘌醇对肾移植患者免疫抑制剂所致药物性高尿酸血症的疗效，结果显示非布司他使血清尿酸水平＜360μmol/L目标值的可能性更高且安全性较好，对他克莫司血药浓度、肝功能、移植肾失功和骨髓造血功能影响较少。

此外，药源性高尿酸血症患者还应注意健康的生活方式，饮食以低嘌呤食物为主，并鼓励接受可诱导高尿酸血症药物的患者保持充足的水分，多饮水，每日饮水量推荐1500～2000ml以上。并在用药期间定期监测血尿酸水平，约2/3的药物引起的高尿酸血症患者将保持无症状状态。当尿pH＜6.0时，可使用碳酸氢钠或枸橼酸氢钾钠碱化尿液，使尿液pH在6.2～6.9有利于尿酸盐结晶溶解并从尿液排出。

参考文献请扫二维码

第三节 高尿酸血症的治疗

目前国内外大多数认为高尿酸血症是指正常饮食状态下，非同日2次空腹血尿酸水平，男性＞420μmol/L（7mg/dl），女性＞360μmol/L（6mg/dl）。《2019中国高尿酸血症与痛风诊疗指南》认为无论男性还是女性，非同日2次空腹血尿酸水平超过420μmol/L（7mg/dl），称为高尿酸血症。有相当一部分高尿酸血症患者可以终身不出现关节炎等明显症状，称为无症状高尿酸血症。血尿酸超过其在血液或组织液中的饱和度在关节局部形成尿酸盐晶体并沉积，诱发局部炎症反应和组织破坏，称为痛风。Meta分析显示，中国高尿酸血症总体患病率为13.3%，痛风患病率为1%。

高尿酸血症和痛风是同一疾病的不同状态，根据自然病程及临床表现分为4个阶段：①无症状期；②急性痛风性关节炎发作期；③痛风发作间隙期；④慢性痛风石性关节炎。但随着更特异、更敏感的新的影像学检查方法的应用，无症状高尿酸血症与痛风的界限逐渐模糊。2020年黄叶飞等根据疾病进展和表现将其分为3个阶段、8个状态，包括临床前阶段（无症状高尿酸血症，无症状单钠尿酸盐沉积，无症状高尿酸血症伴单钠尿酸盐沉积）、临床阶段（痛风，痛风石性痛风，侵蚀性痛风）、病程阶段（初次痛风发作，复发型痛风发作）。本节主要讨论无症状高尿酸血症和痛风各阶段的防治措施。

一、无症状高尿酸血症治疗

近年来，随着高频超声、双能CT等影像检查手段的广泛应用，发现无症状高尿酸血症患者关节及周围组织可出现尿酸盐晶体沉积甚至骨侵蚀现象，提示无症状高尿酸血症和痛风是一个连续的病理过程。所以对于无症状高尿酸血症也应进行长期甚至是终身的规范管理。

（一）保持健康的生活方式

生活方式的干预非常重要，主要包括控制体重、规律运动；限制酒精及高嘌呤、高果糖饮食摄入；鼓励奶制品和新鲜蔬菜摄入及适量饮水；不推荐也不限制豆制品（如豆腐）的摄入。具体措施参考前述的高尿酸血症与生活方式章节。

（二）降尿酸药物治疗

无症状高尿酸血症是否需要降尿酸药物治疗，国内外指南存在有不同的意见，亚洲如中国、日本多数国家持积极态度，而欧美指南多数不推荐。

2020年美国风湿病学会痛风治疗指南认为对于无症状高尿酸血症患者，血尿酸＞420μmol/L，无痛风发作或皮下痛风石，选择性建议不要开始降尿酸药物治疗。因为随机对照试验显示，对于无症状高尿酸血症患者，3年期间新发痛风仅为5%；血尿酸＞540μmol/L的无症状高尿酸血症患者，5年内仅20%发展为痛风。因此药物降尿酸治疗无症状高尿酸血症患者，获益未必高于治疗花费和风险。

2011年日本痛风核酸代谢协会提出，对于无症状的高尿酸血症，应根据有无并发症进行分层治疗。如果生活方式干预后，血尿酸仍高于480μmol/L且有并发症的患者应进行药物治疗。2019年中国高尿酸血症与痛风诊疗指南也给出了治疗建议，根据有无合并症进行推荐：①无合并症，血尿酸水平≥540μmol/L即可开始降尿酸药物治疗，并建议血尿酸控制在＜420μmol/L。②血尿酸水平≥480μmol/L且有下列合并症之一：高血压、脂代谢异常、糖尿病、肥胖、脑卒中、冠心病、心功能不全、尿酸性肾石病、肾功能损害（CKD≥2期）建议开始降尿酸药物治疗，并将血尿酸控制在＜360μmol/L。如前所述，大量的观察性研究结果显示高尿酸血症与多种疾病的发生、发展相关。有荟萃分析指出，血尿酸每增加60μmol/L，高血压发病相对风险增加

1.4倍，新发糖尿病的风险增加17%。Shiozawa 等基于人群研究的Meta分析显示，每1000人年痛风发病率血尿酸≤360μmol/L为0.8例，血尿酸≥ 600μmol/L 时为70.2例。Kojima 等的多中心前瞻性随机对照研究（FREED）将1070例无症状高尿酸血症人群根据是否有意向治疗随机分为非布司他组和对照组，随访36个月，发现非布司他组（$n = 537$）和对照组（$n = 533$）血清尿酸水平分别为（270 ± 91.2）μmol/L和（405 ± 87）μmol/L（$P < 0.001$），非布司他组的脑、心血管和肾脏事件以及所有死亡事件发生率显著低于对照组，可以推测更早的控制尿酸水平可以降低心脑血管不良事件的发生率。

2019年中国高尿酸血症与痛风诊疗指南推荐别嘌醇和苯溴马隆为无症状高尿酸血症患者降尿酸治疗的一线用药。

鉴于只有一小部分高尿酸血症患者会出现症状，另外临床上进行降尿酸的药物可能存在不良反应的问题，包括胃肠道症状、皮疹、肝功能损害、骨髓抑制等，还可能出现别嘌醇过敏综合征等严重不良反应，因此有小部分学者不主张对无症状高尿酸血症进行药物治疗。

（三）定期随访

高尿酸血症是一种慢性全身性疾病，导致多个靶器官损害，与心脑血管疾病等多系统疾病息息相关，可能影响患者的预期寿命，所以应定期筛查与监测靶器官损害和相关合并症，早期发现、早期治疗，改善患者总体预后。

（四）科普宣教

让患者知晓并终身关注血尿酸水平的影响因素，知晓高尿酸血症可能出现的危害，将血尿酸水平控制在240 ～ 420μmol/L目标范围。

目前临床上对无症状高尿酸血症患者是否需要进行规范的降尿酸药物治疗仍存争议，后续需要更多的临床研究证据来论证。

但是建议所有高尿酸血症患者都需要了解疾病可能出现的危害，积极生活方式干预，定期筛查与监测靶器官损害和控制相关合并症。

二、痛风急性发作期治疗

痛风常是高尿酸血症患者在高嘌呤饮食、饮酒或关节受冷等刺激后，出现强烈的关节疼痛，表现为刀割样、撕裂样或咬噬样，程度难以忍受，一般6～12h达到疼痛高峰，患者出现关节红肿热痛和活动受限。尿酸盐结晶在关节腔内沉积是触发痛风急性发作的关键，所以痛风急性发作的管理需要快速有效的控制尿酸盐结晶引起的炎症反应，改善关节症状，减轻关节肿痛。不治疗的痛风急性发作病程存在自限性，一般持续7～10d也可自行缓解。

急性痛风的治疗各国指南、专家共识推荐意见基本相似，建议临床医师选择秋水仙碱、非甾体抗炎药和糖皮质激素3大类药物。《中国高尿酸血症与痛风诊疗指南（2019）》推荐，痛风急性发作期的抗炎镇痛治疗原则为：痛风急性发作期，尽早使用小剂量秋水仙碱或足量、短疗程NSAIDs；对该类药物不耐受、疗效不佳或存在禁忌的患者，推荐全身使用糖皮质激素；有消化道出血风险或需长期使用小剂量阿司匹林患者建议优先考虑特异性环氧化酶2（cyclooxygenase 2，COX-2）抑制剂；痛风急性发作累及多关节、大关节或合并全身症状的患者，建议首选全身糖皮质激素治疗；疼痛视觉模拟评分法（Visual Analogue Scale/Score，VAS）评分≥7分，或≥2个大关节受累，或多关节炎，或一种药物疗效差的患者，建议两类抗炎镇痛药物联合治疗，如小剂量秋水仙碱与NSAIDs或小剂量秋水仙碱与全身糖皮质激素联用（表4-5）。

表4-5 VAS评分表

0分	无痛
3分以下	轻微的疼痛，能忍受，不影响睡眠
4～6分	疼痛并轻度影响睡眠，尚能忍受
7～10分	强烈的疼痛，疼痛难忍，影响食欲，影响睡眠

（一）积极抗炎镇痛治疗

1.秋水仙碱　秋水仙碱是第一个用于痛风抗炎镇痛治疗的药物，通过降低白细胞活动和吞噬作用及减少乳酸形成而减少尿酸结晶的沉积，减轻炎性反应，起到止痛作用。目前仍是痛风急性发作期的一线用药，是经典的抗痛风"老药"。Terkeltaub等研究显示与接受低剂量秋水仙碱的患者相比，接受高剂量秋水仙碱的患者发生胃肠道事件，如腹泻、呕吐或恶心发生的风险比为3.00（95% CI：1.98～4.54），而安慰剂组和低剂量秋水仙碱组在胃肠道事件方面的差异无统计学意义。Wechalekar等通过整理文献也发现，同大剂量用药相比，小剂量秋水仙碱在急性痛风发作时同样有效，且胃肠道副作用等药物不良反应明显减少，因此，推荐首选低剂量秋水仙碱控制痛风急性发作。值得注意的是，当患者使用细胞色素酶P4503A4抑制剂（如地尔硫䓬、维拉帕米、克拉霉素）或P糖蛋白抑制剂（如环孢素）、存在肾脏损害等可能导致秋水仙碱代谢减少，从而导致秋水仙碱血药浓度升高，毒副作用可显著增高。秋水仙碱的致死剂量0.8mg/kg，该药治疗范围窄，与药物相关的不良事件如消化道反应、骨髓毒性反应、肝肾损害等经常发生。痛风患者慢性秋水仙碱中毒可致神经肌病、胃溃疡和骨髓抑制。

目前国内外相关指南推荐小剂量秋水仙碱为治疗痛风急性发作期首选药物，建议在症状出现12h内服用，首剂1mg，1h后追加0.5mg，12h后改为0.5mg每日1次或每日2次，可以单独使用或联合非甾体抗炎药，建议加用保胃药。对于重度肾功能不全的患者急性痛风发作时，不宜选用秋水仙碱或NSAIDs，以免加重肾功能恶化。停药指标是疼痛、炎症明显缓解或出现恶心呕吐、腹泻等。接受P-糖蛋白和（或）CYP3A4抑制剂治疗的患者不建议使用秋水仙碱。

2. 非甾体抗炎药物　NSAIDs也是急性痛风治疗的一线治疗药物。NSAIDs主要包括非特异性环氧化酶抑制剂和特异性COX-2抑制剂，代表药物及其药动学特点详见表4-6。使用非特异性COX抑制剂需注意消化道溃疡、出血、穿孔等胃肠道毒副作用，老龄、肾功不全、既往有消化道溃疡、出血、穿孔的患者应慎用。特异性COX-2抑制剂消化道副作用小。Zhang等一项荟萃分析结果显示，依托考昔120 mg每日1次对急性痛风的疗效与吲哚美辛和双氯芬酸等NSAIDs相同，但依托考昔的不良事件发生率更低，患者对依托考昔的耐受性优于吲哚美辛和双氯芬酸。Lin等的研究同样证实依托考昔和吲哚美辛在缓解痛风性关节炎疼痛的疗效相似，但依托考昔不良事件发生风险比吲哚美辛低得多，尤其是与消化系统相关的不良事件。改用COX-2抑制剂或合用PPI制剂、H_2受体拮抗剂可显著降低NSAIDs导致的消化道毒性反应。Li等的研究显示在减轻急性痛风患者的疼痛方面，美洛昔康与依托考昔相当，比塞来昔布更优的改善疼痛VAS评分。一项临床试验显示罗非考昔的使用会增加血栓事件，该试验结果的公布致罗非考昔在全球范围内被召回，由此引起了人们对NSAIDs尤其是COX-2抑制剂安全性的关注。Gunter等一项NSAIDs引发心血管不良事件的荟萃分析，将罗非考昔从COX-2抑制剂组中移除后，任何比较均未发现差异，表明罗非昔布使数据发生偏移，罗非昔布是一种显示出心血管事件高危风险的COX-2抑制剂。Martín等研究发现NSAIDs与心血管事件的统计学相关（OR = 1.24，95%CI：1.19 ～ 1.28），与非选择性NSAIDSs（OR = 1.18，95%CI：1.12 ～ 1.24）相比，COX-2抑制剂的风险略高（OR = 1.22，95%CI：1.17 ～ 1.28）。心血管不良事件发生风险程度依次是：罗非考昔（OR = 1.39，95%CI：

1.31 ~ 1.47），双氯芬酸（OR = 1.34，95%CI：1.26 ~ 1.42），依托考昔（OR = 1.27，95%CI：1.12 ~ 1.43）。依托考昔的心血管事件发生风险可能高于塞来昔布。因此，当患者的胃肠道和心血管的风险都高时，最佳办法是尽可能避免使用NSAIDs。对于需长期服用小剂量阿司匹林的痛风患者，建议优先考虑塞来昔布与阿司匹林联用。NSAIDs主要经肝脏代谢成有/无活性的代谢产物，经肾脏排出。所有NSAIDs均可能诱发和加重急慢性肾功能不全。对于痛风合并肾功能不全患者建议慎用或禁用NSAIDS，当eGFR < 60ml/（min·1.73m^2）时不建议长疗程使用，GFR < 30ml/（min·1.73m^2）时禁用。

表4-6 痛风患者常用NSAIDs的用法用量

药品名称	常用推荐剂量	半衰期（h）	血浆达峰时间（h）	药物类别
布洛芬	200mg，每日3 ~ 4次	1.8 ~ 2	1.2 ~ 2.1	非特异性COX抑制剂
吲哚美辛	25 ~ 50mg，每日2 ~ 3次	4.5	1 ~ 4	非特异性COX抑制剂
双氯芬酸	50mg，每日2次	1 ~ 2	4	非特异性COX抑制剂
洛索洛芬	60mg，每日3次	1.25	0.5	非特异性COX抑制剂
美洛昔康	7.5mg，每日2次	20	5 ~ 6	非特异性COX抑制剂
依托考昔	120mg，每日1次	22	1	特异性COX-2抑制剂
艾瑞昔布	100mg，每日2次	20	2	特异性COX-2抑制剂
塞来昔布	200mg，每日2次	11.2	2.8	特异性COX-2抑制剂

3.糖皮质激素 糖皮质激素在痛风急性发作期镇痛效果与NSAIDs相似，通过抑制磷酸酯酶A减少前列腺素（Prostaglandin，PGs）、白三烯的生成，抑制炎性因子的合成等途径产生很强的抗炎作用，能更好地缓解关节疼痛。美国医师协会指南《急性和复发性痛风管理》推荐糖皮质激素作为急性痛风治疗一线用药。该推荐是基于疗效、不良反应和经济成本三方面

的Meta分析，研究对比了不同NSAIDs之间、NSAIDs与糖皮质激素、NSAIDSs与促肾上腺皮质激素、糖皮质激素与促肾上腺皮质激素、小剂量秋水仙碱与大剂量秋水仙碱的异同，得出结论是各组之间疗效相当；不良反应方面，糖皮质激素小于选择性COX-2抑制剂；价格方面，泼尼松龙小于吲哚美辛栓，甲泼尼龙小于选择性COX-2抑制剂。因此，综合以上3个方面，指南推荐糖皮质激素作为急性痛风发作的一线用药，其疗效确定，不良反应较少，且价格低廉。

为防止激素滥用及反复使用增加痛风石的发生率，我国将糖皮质激素列为急性痛风的二线治疗，当存在治疗禁忌、治疗效果不佳，或当痛风急性发作累及多关节、大关节或合并全身症状时，才推荐口服醋酸泼尼松龙0.5mg/（kg·d）（泼尼松30～35mg），使用3～5d后停药，其他激素如地塞米松、倍他米松的用法按照等效抗炎剂量交换。当痛风急性发作累及1～2个大关节时，建议有条件者可抽吸关节液后，行关节腔糖皮质激素治疗。对于严重的急性痛风发作，如疼痛VAS≥7分，多关节炎或累及≥2个大关节者，可以使用2种或以上镇痛药治疗，包括秋水仙碱与NSAIDs、秋水仙碱与口服糖皮质激素联合使用及关节腔糖皮质激素注射与其他任何形式的组合。因口服NSAIDs和全身糖皮质激素联用可明显损害胃肠黏膜，容易导致消化道出血，所以一般不建议NSAIDs与糖皮质激素合用。

糖皮质激素主要副作用有血压、血糖升高，消化道溃疡等。糖皮质激素起效快，但停药后易复发，副作用多，对秋水仙碱和解热镇痛药无效或有禁忌时可考虑短期使用。

4. 生物制剂

（1）白介素-1拮抗剂：白介素-1是由尿酸晶体沉积引发的炎症反应的始动因子，也是人体内最强的炎症介质之一。IL-1拮抗剂是针对痛风发作时炎症因子靶点治疗新型药物，对于使用秋水仙碱、NSAIDs和糖皮质激素禁忌或抗炎效果欠佳的患者，可考虑IL-1拮抗剂治疗。国际上已批准用于风湿性疾病的IL-1拮抗剂主要有阿那白滞素（anakinra）、卡那单抗（canakinumab）和列洛西普（rilonacept），但均未在中国上市。

1）阿那白滞素。重组人IL-1拮抗剂。Aouba等通过研究痛风、假性痛风（pseudogout）和羟基磷灰石沉积病（hydroxyapatite crystal deposition disease，HADD）这3种晶体性关节炎（crystal-inducedarthritis，CRIA）时发现，阿那白滞素对CRIA均有较好的效果，已获批用于严重的急性痛风性关节炎的治疗，联合使用秋水仙碱对难治性CRIA效果更佳。但是联合与其他生物制剂使用会导致严重不良事件的发生率明显升高。阿那白滞素的优点主要是不影响肾功能，药物半衰期短，且花费较低。

2）卡那单抗。抗IL-1单克隆抗体。已获得欧洲药品管理局批准用于治疗存在禁忌的或常规治疗不能耐受的痛风急性发作。使用卡那单抗每季度痛风发作风险降低了62%，且卡那单抗的不良反应较少。

3）列洛西普。具有双特异性的人源IgG1 Fc抗体，通过结合IL-1，阻断其生物活性。列洛西普能够显著预防痛风急性发作，尤其是对降尿酸初期的痛风急性发作有显著预防作用。Sundy等研究证实，与安慰剂相比，每周皮下注射列洛西普160mg可以减少痛风发作持续时间约64.9%，痛风发作频率约70.3%，且两组不良反应发生无明显差异，具备较好的耐受性和安全性。

（2）肿瘤坏死因子α抑制剂：目前已上市TNF-α抑制剂有依那西普（etanercept）、英夫利昔单抗（infliximab）、戈利木单抗（golimumab）、阿达木单抗（adalimumab）和赛妥珠单抗（certolizumab），目前仅有依那西普治疗痛风急性发作的个案报告，其有效性及安全性仍需要更多的多中心、大样本研究来证实。依那西普属于可溶性TNF受体融合蛋白，由2个p75 TNF受体与IgG的Fc段结合而成。石连杰等应用非布司他联合依那西普治疗1例难治性痛风患者，临时给予25mg依那西普皮下注射，1d后患者体温恢复正常，2d后关节红肿消退，3d后即可自行站立行走，2周后关节疼痛、发热反复，再次给予25mg依那西普皮下注射，1d内症状缓解。

（二）痛风发作期降尿酸治疗

目前国内外越来越多的研究证实，痛风急性发作期即开始降尿酸治疗不会延长急性发作，同时发作期立即开始使用降尿酸药物可提高患者降尿酸治疗的依从性，所以2020年美国风湿病学会痛风治疗指南推荐选择性建议在痛风发作急性期开始降尿酸治疗优于痛风缓解期。但国内外多数学者以及2019中国高尿酸血症与痛风诊治指南仍建议在痛风急性发作控制2～4周后开始降尿酸药物治疗；而已服用降尿酸药物治疗的患者，急性发作期不建议停药。针对特殊人群，包括发病年龄＜40岁、频发性痛风（急性发作2次≥/年）、痛风石、肾石症、血尿酸水平≥480μmol/L、存在合并症（肾损害、高血压、缺血性心脏病、心力衰竭等），一经确诊，即可考虑降尿酸治疗。

Ahn等一项别嘌醇或非布司他联合秋水仙碱治疗并随访3个月痛风患者的回顾性队列研究，结果显示与常规剂量（1.2mg/d）用药相比，小剂量（0.6mg/d）秋水仙碱可以充分预防痛风发作，不良事件更少。Tardif等一项安慰剂对照随机临床试验结果显示，每天服用0.5 mg秋水仙碱可以安全地减少慢性冠心病患者的心血管事件。Solomon 等研究了501例长期小剂量使用秋水仙碱患者的主要心血管事件即心肌梗死、脑卒中和短暂性脑缺血发作比未使用秋水仙碱患者减少了49%，秋水仙碱服用者的全因病死率也降低了73%。

痛风患者降尿酸治疗初期，国内外指南推荐首选小剂量（0.5～1mg/d）秋水仙碱预防痛风发作，至少维持3～6个月；对于肾功能不全者，建议根据eGFR调整秋水仙碱用量，eGFR在35～59ml/（min·1.73m^2）之间时，秋水仙碱最大用量0.5mg/d；eGFR在10～34ml/（min·1.73m^2）之间时，秋水仙碱最大用量每次0.5mg，隔日1次；eGFR＜10ml/（min·1.73m^2）时禁用秋水仙碱。对秋水仙碱不耐受的患者，国内外指南均推荐使用小剂量NSAID作为预防痛风发作的二线药物；对秋水仙碱和NSAID不耐受或存在禁忌症的患者，如慢性肾功能不全，国内外指南推荐使用小剂量糖皮质激素（如泼尼松＜10mg/d）作为预防痛风发作药物。

由于痛风的急性发作可以出现在降尿酸的过程中，也可出现在血尿酸达到目标水平后几个月，国内外指南建议至少从降尿酸治疗开始后预防性抗炎治疗6个月。对于血尿酸升高明显预防治疗时间还需延长，但需要权衡患者的利弊。

总之，控制痛风急性发作，建议尽早使用秋水仙碱、非甾体抗炎药或糖皮质激素，也可联合应用，效果仍不佳可考虑IL-1拮抗剂联合治疗。痛风急性期同时降尿酸治疗临床证据目前有限，还需要更多的临床研究来支持。

三、痛风间歇期和慢性期治疗

在未进行降尿酸治疗情况下，慢性痛风性关节炎通常出现在首次痛风急性发作的10余年之后，痛风石是慢性痛风性关节炎的特征，是组织固有免疫和适应性免疫细胞对MSU慢性肉芽肿性炎症反应。痛风急性发作的治疗主要缓解痛风即时症状，而在间歇期和慢性期治疗主要以预防痛风急性发作、长期降低尿酸及减缓或改善痛风石的形成、降低对心脑血管病等影响。治疗方式主要包括生活方式干预及降尿酸药物治疗。

（一）健康宣教

1.告知每位痛风患者痛风的病理生理机制，明确告知确实存在有效的治疗方式及治疗急性发作的原则，告知痛风治疗是终身治疗，必须将血尿酸水平控制在目标水平之下，消除尿酸盐晶体。

2.告知每位痛风患者生活方式与痛风的关系，改善生活方式是基本也是终身的治疗方法。

3.告知每位痛风患者，痛风是全身性疾病，应定期随访，定期筛查靶器官损害和相关心脑血管疾病，以及筛查心脑血管疾病及危险因素，包括高血压、糖尿病、高血脂、肥胖、冠心病、心力衰竭、卒中、肾功能受损等。

（二）降尿酸药物治疗

2016欧洲抗风湿联盟关于痛风治疗的建议和2019年中国高尿酸血症与痛风诊治指南一致认为：①痛风患者，无合并症，建议血尿酸 ≥ 480μmol/L时开始降尿酸药物治疗，建议血尿酸控制在 < 360μmol/L；②痛风患者血尿酸 ≥ 420μmol/L且合并下列任何情况之一时起始降尿酸药物治疗：痛风发作次数 ≥ 2 次/年、痛风石、慢性痛风性关节炎、肾结石、慢性肾脏疾病、高血压、糖尿病、血脂异常、脑卒中、缺血性心脏病、心力衰竭和发病年龄 < 40岁，建议血尿酸水平控制在 < 300μmol/L。同时不建议将血尿酸长期控制在 < 180μmol/L。

目前指南对血尿酸要求的两个目标值存在比较重要意义：①对于正在接受降尿酸治疗的患者，血清尿酸水平长期维持在360μmol/L以下可促进尿酸盐的溶解，减少新结石的形成。②对于重度痛风患者，如痛风结石和慢性痛风关节炎，目标值应 < 300μmol/L直到所有晶体溶解，痛风完全缓解。由于尿酸具有抗氧化作用，可能对某些退行性神经系统疾病有保护作用，因此不建议长期血清尿酸 < 180μmol/L。建议所有抗尿酸药物应从低剂量开始，直至血尿酸水平达到目标值，且终身维持血尿酸 < 360μmol/L。

2019年中国高尿酸血症与痛风诊治指南推荐别嘌醇、非布司他和苯溴马隆作为痛风患者降尿酸治疗的一线药物。建议在单药足量足疗程，血尿酸仍未达标者，可考虑联合应用两种不同作用机制的降尿酸药物。①别嘌醇：成人初始剂量50 ～ 100mg/d，每2 ～ 4周检测血尿酸水平，未达标者每次递增50 ～ 100mg，最大剂量600mg/d。肾功能下降时达到能耐受的最低有效剂量即可，如eGFR < 60ml/（min·1.73m^2），别嘌醇推荐剂量为

50mg ～ 100mg/d，eGFR ＜ 15ml/（min·1.73m^2）禁用。首次使用别嘌醇时应注意常见的不良反应，尤其是过敏反应（皮疹），轻度过敏者（如皮疹）可以采用脱敏治疗，重度过敏者（迟发性血管炎，剥脱性皮炎）常致死，必须禁用。根据成本-效益分析研究，对亚裔人群使用别嘌醇之前最好进行 *HLA-B*5801* 基因检测，特别是 eGFR ＜ 60ml/（min·1.73m^2）的患者。②苯溴马隆：成人起始剂量25 ～ 50mg/d，每4周检测血尿酸水平，未达标者缓慢递增剂量至75 ～ 100mg/d。eGFR ＜ 20ml/（min·1.73m^2）或尿酸性肾石症者禁用。③非布司他：初始剂量20 ～ 40mg/d，每4周检测血尿酸水平，未达标者可逐渐递增加量，最大剂量80mg/d。难治性患者非布司他可与促尿酸排泄药联合应用。④尿酸酶制剂：适合难治性痛风、其他药物疗效不佳或存在禁忌证、血液系统恶性肿瘤或放化疗相关的急性血尿酸升高，主要不良反应包括输液反应、免疫原性反应和严重心血管事件等。该类药物包括普瑞凯希和拉布立酶，目前国内均未上市。⑤新型降尿酸药物RDEA594（lesinurad）：适用于单一足量使用黄嘌呤氧化酶抑制剂仍不能达标的痛风患者，可与黄嘌呤氧化酶抑制剂联合使用。服药的同时加强水化，服药前需评估肾功能，eGFR ＜ 45 ml/（min·1.73m^2）者不建议使用，目前该药尚未在国内上市。

　　以炎症因子以及免疫应答相关治疗靶点的药物也是近年来的研究热点，但目前仅限于个案报道。①阿巴西普（abatacept）：属于共刺激分子阻滞剂，是一种可溶性融合蛋白，由细胞毒性T细胞相关蛋白-4和IgG1的Fc段组成。Puszczewicz 等研究报道了32例类风湿关节炎合并痛风的患者使用阿巴西普治疗后不仅抑制类风湿关节炎的炎症反应，而且还降低了痛风发作频率。②英夫利西单抗：针对TNF的嵌合型单克隆抗体，Fiehn C 报道过关于英夫利昔单抗治疗慢性痛风石关节炎经验，分别于第0、2、6周使用5mg/kg英夫利西单抗静脉滴注，后调整为6周输注1次，治疗后发现患者的关节炎症迅速得到改善，炎症指标也迅速降低。③托珠单抗：人源化抗IL-6受体的IgG1亚型抗体，可以阻止IL-6驱动信号的传递，从而抑制炎症连锁反应。Mokuda报道一例托珠单抗治疗痛风患者，结果显示血清IL-6浓度下降，随后皮下痛风结节缩小，治疗期间无急性痛风发作。

痛风患者降尿酸治疗是一个长程持续达标的过程，血尿酸降至正常后不能停药，因为一旦停用降尿酸药物，血尿酸可能很快恢复至治疗前水平，可再次引起痛风发作。长期高血尿酸状态可能会带来肾脏和心脑血管受累的风险，因此降尿酸治疗总原则是，最小剂量药物维持血尿酸水平持续达标。

（三）痛风石的治疗

痛风发作后若未严格控制血尿酸水平，一般在10年以后可形成痛风石。常见于第1跖趾关节、跟腱、鹰嘴囊、耳郭和指腹等部位，也可发生于如脊柱旁、支气管、心脏瓣膜、巩膜和乳房等少见部位，并导致机体其他脏器功能受损。痛风石的患者，若血尿酸水平低于300μmol/L且持续达标，其痛风石可能逐渐减少、甚至消失。痛风石局部合并皮肤溃疡、感染，或严重关节损害伴功能障碍（不能穿鞋或戴手套、行走困难等），产生压迫症状、窦道形成、影响美观时，可考虑手术切除痛风石，手术时机一般选择在慢性期。单纯痛风石切除治疗的术后并发症较多，可出现切除部位皮肤愈合不良、坏死等。

（四）痛风性肾病的治疗

痛风性肾病即慢性尿酸盐肾病，当生活方式干预效果疗效不佳时根据尿酸水平及合并症开始药物治疗。出现肾功能损害［eGFR＜90ml/（min·1.73m²）］、尿酸性肾石症患者血尿酸＞480μmol/L需要开始降尿酸治疗，目标值＜360μmol/L。除此之外，研究证实土茯苓可显著抑制肾氧化应激和炎症反应，是治疗尿酸性肾病大鼠肾脏氧化应激和炎症的有效药物，但在人类上仍缺少相关研究（图4-2，彩图2）。

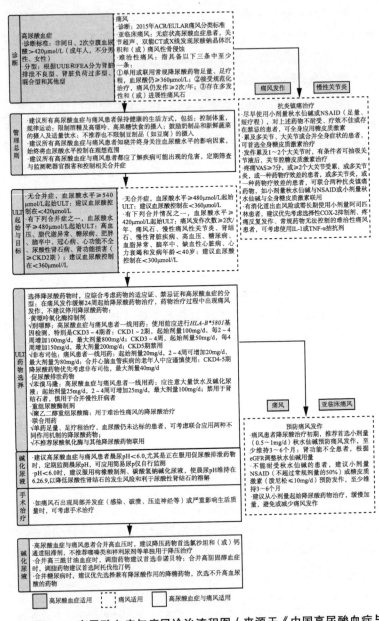

图4-2　高尿酸血症与痛风诊治流程图（来源于《中国高尿酸血症与痛风诊疗指南2019》）

单纯高尿酸血症患者多数预后相对良好，痛风伴发糖尿病、高血压、心脑血管疾病者等其他疾病，可能导致预后不良。如果及早诊断、规范治疗，多数患者可正常工作生活。慢性病变有一定的可逆性，长期、规范达标治疗可使痛风石缩小或消失，关节症状和功能改善，尿酸性肾病也可减轻。

参考文献请扫二维码

第四节　降尿酸、抗痛风药物与其他药物相互作用

高尿酸血症和痛风常与高血压、高血糖、高血脂及心脑血管疾病等并存。降尿酸药物或者痛风急性发作时治疗药物与控制血压、血糖、血脂等药物之间会有相互影响，美国FDA曾对非布司他引起心血管事件做出警告。本节将重点阐述相关药物之间的相互作用、疗效影响和注意事项。

一、降尿酸药物与高尿酸血症常见合并症治疗药物相互作用

目前临床上常用降尿酸药物为别嘌醇、非布司他和苯溴马隆，本部分将阐述这三类药物与常见慢性疾病常用药物之间的相互作用。虽然托匹司他和雷西那德目前未在国内上市，但是具有先进性和代表性，在这里一并做讨论，但文献有限。

（一）别嘌醇

别嘌醇口服约90%从胃肠道吸收，半衰期（t½）为2～

3h，在肝脏内代谢为有活性的氧嘌呤醇（别黄嘌呤，t½为14～28h）。别嘌醇及其活性代谢物抑制黄嘌呤氧化酶，从而阻止黄嘌呤氧化酶将次黄嘌呤转化为黄嘌呤，抑制黄嘌呤转化为尿酸。别嘌醇及其代谢物主要由肾脏清除并随尿排出体外，大约20%的摄入量会在粪便中排出。肾功能不全或肾衰竭患者可发生别嘌醇蓄积，使用时应减少该药剂量。与临床常见的合并症常用药物间相互作用如下。

1.与心脑血管疾病常用药物之间的相互作用

（1）阿司匹林：Ng等一项在健康志愿者中比较别嘌醇单药600mg和别嘌醇600mg与阿司匹林100 mg联合给药的研究，结果显示小剂量阿司匹林与别嘌醇共同给药时，没有显著改变别嘌醇的降尿酸作用。但长期联用阿司匹林和别嘌醇对高尿酸血症患者疗效仍有待进一步研究。

（2）钙通道阻滞剂：钙通道阻滞剂如硝苯地平、氨氯地平与别嘌醇无显著临床意义的相互作用，两药合用甚至可能对肝肾功能有保护作用。Mohammed等一项动物研究结果显示，氨氯地平和别嘌醇可以预防对乙酰氨基酚引起的肝毒性，其机制可能为在对乙酰氨基酚引起的肝毒性的发病机制中，钙通道阻滞剂和黄嘌呤氧化酶均发挥了保护作用。Li等一项前瞻性随机研究针对40例肾盂或肾盏结石患者在无辅助措施的情况下接受无麻醉体外冲击波碎石术，结果表明硝苯地平和（或）别嘌醇对高能冲击波引起的肾损伤具有保护作用。

（3）血管紧张素转化酶抑制剂：血管紧张素转化酶抑制剂主要有卡托普利、依那普利、贝那普利、福辛普利等。曾有卡托普利和别嘌醇合用患者出现发热、肌痛和关节痛的不良反应报道，甚至有一名服用卡托普利和别嘌醇的患者出现致命的重症多形红斑。目前未见贝那普利、福辛普利等药物与别嘌醇的显著负向相互作用的研究报道。Roncal等实验动物研究显示卡托普利和别嘌醇可协同降低高果糖饮食诱发的代谢综合征，尤其是在合并高血压、胰岛素抵抗和血脂异常等。

（4）血管紧张素Ⅱ受体拮抗剂：血管紧张素Ⅱ受体拮抗剂主要有氯沙坦、缬沙坦、厄贝沙坦、替米沙坦、奥美沙坦、坎地沙坦等。两类药物合用未见具有显著临床意义的相互作用。Morgan等一项氯沙坦和别嘌醇用于高血压阻塞性睡眠呼吸暂停患者（包括接受持续气道正压通气治疗的患者）的研究结果显示，两药合用是实现血压血尿酸控制的可行药物，具有正向作用。

（5）沙库巴曲缬沙坦：沙库巴曲缬沙坦在新指南中被列入射血分数降低的临床心力衰竭（C阶段）患者的治疗选择。目前暂未见沙库巴曲缬沙坦与别嘌醇间相互作用的研究报道。

（6）β受体阻滞剂：临床常用的β受体阻滞剂有普萘洛尔、美托洛尔、比索洛尔等。此类药物与别嘌醇无显著临床意义的相互作用。Sobey等一项动物实验研究结果显示，缺血和再灌注会损害内皮依赖性冠状动脉血管舒张，氨氯地平、普萘洛尔或别嘌醇预处理可减少缺血引起的损害。

（7）α受体阻滞剂：常用α受体阻滞剂有酚苄明、哌唑嗪等。此类药物与别嘌醇目前未发现有显著临床意义的相互作用。

（8）利尿剂：呋塞米、氢氯噻嗪等利尿剂可增加血清中尿酸浓度。在控制痛风和治疗高尿酸血症需合用利尿剂时，应注意根据尿酸水平增加别嘌醇的用药剂量。

（9）伊伐布雷定：伊伐布雷定主要通过肝脏CYP3A4被代谢，所以禁忌和中强度的CYP3A4抑制剂同时使用。伊伐布雷定与别嘌醇合用是否存在潜在临床意义的相互作用目前暂未见研究报道。因别嘌醇经肝脏代谢为有活性的氧嘌醇起作用，因此两药合用时建议监测肝功能。

2.与常用调脂药物之间的相互作用

（1）他汀类药物：他汀类药物，即3-羟基-3甲基戊二酰辅酶A（Hydroxymethylglutaryl CoA，HMG-CoA）还原酶抑制剂，临床常用的药物有阿托伐他汀、瑞舒伐他汀、辛伐他汀、氟伐他汀、普伐他汀及匹伐他汀等。他汀类药物和别嘌醇均具有抗氧化特性，两药联用无显著临床意义的相互作用。前文已提到血尿酸和冠心病的关系。Athyros在2004年和2007年对冠心病评估（GRACE）研究中发现，阿托伐他汀可以显著降低血尿酸水平，同时具有改善肾功能的作用。所以冠心病、高脂血症合并血尿酸增高患者降脂药物首先考虑使用阿托伐他汀。

（2）贝特类降脂药：贝特类降脂药主要有氯贝丁酯、苯扎贝特、非诺贝特等。非诺贝特有降低血尿酸作用。Jung等一项观察863例痛风患者给予黄嘌呤氧化酶抑制剂别嘌醇和非布司他联用非诺贝特对尿酸影响的研究，结果显示非诺贝特除降血脂作用外，还可降低尿酸水平，而肾功能或肝功能检查结果没有任何变化，这表明两药合用有正向的临床意义，三酰甘油水平高的痛风患者使用别嘌醇联合非诺贝特将是合理的选择。

（3）依折麦布：依折麦布与别嘌醇合用目前未发现有显著临床意义的相互作用。

（4）前蛋白转化酶枯草杆菌蛋白酶抑制剂：前蛋白转化酶枯草杆菌蛋白酶9（PCSK9）抑制剂有依洛尤单抗和阿西立尤单抗，是一种全人源IgG1型单克隆抗体的新型降脂药。此类药物与别嘌醇合用目前未发现有显著临床意义的相互作用。

3. 与常用降血糖药物之间的相互作用

（1）双胍类：二甲双胍是临床常用降糖药物。Khalaf等研究报道，别嘌醇可协同增加二甲双胍和维生素E对非酒精性脂肪性肝病治疗的保护作用，即通过降低尿酸合成和诱导型一氧化氮合酶表达，预防大鼠果糖诱导的脂肪肝的作用。这表明双胍类与别嘌醇合用有正向的临床意义。

（2）磺脲类促泌剂：磺脲类促泌剂有甲苯磺丁脲、格列吡嗪、格列齐特、格列喹酮、格列美脲等。Battelli等研究报道黄嘌呤氧化还原酶活性对甲基黄嘌呤和甲苯磺丁脲等药物具有降解功能，别嘌醇等黄嘌呤氧化还原酶抑制剂可延长其半衰期。Xu等动物实验结果显示别嘌醇对甲苯磺丁脲（CYP2C9底物）无影响。别嘌醇与其他磺脲类促泌剂目前未发现有显著临床意义的相互作用。

（3）α糖苷酶抑制剂：临床常用的α糖苷酶抑制剂有阿卡波糖等。别嘌醇与阿卡波糖等α糖苷酶抑制剂目前未发现有显著临床意义的相互作用。

（4）胰岛素增敏剂：临床常用的胰岛素增敏剂有罗格列酮、吡格列酮。别嘌醇与罗格列酮、吡格列酮之间目前未发现有显著临床意义的相互作用。

（5）二肽基肽酶4（DPP-4）抑制剂：DPP-4抑制剂，此类药物有西格列汀、维格列汀、沙格列汀、阿格列汀、利格列汀、吉格列汀和替格列汀等。别嘌醇与此类药物目前未发现有显著临床意义的相互作用。

（6）胰高血糖素样肽-1（GLP-1）受体激动剂：GLP-1受体激动剂即胰高糖素样肽-1受体激动剂，此类药物有艾塞那肽、贝拉鲁肽、利拉鲁肽、度拉糖肽等。别嘌醇与此类药物目前未发现有显著临床意义的相互作用。

（7）钠-葡萄糖协同转运蛋白2（SGLT-2）抑制剂：目前全球共有6种钠-葡萄糖协同转运蛋白2（Sodium-dependent glucose transporters 2，SGLT-2）抑制剂上市，分别为：恩格列净、坎格列净、达格列净、依格列净、鲁格列净及托格列净。此类药物具有降尿酸特性，因此，理论上讲两药合用具有降尿酸作用的相加效应，可以合用。

4.与双香豆素类抗凝药物之间的相互作用 双香豆素的抗凝药，有华法林、双香豆素、硝基香豆素。双香豆素的抗凝药主要是通过抑制维生素K使肝脏减少合成凝血酶及其他的凝血因子，从而达到抗凝的目的。别嘌醇与双香豆素等抗凝药物同时使用，抗凝药的效应加强，需要监测凝血功能并注意调整华法林药物剂量。

5.与其他药物之间的相互作用

（1）氨苄西林：高尿酸血症患者同时使用别嘌醇和氨苄西林，皮疹的发生率增多。

（2）减肥药：目前临床上应用的减肥药有奥利司他、西布曲明。此类药物具有降尿酸特性，因此，理论上讲与别嘌醇合用具有降尿酸作用的相加效应，可以合用。

（3）硫唑嘌呤、巯嘌呤：由于别嘌醇抑制黄嘌呤氧化酶，与硫唑嘌呤或巯嘌呤同时使用，后者的用量一般要减少 1/4 ～ 1/3。

（4）环磷酰胺：别嘌醇与环磷酰胺同时使用，对骨髓的抑制可更明显，应注意监护患者的血常规。

（5）含乙酰乙酸盐、β-羟丁酸盐、柠檬酸盐等酸性药物：别嘌醇与此类药物同时使用，可能增加肾结石的发生率。

（二）非布司他

非布司他口服给药 40mg 或 80mg 后，血浆峰浓度分别为（1.6±0.6）μg/ml 和（2.6±1.7）μg/ml，达峰时间为 1 ～ 1.5h。22% ～ 44% 经尿苷二磷酸葡萄糖苷酰基转移酶代谢，2% ～ 8% 经细胞色素 P450 系统（包括 CYP1A2、2C8、2C9 及非 P450 酶）氧化而广泛代谢，是双通道排泄药物，49% 经肾脏排泄、45% 经粪便排泄，25% ～ 45% 的药物以结合物形式经尿路排出体外，极少量以原形随尿排出（1% ～ 6%）。轻、中度肾功能不全患者中无需调节剂量，血浆蛋白结合率高（99.2%），主要与白蛋白结合，$t1/2$ 为 5 ～ 8h。与临床常见的合并症常用药物间的相互作用如下。

1. 与心脑血管疾病常用药物之间的相互作用

（1）阿司匹林：Kwak 等一项评估非布司他调控肾功能不全患者顽固性高尿酸血症的研究，结果显示非布司他可有效降低慢性肾脏病和别嘌醇难治性高尿酸血症患者的血清尿酸水平，且联合使用低剂量阿司匹林可显著提高缓解率。

（2）钙通道阻滞剂：钙通道阻滞剂与非布司他联用无负向的相互作用。此类药物具有降尿酸特性，因此，理论上讲两药合用具有降尿酸作用的相加效应。

（3）血管紧张素转化酶抑制剂：此类药物与非布司他目前未发现有显著临床意义的相互作用。

（4）血管紧张素Ⅱ受体拮抗剂：氯沙坦具有降尿酸特性，其机制尚不明确。因此，建议合并高尿酸血症者首选氯沙坦。

（5）β受体阻滞剂：此类药物与非布司他目前未发现有显著临床意义的相互作用。

（6）α受体阻滞剂：此类药物与非布司他目前未发现有显著临床意义的相互作用。

（7）利尿剂：呋塞米、氢氯噻嗪等利尿剂可增加血中尿酸浓度。在控制痛风和高尿酸血症需合用利尿剂时，应注意根据血尿酸水平增加非布司他的用药剂量。

（8）伊伐布雷定、沙库巴曲缬沙坦：伊伐布雷定、沙库巴曲缬沙坦与非布司他合用是否有潜在重要临床意义的相互作用暂未见研究报道。

2.与常用调脂药物之间的相互作用

（1）他汀类药物：此类药物具有降尿酸特性。Zhang等一项70例痛风合并颈动脉粥样硬化患者接受口服非布司他40mg/d联合阿托伐他汀40mg/d与非布司他40mg/d联合阿托伐他汀20mg/d持续治疗90d的临床研究，结果显示双倍剂量阿托伐他汀联合非布司他可有效降低尿酸，改善患者炎症状态，减少颈动脉斑块，且不增加不良反应的发生率。

（2）贝特类降脂药：非布司他与此类药物联用有理论上降尿酸作用的相加效应。此类药物与非布司他目前未发现有显著临床意义的相互作用。

（3）依折麦布：依折麦布与非布司他合用目前未发现有显著临床意义的相互作用。

（4）前蛋白转化酶枯草杆菌蛋白酶Kexin-9（PCSK9）抑制剂此类药物与非布司他合用目前未发现有显著临床意义的相互作用。

3.与常用降低血糖药物之间的相互作用

（1）双胍类：二甲双胍是临床应用最广泛的降糖药物之一。此类药物具有降尿酸特性，因此，理论上讲两药合用具有降尿酸作用的相加效应。此类药物与非布司他合用目前未发现有显著临床意义的相互作用。

（2）磺脲类促泌剂：此类药物与非布司他目前未发现有显著临床意义的相互作用。

（3）α糖苷酶抑制剂：此类药物与非布司他目前未发现有显著临床意义的相互作用。

（4）胰岛素增敏剂：罗格列酮是CYP2C8底物，Naik等一项非布司他与罗格列酮联用对罗格列酮解离常数（pKa）影响的研究结果显示，两药联用对罗格列酮或N-去甲基罗格列酮PK没有影响，表明非布司他可以安全地与通过CYP2C8代谢的药物同时用药。

（5）二肽基肽酶4（DPP-4）抑制剂：此类药物与非布司他目前未发现有显著临床意义的相互作用。

（6）胰高血糖素样肽-1（GLP-1）受体激动剂　此类药物与非布司他目前未发现有显著临床意义的相互作用。

（7）钠-葡萄糖协同转运蛋白2（SGLT-2）抑制剂　此类药物具有降尿酸特性，因此，理论上讲两药合用具有降尿酸作用的相加效应。此类药物与非布司他目前未发现有显著临床意义的相互作用。

4.与其他药物之间的相互作用

（1）硫唑嘌呤、巯嘌呤：由于非布司他抑制黄嘌呤氧化酶，与硫唑嘌呤或巯嘌呤同服会使巯嘌呤的血药浓度升高，从而增强骨髓抑制等不良反应。因此，非布司他禁用于正在接受硫唑嘌呤或巯嘌呤治疗的患者。

（2）茶碱类：非布司他及其同类药物可抑制黄嘌呤氧化酶改变茶碱（黄嘌呤氧化酶的底物）在人体内的代谢，建议应谨慎两药联用。然而，Tsai等研究报道非布司他80mg与茶碱合用时，不影响茶碱的血浆药动学，无须调整茶碱的剂量。

（3）阿糖胞苷：非布司他与阿糖胞苷（黄嘌呤氧化酶的底物）同服时，可能增强幻觉、震颤、神经障碍等阿糖胞苷不良反应。因此，非布司他与阿糖胞苷两药合用时应注意相关不良反应。

（4）减肥药：此类药物与非布司合用他目前未发现有显著临床意义的相互作用。

（三）苯溴马隆

苯溴马隆不同于别嘌醇和非布司他的作用机理，苯溴马隆是促尿酸排泄药，通过抑制肾小管对尿酸的重吸收，从而降低血中尿酸浓度。健康成人口服50mg，2～3h后达血药浓度峰值，4～5h尿酸廓清率达最大值，半衰期为12～13h，苯溴马隆主要以原形药单一卤化物、完全的脱卤化物经肾脏、肠道及胆汁排泄。与临床常见的合并症常用药物间相互作用如下。

1. 与心脑血管疾病常用药物之间的相互作用

（1）阿司匹林：Ben等认为长时间采取低剂量的阿司匹林（60～300mg/d）治疗，对肾小管的排泄功能造成一定的影响，诱导高尿酸血症，而高剂量的阿司匹林则可促进尿酸排泄。因此，从药效学上分析两药合用控制高尿酸血症和痛风时，应注意调整苯溴马隆的用药剂量。

（2）钙通道阻滞剂：此类药物具有降尿酸特性，因此，理论上讲两药合用具有降尿酸作用的相加效应。

（3）血管紧张素转化酶抑制剂：此类药物与苯溴马隆合用目前未发现有显著临床意义的相互作用。

（4）血管紧张素Ⅱ受体拮抗剂：此类药物与苯溴马隆合用目前未发现有显著临床意义的相互作用。

（5）β受体阻滞剂：此类药物与苯溴马隆合用目前未发现有显著临床意义的相互作用。

（6）α受体阻滞剂：此类药物与苯溴马隆无显著临床意义的相互作用。

（7）利尿剂：呋塞米、氢氯噻嗪等利尿剂可增加血尿酸浓度。然而Ranieri等一项利尿剂（袢和（或）噻嗪类）对痛风患者尿酸盐降低治疗影响的队列研究，共纳入了 245 例患者，其中 208 例患者使用别嘌醇治疗（合用利尿剂 66 例，31.7%），35 例使用非布司他（合用利尿剂 19 例，57.6%），2 例使用苯溴马隆，结果显示利尿剂似乎对治疗痛风没有显著影响。目前，利尿剂与苯溴马隆合用未发现有显著临床意义的相互作用。

（8）伊伐布雷定、沙库巴曲缬沙坦：伊伐布雷定、沙库巴曲缬沙坦与苯溴马隆合用是否有潜在重要临床意义的相互作用暂未见研究报道。

2. 与常用调脂药物之间的相互作用

（1）他汀类药物：此类药物具有降尿酸特性，也有肝毒性。苯溴马隆适用于肾功能不全、实体器官移植或痛风石/多关节痛风的别嘌醇不耐受患者，若此类患者需合用他汀类药物时应注意监测肝功能。

（2）贝特类降脂药：此类药物也具有降尿酸特性。Uetake 等研究观察到非诺贝特代谢物非诺贝特酸对 URAT1 的抑制程度与苯溴马隆和氯沙坦相似，推测非诺贝特很可能是通过其主要代谢物非诺贝特酸对 URAT1 的抑制增加尿液排泄来降低血清尿酸水平。苯溴马隆与此类药物合用有理论上降尿酸作用的相加效应。

（3）依折麦布：依折麦布与苯溴马隆合用目前未发现有显著临床意义的相互作用。

（4）前蛋白转化酶枯草杆菌蛋白酶 Kexin-9（PCSK9）抑制剂：此类药物与苯溴马隆合用目前未发现有显著临床意义的相互作用。

3. 与常用降低血糖药物之间的相互作用

（1）双胍类：二甲双胍具有降尿酸特性，理论上讲两药合用具有降尿酸作用的相加效应。Su 等研究报道二甲双胍通过抑制脂肪细胞肥大和逆转抑制白色脂肪组织的形成，减轻高尿酸血症引起的血清游离脂肪酸升高和胰岛素抵抗。

（2）磺脲类促泌剂：此类药物与苯溴马隆合用目前未发现有显著临床意义的相互作用。

（3）α糖苷酶抑制剂：此类药物与苯溴马隆合用目前未发现有显著临床意义的相互作用。

（4）胰岛素增敏剂：此类药物与苯溴马隆合用目前未发现有显著临床意义的相互作用。

（5）二肽基肽酶4（DPP-4）抑制剂：此类药物与苯溴马隆合用目前未发现有显著临床意义的相互作用。

（6）胰高血糖素样肽-1（GLP-1）受体激动剂 Glucagon-like Peptide-1 Receptor Agonists：此类药物与苯溴马隆合用目前未发现有显著临床意义的相互作用。

（7）钠-葡萄糖协同转运蛋白2（SGLT-2）抑制剂：理论上讲两药合用具有降尿酸作用的药效学相加效应，降尿酸效果好。

4.与华法林之间的相互作用　苯溴马隆可增加香豆素类抗凝剂的抗凝作用，两药合用时应密切监测患者凝血功能。

5.与其他药物之间的相互作用

（1）水杨酸盐、磺吡酮：水杨酸盐、磺吡酮可减弱苯溴马隆促进尿酸排泄作用。

（2）吡嗪酰胺：吡嗪酰胺能抑制肾小管中尿酸的分泌，会削弱苯溴马隆的作用。

（3）肝毒性药物：曾有多例苯溴马隆致肝损害的病例报道。服用苯溴马隆期间，应避免同其他潜在肝毒性药物合并使用，以减少肝损伤严重不良反应的发生。

（4）减肥药：此类药物具有降尿酸特性，因此，两药合用具有理论意义上降尿酸作用的相加效应，可以合用。

（四）托匹司他

托匹司他经口服给药后约98.6%的药物被胃肠道吸收，绝大多数（约88.4%）在小肠近端隔室被吸收。尽管托匹司他在给药后的12h从肝脏中几乎完全消除，但托匹司他-XOR复合物分解的半衰期较长（TR＝29.4h），托匹司他-XOR复合物缓慢解离使其在体内具有持久的药理活性。托匹司他主要通过肝内葡萄糖醛酸化和氧化作用进行代谢,经尿路和粪便排泄,尿液中没有发现任何未代谢的药物。多项临床研究表明,托匹司他比别嘌醇具有更强的降低尿酸效果。此外,Nakamura等实验研究和Hosoya、Horino等临床研究都有报道托匹司他具有肾保护作用,轻至重度肾功能不全的患者用药后具有良好的耐受性和有效性,无须减少剂量。由于该药仅在日本上市且时间不长,药物间相互作用的研究报道较少。托匹司他与非布司他属于同一类药物,与临床常见合并症常用药物间的相互作用可参照非布司他。

Valsaraj等在《无症状高尿酸血症的治疗》专家共识中指出钙通道阻滞剂等一些药物具有降低尿酸盐作用(表4-7)。托匹司他与具有降低尿酸盐特性的药物合用时,具有理论意义上降尿酸作用的相加效应,可以合用。托匹司他与其他代谢疾病临床常用药物如血管紧张素转化酶抑制剂、α/β受体阻滞剂、磺脲类促泌剂、α糖苷酶抑制剂、胰岛素增敏剂、DPP-4抑制剂、GLP-1受体激动剂、依折麦布、PCSK9抑制剂、伊伐布雷定、沙库巴曲缬沙坦等合用的相互作用暂不清楚。呋塞米、氢氯噻嗪等利尿剂与托匹司他合用的相互作用未见报道,但氢氯噻嗪等药物可增加血清中的尿酸浓度,两药合用控制痛风和高尿酸血症时,是否需要调整托匹司他的用药剂量暂不清楚。

表4-7　有降低尿酸盐特性的常用药物

降压药	血管紧张素受体拮抗剂-氯沙坦
	钙通道阻滞剂
口服降糖药	二甲双胍
	SGLT-2选择性抑制剂
降脂药	他汀类药物
	非诺贝特
减肥药	奥利司他
	西布曲明
抗血小板	高剂量阿司匹林

（五）雷西那德

雷西那德通过阻断URAT-1和OAT-4降低尿酸，但它目前只被允许与黄嘌呤氧化酶抑制剂（如别嘌醇、非布司他）联合使用；如果高剂量使用，急性肾衰竭的发生风险会增加。口服绝对生物利用度为100%，口服剂量的雷西那德经肝脏氧化、肾脏消除，其中50%经细胞色素P450（CYP）2C9代谢成几种非活性代谢物。雷西那德是CYP2C9弱抑制剂和CYP3A4弱诱导剂，CYP2C9不良代谢者使用雷西那德，或者雷西那德与CYP2C9抑制剂合并使用时，可能会增加雷西那德的暴露量，副作用发生风险增加。雷西那德的主要不良反应为肾脏毒性，包括肾结石和其他肾脏问题，禁用于肾功能严重受损的患者（肾移植和血液透析患者）及有肿瘤溶解综合征或自毁容貌综合征的患者。雷西那德与常见合并治疗药物间相互作用研究如下。

1.与利尿剂、他汀类药物和二甲双胍之间的相互作用　Shen等评估雷西那德与阿托伐他汀、二甲双胍和呋塞米之间相互作用，结果显示雷西那德200mg不会显著改变阿托伐他汀的血浆药物峰浓度Cmax和血药浓度曲线下面积AUC，但雷西那德400mg使阿托伐他汀的Cmax增加17%～26%，但对AUC无影响，合用时注意监护阿托伐他汀的药物副作用。合并使用雷西那德400mg对二甲双胍的血浆暴露量没有影响。合并使用雷西那德400mg，呋塞米AUC降低31%，但呋塞米的肾清除率和利尿活性未改变。

2.与CYP酶底物西地那非、氨氯地平、甲苯磺丁脲和瑞格列奈之间的相互作用　Gillen等开展的一项雷西那德与CYP酶底物西地那非（CYP3A4诱导）、氨氯地平（CYP3A4诱导）、甲苯磺丁脲（CYP2C9抑制/诱导）和瑞格列奈（CYP2C8抑制/诱导）之间相互作用的研究，结果显示雷西那德不抑制CYP2C9，只略微降低了CYP2C8活性。与体外诱导观察一致，临床上发现雷西那德（200mg，每日1次）是CYP3A的诱导剂，而不是CYP2C8

或CYP2C9的诱导剂。因此，雷西那德与CYP3A底物合用有可能降低药物的疗效，确需合用时应监测疗效并注意调整药物剂量。

伊伐布雷定在肝脏和肠道通过CYP3A4的氧化作用被广泛代谢，但它对CYP3A4的亲和力较低，无临床相关的诱导或抑制作用。雷西那德是CYP3A4弱诱导剂，因此两药合用具有理论上的相互作用，但两药合用是否具有临床意义上的相互作用未见研究报道。

3.与降尿酸作用的药物联用的相互作用　雷西那德与具有降尿酸作用的药物，如别嘌醇、非布司他、重组尿酸酶制剂、丙磺舒、苯溴马隆、氯沙坦、非诺贝特和大剂量水杨酸盐治疗等合并使用时，具有理论意义上降尿酸作用的相加效应，但需注意定期监测患者肾功能状况，其肾脏毒性副作用可能加大。

4.与其他常用药物之间的相互作用　临床常用药物血管紧张素转化酶抑制剂，β受体阻滞剂，沙库巴曲缬沙坦，降糖药α糖苷酶抑制剂、SGLT-2抑制剂、胰岛素增敏剂、DPP-4抑制剂、GLP-1受体激动剂，PCSK9抑制剂，依折麦布，减肥药与雷西那德合用是否有显著临床意义的相互作用目前暂不清楚。

二、抗痛风药物与高尿酸血症常见合并症治疗药物相互作用

痛风急性发作期药物治疗各国指南、专家共识推荐意见基本相似，建议秋水仙碱、非甾体抗炎药和糖皮质激素3大类药物作为一线用药。本部分详述治疗痛风急性发作的一线药物与常见合并症常用药物之间的相互作用。

（一）秋水仙碱

秋水仙碱具有良好的生物活性，口服后30～90min达到峰浓度，血浆半衰期为1～2.7h。秋水仙碱主要通过肝脏代谢、肠肝循环和胆道排泄。P糖蛋白和细胞色素P450 3A4在秋水仙碱的

代谢和消除中起决定作用。肝内胆管的P糖蛋白可将15%～50%的秋水仙碱排出体外。肝细胞和肠细胞中的CYP3A4可将秋水仙碱代谢为2-、3-和10-去甲基秋水仙碱，代谢产物而后随胆汁排泄。秋水仙碱分布体积大，与组织结合广泛，血液透析不能将其去除。因秋水仙碱是CYP3A4代谢酶和P糖蛋白的底物，所以与CYP3A4抑制剂或P糖蛋白抑制剂合用会增加秋水仙碱的血药浓度。曾有使用低剂量秋水仙碱（0.5mg，2次/天）引起骨髓和神经肌肉中毒的报道，以及秋水仙碱引起骨髓抑制造成粒细胞缺乏等严重不良事件，多见于秋水仙碱中毒或与其他药物合用时。所以临床使用秋水仙碱需严格掌握适应证、禁忌证，尤其是要关注药物之间的相互作用。秋水仙碱与高尿酸血症临床常见合并症常用药物间的相互作用如下。

1.与CYP3A4抑制剂药物之间的相互作用　CYP3A4强效抑制剂有阿扎那韦、克拉霉素、伊曲康唑、酮康唑、泊沙康唑、伏立康唑、奈非那韦、茚地那韦、利托那韦、沙奎那韦、泰利霉素、达芦那韦/利托那韦、洛匹那韦/利托那韦、替拉那韦/利托那韦、安普那韦、地尔硫䓬等。CYP3A4中效抑制剂有阿瑞吡坦、红霉素、西咪替丁、氟康唑、环丙沙星、环孢素、氟伏沙明、伊马替尼、福沙那韦、葡萄柚汁、维拉帕米等。CYP3A4中强效抑制剂会显著增加秋水仙碱的血药浓度。正在使用CYP3A4抑制剂的患者，不推荐使用秋水仙碱治疗急性痛风发作。

2.与P糖蛋白抑制剂药物之间的相互作用　P糖蛋白抑制剂有环孢素、雷诺嗪、普罗帕酮、奎尼丁、维拉帕米、红霉素、克拉霉素、利托那韦等。秋水仙碱除了是CYP3A4代谢酶的底物，还是P糖蛋白的底物，当两者联用时可能会增加秋水仙碱的血药浓度，也可能增加秋水仙碱在某些组织（如大脑）中的分布，从而增加秋水仙碱中毒的风险。因此，正在使用P糖蛋白抑制剂的患者，不推荐使用秋水仙碱治疗痛风发作。

3.与心脑血管疾病常用药物之间的相互作用

（1）阿司匹林：2014年，Pillinger博士在美国风湿病学会主办的冬季风湿病学研讨会上分享了三项观察性研究，证据证明秋水仙碱具有强大的心脏保护作用，可有效预防痛风患者出现心血管事件。Duran等研究将秋水仙碱联合阿司匹林用于治疗心包炎患者，结果显示其可显著改善患者心电图参数。感染 SARS-CoV-2 的患者会出现心脏损伤，Thrupthi等研究采用高剂量阿司匹林联合秋水仙碱治疗 SARS-CoV-2 患者急性心包炎，结果发现有较好的治疗作用。两者合用目前未发现有显著意义的相互作用。

（2）钙通道阻滞剂：钙通道阻滞剂是 CYP3A4 底物，与秋水仙碱合用可能会提高秋水仙碱的血药浓度，合用时药效相加，需注意监测不良反应。

（3）血管紧张素转化酶抑制剂：此类药物与秋水仙碱合用目前未发现有显著临床意义的相互作用。

（4）血管紧张素 II 受体拮抗剂：此类药物与秋水仙碱合用目前未发现有显著临床意义的相互作用。

（5）β受体阻滞剂：此类药物与秋水仙碱合用是否存在显著临床意义的相互作用目前暂不清楚。Juraschek等研究认为美托洛尔可增加非洲裔美国成年人的尿酸和痛风风险，建议合并痛风的肾脏疾病患者避免使用美托洛尔。

（6）α受体阻滞剂：哌唑嗪是通过 P 糖蛋白介导的药物转运，可能会影响秋水仙碱的体内过程，合用时应慎用。

（7）利尿剂：呋塞米、氢氯噻嗪等利尿剂与秋水仙碱合用目前未发现有显著临床意义的相互作用。

（8）沙库巴曲缬沙坦、伊伐布雷定：沙库巴曲缬沙坦、伊伐布雷定与秋水仙碱合用目前未发现有显著临床意义的相互作用。

4.与常用调脂药物之间的相互作用　秋水仙碱与他汀类药物和贝特类药物合并使用时可能会增加肌无力、肌痛、横纹肌溶解等肌肉损害不良反应发生风险，应谨慎合用。Montiel等曾报道秋水仙碱与阿托伐他汀钙、布洛芬、双氯芬酸等药物合用致1例患者发生多器官功能衰竭。目前秋水仙碱与依折麦布和PCSK9抑制剂合用是否有潜在临床意义的相互作用暂不清楚。

5.与降低血糖药物之间的相互作用 非磺酰脲类降血糖药那格列奈和胰岛素增敏剂吡格列酮部分通过CYP3A4代谢，与秋水仙碱合用会竞争代谢酶，可能会提高秋水仙碱的血药浓度，应谨慎合用。二甲双胍、阿卡波糖、DPP4抑制剂、GLP1受体激动剂和SGLT2抑制剂与秋水仙碱合用目前未发现有显著临床意义的相互作用。

6.与中枢神经系统抑制药之间的相互作用 中枢神经系统抑制药，如镇静催眠药地西泮、艾司唑仑、阿普唑仑、咪达唑仑、佐匹克隆、唑吡坦；镇痛药丁丙诺啡、芬太尼、羟考酮、美沙酮；抗癫痫药卡马西平、乙琥胺；抗精神病药西酞普兰、阿米替林、舍曲林、氯氮平、丁螺环酮、阿立哌唑、氯米帕明、舍曲林；全身麻醉药氯胺酮等是CYP3A4底物，与秋水仙碱合用可能会升高秋水仙碱的血药浓度，并使中枢神经系统抑制药物增效，应谨慎合用。

7.与PPI抑制剂之间的相互作用 奥美拉唑、艾司奥美拉唑部分经CYP3A4代谢，与秋水仙碱合用时可能会升高秋水仙碱在血浆中的浓度，合用时应注意监护不良反应。

8.与抗组胺药之间的相互作用 非索非那定、氯雷他定是CYP3A4底物，与秋水仙碱合用会竞争代谢酶，可能会提高秋水仙碱的血药浓度，应谨慎合用。

9.与减肥药之间的相互作用 奥利司他、西布曲明与秋水仙碱合用目前未发现有显著临床意义的相互作用。

（二）非甾体抗炎药

NSAIDs口服后主要在胃肠道黏膜吸收，1～2h后血药浓度达峰值。吸收后迅速被胃黏膜、血浆、红细胞及肝中的酯酶水解而分布至全身的组织包括关节腔、脑脊液和胎盘。大部分在肝内经CYP2C9、CYP3A4等代谢酶氧化代谢，代谢产物大部分经尿排除，尿液pH的变化对排泄量影响很大。与下列药物合用时应注意相互作用。

与心脑血管疾病常用药物之间的相互作用

（1）阿司匹林：合用NSAIDs和镇痛剂量的阿司匹林不会产生比单独使用NSAIDs更显著的疗效，但胃肠道副作用会显著增加。

（2）维拉帕米、硝苯地平：维拉帕米、硝苯地平会与NSAIDs竞争相应药物代谢酶，合用可使两药的血药浓度升高，毒性增加。

（3）血管紧张素转化酶抑制剂、血管紧张素受体阻滞剂

NSAIDs可减弱以上药物的降压作用，确需合用应注意患者血压变化。

（4）β受体阻滞剂：NSAIDs可减弱β受体阻滞剂降压作用，确需合用应注意患者血压变化。

（5）地高辛：NSAIDs可使洋地黄类药物的血药浓度升高（因抑制从肾脏的清除）而增加毒性，较长时间使用需调整洋地黄剂量。

（6）抗凝药（如肝素、华法林）：NSAIDs与上述药物合用可导致凝血酶原时间延长，增加出血倾向，确需合用的患者在服药的最初几日应随时监测其凝血酶原时间。

（7）沙库巴曲缬沙坦：沙库巴曲缬沙坦合用NSAIDs时，可使肾功能损害加重，包括可能出现急性肾衰竭，因此建议两药合用的患者在开始治疗或调整治疗时进行肾功能监测。

（8）呋塞米：因NSAIDs抑制肾脏内前列腺素的合成，可减弱呋塞米排钠及利尿作用。

（9）保钾利尿药：此类药物与NSAIDs合用可引起高钾血症。

（10）氨苯蝶啶：氨苯蝶啶与NSAIDs合用可致肾功能减退（肌酐清除率下降、氮质血症）。用时须减量。

（11）胰岛素、口服降糖药：NSAIDs可加强降糖药物的降糖

效应，合用时应调整降糖药物的剂量。

（12）其他NSAIDs、皮质激素、促肾上腺皮质激素：两种NSAIDs或NSAIDs与皮质激素、促肾上腺皮质激素合用可增加胃肠道不良反应，并有发生溃疡和（或）出血的危险。与对乙酰氨基酚长期合用可增加肾脏毒性。

（13）丙磺舒：丙磺舒可减少NSAIDs自肾及胆汁的清除，增高血药浓度，使毒性增加。

（三）糖皮质激素

糖皮质激素类药物有氢化可的松、泼尼松、泼尼松龙、甲泼尼龙、地塞米松、曲安奈德、倍他米松等。此类药物是细胞色素P450酶的底物，主要经CYP3A4酶代谢，类固醇被催化成为6β-羟基化物，这是内源性合成皮质类固醇的第一阶段代谢。CYP3A4是体内最重要的药物代谢酶之一，参与50%以上临床用药的I相代谢。其他许多化合物也是CYP3A4的底物，通过CYP3A4酶的诱导或者抑制，合用时能够改变糖皮质激素的代谢。存在相互作用的药物如下。

1.与CYP3A4抑制剂药物之间的相互关系　CYP3A4强效抑制剂和CYP3A4中效抑制剂与糖皮质激素合用，会降低后者的肝脏清除，并增加血浆浓度，还可能使内源性肾上腺皮质功能受到抑制，出现不良反应。确需两药合用时可能需要调整甲泼尼龙等糖皮质激素的剂量，以避免激素毒性增加。

2.与CYP3A4诱导剂药物之间的相互关系　常见的CYP3A4诱导剂有利福平、卡马西平、奥卡西平、苯妥英钠、苯巴比妥、扑米酮、莫达非尼、奈韦拉平、依法韦仑等，此类药物可诱导CYP3A4活性的药物增加甲泼尼龙等糖皮质激素肝脏清除，导致药物的血浆浓度降低。确需两药合用时可能需要增加甲泼尼龙等糖皮质激素的剂量，以达到预期的效果。

3.与CYP3A4底物药物之间的相互关系　由于另一个CYP3A4底物的存在，两药合用会竞争代谢酶，导致甲泼尼龙等糖皮质激素的肝脏代谢受到影响，需要调整相应的剂量。使用任一种药物引起的不良反应可能在两种药物同时使用时更容易发生。①环孢素、他克莫司等免疫抑制剂：合用可能会互相抑制代谢，升高两者的血浆浓度；②三环类抗抑郁药：氯米帕明、阿米替林等与糖皮质激素合用可使精神症状加重；③单胺氧化酶抑制剂：异卡波肼、吗氯贝胺、托洛沙酮、苯乙肼等与糖皮质激素合用可能发生高血压危象。④伊伐布雷定：两药合用会竞争代谢酶，升高两药体内的浓度。

4. 与NSAIDs合用之间的相互关系　阿司匹林、吲哚美辛、双氯芬酸、布洛芬，萘普生等NSAIDS与糖皮质激素联用，消化道溃疡及出血的并发症发生风险增加。糖皮质激素可使水杨酸盐的消除加快，疗效降低；与对乙酰氨基酚合用，可加重肝脏毒性。

5. 与胰岛素或口服降糖药合用之间的相互关系　糖皮质激素可促进糖异生，减少外周组织对葡萄糖的摄取与利用，从而使血糖升高，减弱口服降糖药或胰岛素的降血糖作用。

6. 与强心苷合用相互关系　糖皮质激素与强心苷合用能增加洋地黄毒性及心律失常的发生，其原因是糖皮质激素的水钠潴留和排押作用所致。

7. 与排钾利尿药合用相互关系　排钾利尿药有呋塞米、托拉塞米、吲达帕胺、氢氯噻嗪等。糖皮质激素与此类药物联用可致严重的低血钾，且糖皮质激素的水钠潴留作用会减弱利尿药物的利尿效应。

8. 与抗凝药合用相互关系　糖皮质激素可减弱肝素、华法林等抗凝药的抗凝作用，有导致胃肠道出血的危险，应谨慎合用。

参考文献请扫二维码

缩略词表

英文缩写	英文	中文
AAPH	2,2'-Azobis（isobutyramidine）dihydrochloride	2,2'-盐酸脒基丙烷
ABCC4	ATP-binding cassette transporter family class C4	ATP结合体转运蛋白C4
ABCG2	ATP-binding cassette superfamily G member 2	三磷酸腺苷结合转运蛋白G超家族成员2抗体
ABI	ankle-brachialindex	踝臂指数
ACEI	angiotensin-converting enzyme inhibitor	血管紧张素转化酶抑制剂
ACR	American College of Rheumatology	美国风湿病学会
ACS	Acute Coronary Syndromes	急性冠脉综合征
ADP	Adenosine diphosphate	二磷酸腺苷
AF	atrial fibrilltion	心房颤动
AHI	Articulation Handicap Index	呼吸暂停低通气指数
AHS	Allopurinol Hypersensitivity Syndrome	别嘌醇超敏反应综合征
AKI	Acute Kidney Injur	急性肾损伤
AMP	Adenosine monophosphate	腺嘌呤核苷酸
AMPD	AMP deaminase	AMP 脱氨酶
Ang Ⅱ	Angiopoietin Ⅱ	血管紧张素 Ⅱ
AOX1	aldehyde oxidase 1	乙醛氧化酶1
ARB	angiotensin receptor blocker	血管紧张素受体拮抗剂
AS	atherosclerosis	动脉粥样硬化

英文缩写	英文	中文
ASC	apoptosis-associated speck-like protein containing CARD	凋亡相关微粒蛋白
ASCA	anti-saccharomces cerevisiae antibody	抗酿酒酵母抗体
AT	Anaerobic threshold	无氧阈值
ATP	Adenosine Triphosphate	三磷酸腺苷
AUC	Area Under Curve	曲线下面积
BA	Bronchial Asthma	支气管哮喘
BMI	Body Mass Index	身体质量指数
BSR	British Society for Rheumatology	英国风湿病协会
CaMKII	Calcium/calmodulin-dependent protein kinase II	钙调蛋白质依赖的激酶
CAS	Cerebral Atherosclerosis	脑动脉粥样硬化
CCL2	C-C motif chemokine ligand 2	趋化因子
CD	Crohn's Disease	克罗恩病
cGMP	cyclic guanine monophosphate	环鸟苷酸
CKD	Chronic kidney disease	慢性肾脏病
COPD	chronic obstructive pulmonary disease	慢性阻塞性肺疾病
COX-2	Cyclooxygenase 2	环氧化酶2
CPAP	Continueous Positive Airway Pressure	持续气道正压通气
CRIA	crystal-inducedarthritis	晶体性关节炎
CRP	C-reactive protein	C反应蛋白
CSA	central sleep apnea	中枢性睡眠呼吸暂停
CsA	Cyclosporin A	环孢素
CSE	Chinese Society of Endocrinology	中华医学会内分泌学分会
CTA	CT angiography	CT血管造影
cTACE	conventional- TACE	经动脉化疗栓塞
CXCL1	C-X-C motif chemokine ligand 1	CXC趋化因子配体1

英文缩写	英文	中文
CXCL8	C-X-C motif chemokine ligand 8	CXC趋化因子配体8
CYP	Cytochrome P450 proteins	细胞色素P450超家族
CYP2C9	Cytochrome P450 proteins 2C9	细胞色素P450 2C9酶
CYP3A4	Cytochrome P450 proteins 3A4	细胞色素P450 3A4酶
DAMPs	damage-associated molecular patterns	内源性损伤相关分子模式信号
DAO	Diamine oxidase	二胺氧化酶
DASH	Dietary Approaches to Stop Hypertension	得舒饮食
DEB-TACE	Drug-eluting bead transarterial chemoembolization	载药微球经动脉化疗栓塞
Defb1	β-defensin 1	β-防御素1
DEMARDs	Disease-Modifying Anti-Rheumatic Drugs	抗风湿药
DMEM	Dulbecco's Modified Eagle Medium	氨基酸和葡萄糖的培养基
DNA	DeoxyriboNucleic Acid	脱氧核糖核酸
DNase I	Deoxyribonuclease I	脱氧核糖核酸酶I
DPN	Diabetic Peripheral Neurophathy	糖尿病周围神经病变
DPP4	Dipeptidyl peptidase-4	二肽基肽酶4
DPP-4	dipeptidyl peptidase-Ⅳ	二肽基肽酶-Ⅳ
DSA	Digital subtraction angiography	数字减影血管造影
DVT	Deep vein thrombosis	深静脉血栓
ED	erectile dysfunction	阴茎勃起功能障碍
eGFR	estimated Glomerular Filtration Rate	肾小球滤过率
EIARI	exerciseinduced aute renal injury	急性肾衰竭
eNOS	endothelial nitric oxide synthase	一氧化氮合酶
EPCs	endothelial progenitor cells	内皮祖细胞
EPEC	enteropathogenic Escherichia coli	肠致病性大肠埃希菌

英文缩写	英文	中文
ERK1/2	extracellular regulated protein kinases 1/2	细胞外调节蛋白激酶1/2
ERKp44	extracellular regulated protein kinases 44	细胞外调节蛋白激酶44
EULAR	European League Against Rheumatism	欧洲抗风湿联盟
FDA	Food and Drug Administraton	美国食品药品监督管理局
FFA	Free fat acid	游离脂肪酸
FGF 21	Fibroblast Growth Factor 21	成纤维细胞生长因21
FLD	fatty liver disease	脂肪性肝病
FLS	fibroblast-like synovialcells	成纤维细胞样滑膜细胞
FT3	free triiodothyronine	游离三碘甲腺原氨酸
G-6-Pase	glucose-6-phosphatase	葡萄糖-6-磷酸酶
GFR	glomerular filtration rate	肾小球滤过率
GIP	glucose-dependent insulinotropicploy-peptide	葡萄糖依赖性促胰岛素分泌多肽
GLP-1	glucagon-like peptide-1	胰高血糖素样肽-1
GLUT9	glucose transporter 9	葡萄糖转运蛋白9
GMP	guanosine monophosphate	鸟嘌呤核苷酸
GMP（第四篇）	glycomacropeptide	醣巨胜肽
GTP	Guanosine triphosphate	三磷酸鸟苷
GWAS	genome-wide association study	全基因组关联分析
GWAS	Genome-Wide Association Study	全基因组关联研究
HADD	Hydroxyapatite crystal deposition disease	羟基磷灰石沉积病
HBEC-6KT	human airway epithelial cell line	人气道上皮细胞系
HDL-C	High-density lipoprotein cholesterol	高密度脂蛋白胆固醇
HepG2	Human Hepatocellular Carcinoma Cells	人源肝癌细胞

英文缩写	英文	中文
HFpEF	Heart Failure with Preserved Ejection Fraction	射血分数保留的心力衰竭
HFrEF	Heart Failure with Reduced Ejection Fraction	射血分数下降的心力衰竭
HGPRT	Hypoxanthine-guanine phosphoribosyl transferase	次黄嘌呤–鸟嘌呤磷酸核酸转移酶
HMGB1	high mobility group box 1 protein	H高迁移率族蛋白1
HNF1b	hepatocyte nuclear factor1β	肝细胞核转录因子1B
HNFJ	hyper uric emic nephropathy	高尿酸血症性肾病
HOMA-IR	Homeostasis model assessment-Insulin resistance	稳态模型胰岛素抵抗指数
Hp	Helicobacter pylori	幽门螺杆菌
IBD	inflammatory bowel disease	炎性肠病
IDF	International Diabetes Federatio	国际糖尿病联合会
IgA	immunoglobulin A	免疫球蛋白A抗体
IgG	immunoglobulin G	免疫球蛋白G抗体
IgM	immunoglobulin M	免疫球蛋白M抗体
IL-1	Interleukin 1	白细胞介素-1
IL-18	Interleukin 18	白细胞介素-18
IL-1β	Interleukin 1β	白细胞介素-1β
IL-33	Interleukin 33	白细胞介素-33
IL-6	Interleukin 6	白细胞介素-6
IMP	inosinic acid	次黄嘌呤核苷酸
INR	international normalized ratio	国际标准化比值
IR	Insulin resistance	胰岛素抵抗
LDL	low density lipoprotein	低密度脂蛋白
LPS	Lipopolysaccharide	血清内毒素

英文缩写	英文	中文
LRYGB	laparoscopic Roux-en-Y gastric bypass	腹腔镜Roux-en-Y胃旁路术
LSG	laparoscopic sleeve gastrectomy	腹腔镜袖状胃切除术
LTs	Leukotrienes	白三烯
MAPK	mitogen-activated protein kinase	丝裂原活化蛋白激酶
MC4R	melanocortin-4 receptor	黑皮质素受体-4
MCP-1	Monocyte chemoattractant protein-1	单核细胞趋化蛋白-1
MCT9	monocarboxylate transporters 9	单羧酸转运蛋白9
MK-571	LTD4 receptor antagonist	白三烯D4受体拮抗剂
MOCOD	molybdenum cofactor deficiency	钼辅因子缺乏症
MOCOS	molybdenum cofactor sulfurase	钼辅因子硫化酶
mRNA	Messenger RNA	信使RNA
MS	metabolic syndrome	代谢综合征
MSA	mixed sleep apnea	两者并存的混合型呼吸暂停
MSU	monosodium uratecrystals	尿酸盐结晶
MTHFR	5,10-methylenetetrahydrofolate reductase	N5,N10-亚甲基四氢叶酸还原酶
MUS	Monosodium urate crystals	尿酸盐结晶
NADPH	nicotinamide-adenine dinucleotide phosphate	还原型烟酰胺腺嘌呤二核苷酸磷酸
NAFLD	nonalcoholic fatty liver disease	非酒精性脂肪性肝病
NALP3	NOD-like receptor family, pyrin domain containing 3	人源NLR家族Pyrin域蛋白3
NANC	non-adrenergic non-cholinergic	非胆碱能
NCX	Na（+）/Ca（2+）Exchanger	钠钙交换体
NETs	neutrophil extracellular traps	中性粒细胞外网状陷阱
NF-κB	nuclear factor kappa-B	核因子κB

英文缩写	英文	中文
NLR	NOD-like Receptor	NOD 样受体
NLRP	nucleotide-binding oligomerizotion domain，leucine-rich repeat and pyrin	亮氨酸富集的核苷酸结合寡聚结构域
NLRP3	NOD-like receptor protein 3	NOD 样受体蛋白 3
nNOS	Neuronal nitric oxide synthase	神经型一氧化氮合酶
NO	Nitric Oxide	一氧化氮
NPT1	Na + dependent phosphate transporter 1	磷酸盐转运蛋白
NSAIDs	NonsteroidalAntiinflammatory Drugs	非甾体抗炎药
OA	Osteoarthritis	骨关节炎
OAT	organic anion transporters	有机阴离子转运体
OAT2	organic anion transporter 2	有机阴离子转运体
OAT4	organic anion transporter 4	有机阴离子转运体 4
ONOO⁻	Peroxynitrite	过氧亚硝酸阴离
OP	Osteoporosis	骨质疏松症
OR	odds ratio	比值比
OSA	obstructive sleep apnea	阻塞性睡眠呼吸暂停
OSAHS	obstructive sleep apnea hyponea syndrome	阻塞性睡眠呼吸暂停低通气综合征
Ox-LDL	oxidized low density lipoprotein	氧化低密度脂蛋白
PAD	peripheral artery disease	周围动脉疾病
p38 MAPK	p38 mitogen-activated protein kinase	p38 蛋白激酶
PaO2	partial pressure of oxygen	动脉氧分压
PCSK9	Proprotein convertase subtilisin/ kexintype 9	前蛋白转化酶枯草杆菌蛋白酶/kexin9 型
PE	pulmonary embolism	肺栓塞
PEFR	Peak Expiratory Flow Rate	呼气高峰流量

英文缩写	英文	中文
p-eNOS	phosphorylated endothelial nitric oxide synthase	磷酸化一氧化氮合酶
PESI	Probe Electrospray Ionization	肺栓塞严重度指数
PGs	Prostaglandin	前列腺素
pH	hydrogen ion concentration	酸碱度
PKC	protein kinase C	蛋白激酶 C
PNP	Purine nucleoside phosphorylase	嘌呤核苷磷酸化酶
POW	percentage of overweight	超重百分比
PPAR-γ	Peroxisome proliferator-activated receptor γ	过氧化物酶体增生物激活受体
PPI	Proton pump inhibitor	质子泵抑制剂
PRPP	Phosphoribosyl pyrophosphate	磷酸核糖焦磷酸
PRPPAT	PRPP amidotransferase	磷酸核糖焦磷酸酰基转移酶
PRPS	phosphoribosyl pyrophosphate synthetase	脯氨酸多肽
PRS	Phosphoribosyl pyrophosphate synthetase	5-磷酸核糖在磷酸核糖焦磷酸合成酶
PTCA	Percutaneous transluminal coronary angioplasty	经皮腔内冠脉成形术
PTE	pulmonary thromboembolism	肺血栓栓塞
PYY	Peptide YY	肠胃激素肽
RA	Rheumatoid Arthritis	类风湿关节炎
RAAS	Renin-angiotensin-aldosteronesy system	肾素-血管紧张素-醛固酮系统
RAGE	receptor for advanced glycation endproducts	糖基化终产物受体蛋白
RAS	renin-angiotensin system	肾素血管紧张素系统
RCT	randomizedclinicaltrial	随机临床试验
RHUC	renal hypouricemia	肾性低尿酸血症

英文缩写	英文	中文
RNA	Ribonucleic Acid	核糖核酸
ROS	reactive oxidative species	活性氧自由基
RSV	Respiratory Syncytial Virus	呼吸道合胞病毒
RT-PA	Recombinant tissue plasminogen activator	人类重组组织型纤溶酶原激活物
SaO2	stable arterial oxygen saturations	血氧饱和度
SBD	sleep breathing disorders	睡眠呼吸障碍
SCFA	short-chain fatty acids	短链脂肪酸
sGC	soluble guanylate cyclase	可溶性鸟苷酸环化酶
SGLT-2	sodium-dependent glucose transporters 2	钠－葡萄糖协同转运蛋白2
SIADH	syndrome of inappropriate secretion of antidiuretic hormone	抗利尿激素分泌不当综合征
sIgA	secretory immunoglobulin A	分泌型免疫球蛋白A
SLC	human solute carrier	溶质－载体基因
SMCs	smooth muscle cells	平滑肌细胞
Smct1	sodium-coupled single acid transporter 1	钠耦合单羧酸转运蛋白1
SMZ-TMP	sulfamethoxazole- trimethoprim	磺胺甲噁唑
SNP	Single Nucleotide Polymorphisms	单核苷酸多态性
sPAP	systolic pulmonary artery pressure	肺动脉收缩压
SREBP-1c	Sterol regulatory element binding protein 1 c	固醇调节元件结合蛋白1c
STEC	Shiga toxigenic E. coli	志贺毒素大肠埃希菌
SUA	serum uric acid	血清尿酸
T2DM	Diabetes Mellitus type 2	2型糖尿病
T4	tetraiodothyronine	甲状腺素
TGF-β1	transforming growth factor-β1	转化生长因子β1
Th17	T follicular helper cells 17	辅助性T细胞17

英文缩写	英文	中文
Th2	T follicular helper cells 2	辅助性T细胞2
THP	Tamm-Horsfall-protein	霍糖蛋白
TLR2	Toll like receptors 2	Toll样受体2
TLR4	Toll like receptors 4	Toll样受体4
TLRs	Toll like receptors	Toll样受体
TNF-α	tumor necrosis factor-α	肿瘤坏死因子-α
TRT	Testosterone Replacement Therapy	睾丸激素替代疗法
TSH	Thyroid stimulating hormone，thyrotropin	促甲状腺激素
TSLP	Thymic Stromal Lymphopoietin	胸腺基质淋巴生成素
TZDs	thiazolidinediones	噻唑烷二酮类药物
UA	Uric Acid	尿酸
UAT	Uric acid transporter	尿酸盐转运体
UC	Ulcerative Colitis	溃疡性结肠炎
UMOD	Recombinant Uromodulin	尿调蛋白
UOX	uricase inhibitor	尿酸氧化酶抑制剂
URAT1	urate transporter 1	尿酸盐阴离子转运体1
URATv1	voltage-driven urate efflux transporter	人肾小管刷状缘有机离子转运体
V1a	vasopressin v1a receptor polyclonal antibody	精氨酸加压素v1受体
VAS	Visual Analogue Scale/Score	视觉模拟评分法
VC	Vitamin C	维生素C
VSMC	vascular smooth muscle cell	血管平滑肌细胞
VTE	venous thromboembolism	静脉血栓栓塞症
WHO	World Health Organization	世界卫生组织
X	Xanthine	黄嘌呤
XOD	xanthine oxidase	黄嘌呤氧化酶

英文缩写	英文	中文
XOI	xanthine oxidase inhibitors	黄嘌呤氧化酶抑制剂
XOR	Xanthine Oxido Reductase	黄嘌呤氧化脱氢酶

彩　图

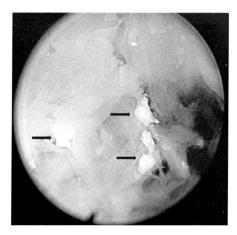

彩图 1　椎间盘尿酸结晶

腰椎间盘突出椎间孔镜下手术，术中镜下所见，在大片浅白色区域的椎间盘组织中，散在的颗粒状亮白色结晶体（箭头所示），经病理检查证实为尿酸盐结晶

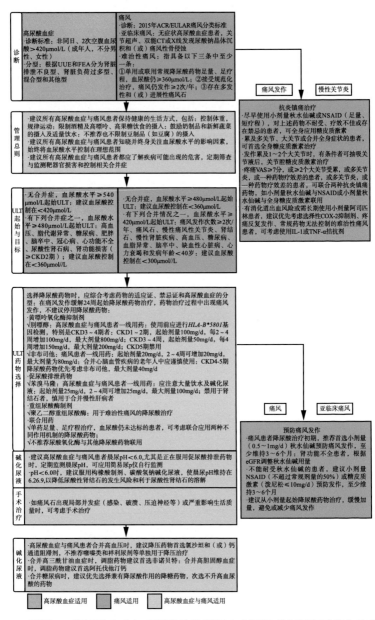

彩图2　高尿酸血症与痛风诊治流程图（来源于《中国高尿酸血症与痛风诊疗指南2019》）